新冠肺炎
中西

XINGUAN FE

U0267001

主 编
▶
张伯礼
刘清泉

长江出版传媒
Changjiang Publishing & Media

湖北科学技术出版社
HUBEI SCIENCE & TECHNOLOGY PRESS

图书在版编目（ＣＩＰ）数据

新冠肺炎中西医诊疗 / 张伯礼，刘清泉主编 . —武汉：湖北科学技术出版社，2020.11

ISBN 978-7-5706-0884-3

Ⅰ．①新… Ⅱ．①张… ②刘… Ⅲ．①日冕形病毒－病毒病－肺炎－中西医结合－诊疗 Ⅳ．① R563.1

中国版本图书馆 CIP 数据核字（2020）第 057695 号

策　　　划：黄国香	
责任编辑：黄国香　常宁　李雨点	封面设计：喻　杨
出版发行：湖北科学技术出版社	电话：027-87679468
地　　　址：武汉市雄楚大街 268 号	邮编：430070
（湖北出版文化城 B 座 13-14 层）	
网　　　址：http://www.hbstp.com.cn	
印　　　刷：武汉精一佳印刷有限公司	邮编：430070

880×1230	1/32	15.75 印张	350 千字
2020 年 11 月第 1 版		2020 年 11 月第 1 次印刷	
			定价：108.00 元

张伯礼，中国工程院院士，天津中医药大学校长，中国中医科学院名誉院长，中央赴湖北指导组专家组成员，全国名中医，中国工程院医药卫生学部主任，全国优秀共产党员。国家"重大新药创制"专项技术副总师、国家重点学科中医内科学科带头人、教育部医学教育专家委员会副主任委员、第十一届药典委员会副主任、世界中医药学会联合会副会长、中国中西医结合学会名誉会长、中华医学会副会长、中华中医药学会副会长、世界华人中医医师协会会长。

从事中医药临床、科研、教育工作数十年，获包括国家科技进步一等奖在内的国家奖 7 项，省部级科技进步一等奖 10 项，国家教学成果一等奖 2 项，发表论文 400 余篇，培养毕业硕士、博士及博士后近 300 名。享受国务院颁发的政府特殊津贴，获何梁何利基金奖、吴阶平医学奖、树兰医学奖、天津市科技重大成就奖等奖项，以及全国杰出专业技术人才、全国先进工作者、全国优秀科技工作者、国家级有突出贡献中青年专家等荣誉称号。2020 年被授予"人民英雄"国家荣誉称号。

刘清泉，首都医科大学附属北京中医医院院长，主任医师，博士研究生导师。国家中医药管理局应对新型冠状病毒肺炎疫情联防联控工作专家组副组长。中华中医药学会急诊专业委员会主任委员，世界中医联合会医院感染控制委员会会长。

　　主持"十三五"重大专项、"十二五"科技支撑计划、重大新药创制专项、国家自然科学基金面上项目等课题十余项。以第一作者或通信作者身份发表论文百余篇，含SCI论文14篇，出版专著11部，专利23项。主编新世纪全国普通高等教育中医院校规划教材、普通高等教育"十五"国家级规划教材《中医急诊学》、原卫生部"十二五"规划教材和全国高等中医药院校教材《中医急重症学》。获北京市科学技术奖一等奖，中华中医药学会科学技术进步奖三等奖等奖励。

序　一

2019 年底突如其来的新型冠状病毒肺炎，因其广泛的传染性和较强的致病性，已演变成"全球性大流行病"。目前全球感染新冠病毒人数已超 1000 万，是近百年来人类面临的最大的一场公共卫生危机，应对难度空前。自疫情暴发以来，党和政府始终把人民群众生命安全和身体健康放在第一位，准确研判、果断决策，全民团结，齐心抗疫。目前，我国疫情防控取得了阶段性重要成果，生产生活秩序加快恢复的态势得到不断巩固和拓展。

中医药在中华民族抗疫历史上发挥了卓著的作用，积累了丰富的防治经验，形成了独特的理论体系，是防治传染性疾病的宝贵资源。近年来，在应对 2003 年严重急性呼吸综合征（SARS）和 2009 年甲型 H1N1 流感等病毒引起的呼吸系统公共卫生事件中，中医药均发挥了不可替代的作用。在本次抗击新冠肺炎疫情的历程中，中医药早期、全程、深度地介入了疫情的防控与诊治，其参与的力度和广度也是前所未有。中西医并肩战"疫"、优势互补，共同完善了中西医结合的救治理念和方案，建立了针对重大疫情防控的中西医协作、并重机制，是中国抗疫救治经验中的鲜明特点，共同维护和保障了民众的生命健康。

张伯礼院士、刘清泉教授率领中医团队赴汉支援，投身武汉抗击新冠肺炎的第一线，积极推动了中医药的早期介入与全程参与防治工作，亲历了打赢武汉和湖北保卫战并取得决定性成果的基本历程。《新冠肺炎中西医诊疗》一书正是基于临床一线抗疫资料，将理论与实践经验结合，尤其突出了中西医并重的特点。本书不仅详细阐述了新冠肺炎的病原学特点、发病机制、流行病学特征、临床诊断、治疗、预防、康复、临床药物研究进展等内容，还从中医学角度概括了对新冠肺炎的认识、辨证要点、治疗原则与方药措施，归纳了中西医结合的优势发挥以及中医方舱诊治模式，探讨了中西医从预防、诊断、治疗、康复、防控管理等多角度共同防治新冠肺炎的有机结合模式。

在当前新冠肺炎疫情全球大流行的背景下，总结中国抗击新冠肺炎的临床经验和防治规律，完善和优化以中西医结合、并重为特色的中国治疗方案，有助于为全球抗击疫情提供中国经验。我们也期待中医药能为全世界的抗疫做出更大的贡献！

国家卫生健康委员会高级别专家组组长
国家呼吸系统疾病临床医学研究中心主任
中国工程院院士
2020 年 7 月

序　二

在人类社会几千年的发展史中，传染性疾病一直深刻地影响着人类历史与文明进程。从古至今，传染病威胁人类生存，改变历史车辙，重塑人类结构，冲击经济与文化根基，影响民族盛衰、战争胜败、政体变革、文明发展和科技进步。尽管 20 世纪是现代医学和科技迅猛发展的时代，但流感、鼠疫、疟疾、艾滋病、SARS、埃博拉等新发传染病从未远离人类。历史上由各种传染病导致的死亡人数远甚于战争死亡数。从某种意义上说，人类发展史就是一部不断与传染病斗争的历史。在我们对2003 年 SARS 疫情仍记忆犹新之时，庚子年初新冠病毒倏然而至。短短数月，新冠肺炎疫情愈演愈烈，迅速大流行于全球。这场突如其来的新冠肺炎疫情以前所未有的广度与深度，成为21 世纪迄今为止人类社会面临的最严重的全球性危机。时至今日，新冠肺炎疫情已在全球肆虐半年有余，其影响仍在扩大。面对这样一种全新的疾病，我们应当做好与之长期共存的充分准备，以积极的态度谋划长期防治。

中国作为最早迎击新冠肺炎疫情暴发的国家，在党和政府的有力部署下，全民勇毅付出，采用了前所未有、积极严格的防控措施，实现了疫情的有效控制。正如世界卫生组织总干事谭德塞所指出的，中国把 99% 的发病完全限制在境内，为国际社会共同解决疫情创造了一个宝贵的窗口期，也为世界防疫事业树立了新标杆。这段不平凡的抗疫经历与成果，体现了中华文化对生命和健康的尊重，彰显了我国体制的优势与国力的强大。同时，也归功于医务人员专业的行动和高尚的职业精神，以及科研人员坚定执着的追寻探索。

在本次新冠肺炎抗疫救治工作中，中西医并肩奋战于抗疫第一线，以抗击疫情、拯救生命为共同目标与信念，实现了优势互补、力量汇聚与深层互通，显示了中西医联手在重大疫情救治中所发挥的积极作用，也对未来我国的医防融合、中西医结合有深刻启示。中西医相互补充、协调发展，是我国医学卫生健康事业的重要特征。

张伯礼院士、刘清泉教授带领中医药团队为武汉疫情救治工作付出了巨大心血，积极推进了中医药在防控机制、诊疗就治、方案制订、应急管理、科研攻关等多方面的工作，为中国抗疫救治经验书写了十分重要的一笔。他们的新作《新冠肺炎中西医诊疗》，阐述了目前对新冠肺炎的基本概念、流行病学研究、诊疗方法、预防研究、药物及疫苗研发情况、防疫进展等，从预防、诊断、治疗、康复等多角度，系统、深入地诠释了中医药对新冠肺炎的基本认识、诊治方法、临床经验、药物研发等内容。本书是对中国目前抗疫工作的阶段性总结。相信该书的编撰和出版，定能为当前正在开展的新冠肺炎疫情防控工作尽到应尽之力。

书将付梓，邀我作序，欣然命笔，以斯言为序。

中国工程院院士、中国工程院副院长

中国医学科学院北京协和医学院院校长

2020 年 7 月

序　三

在党和政府的英明决策和有力领导下，在全国人民众志成城的支持与配合下，目前我国新冠肺炎疫情防控取得了阶段性胜利。

这次疫情中，中医药参与力度和广度前所未有，4900余名中医医务人员奔赴一线参与救治，组建了中医病区，确定了湖北中西医结合医院、武汉市中医院等定点医院，筹建了江夏方舱医院，使病患得到了系统规范的中医治疗，取得了很好的效果。在没有特效药和疫苗的情况下，中医药首次大范围有组织地实施早期干预：首次全面管理一个医院，首次整建制接管病区，首次中西医全程联合巡诊和查房，首次在重型、危重型患者救治中深度介入，探索形成了以中医药为特色、中西医结合救治患者的系统方案，筛选出"三药三方"，中医药服务覆盖了预防、治疗和康复全过程。这是中医药传承创新的一次生动实践，中西医结合救治也成为中国方案的亮点！

新冠肺炎救治工作中，不管是中医还是西医，目的都只有一个，治病救人。此次中西医合作很默契，用事实证明了在重大疫情救治中，中西医是可以进行很好结合的。中西医并重、中西药并用是我国卫生保健领域的国策。中西医各有优势，可以相互补充，但不能互相取代。发挥两套医学优势为人民保健服务是具有中国特色的卫生保健制度的基础，也是我国人民的福祉。

张伯礼院士、刘清泉教授均是中央指导组专家，是中医界的领军人物。他们在武汉抗疫80余日，见证了整个疫情发展过程。张院士首先提出了中西医结合的方法，为疫情救治指明了方向。他们积极为中央指导组谏言献策，全程参与了国家版诊疗方案的制订，并深入"红区"亲自为患者诊疗。他们领衔筹建的江夏方舱医院共收治轻型和普通型患者564人，采用中医综合疗法，在改善症状、促进免疫功能修复、缩短核酸转阴时间等方面取得显著效果，最终实现患者零转重。

《新冠肺炎中西医诊疗》一书从新冠肺炎的基本概念、流行病学、临床诊断、治疗、康复、预防，到方舱介绍、药物研究和国际进展，从各角度深入浅出地阐明了新冠肺炎及中西医结合治疗。特别是详细介绍了中医药在新冠肺炎各阶段、各环节如何治疗，如何发挥优势，给读者呈现了一份中医药抗疫的美丽"答卷"，堪称新冠肺炎著作的"范式"。

书将付梓，先睹为快，不弃粗浅，谨呈序文。

李兰娟

中国工程院院士

传染病诊治国家重点实验室主任

2020 年 7 月

前　　言

　　己亥末，庚子初，新冠肺炎疫情在全球范围内快速蔓延。由于新冠病毒传染性强、隐蔽性超常、传播速度快、传播途径多、人群普遍易感，成为对人类卫生健康以及世界和平发展最紧迫和最严峻的挑战。当前，新冠病毒已席卷200多个国家和地区，全球疫情呈现"大流行"特征，其传播程度和严重性远超预期。世界卫生组织指出，新冠肺炎疫情是人类百年一遇的健康危机，其影响力将持续数十年之久。中国作为最早受到新冠肺炎疫情影响和冲击的国家，面对这场史无前例的挑战，在党和政府坚强领导下，准确客观地研判疫情形势，采取了一系列针对性强、切实有效、严格彻底的防控举措，全民团结、同舟共济、携手抗疫，坚决遏制了疫情的蔓延，得到了国际社会的充分肯定。目前，中国防控形势进入"内防复发，外防输入"的防疫常态化阶段，但全球疫情形势仍异常严峻。

　　中医药抗疫历史悠久，中华民族在数千年文明史中，先后经历了300多次疫病考验，积累了丰富的防治经验。在本次疫情防控的过程中，中医药早期介入，全程参与，在各个阶段都发挥了重要作用，成为我国抗击疫情的亮点。在中央抗击疫情指导组的指导下，国家中医药管理局紧急部署，近5000名中医药医务人员驰援湖北，分类开展治疗，全面接管医院，承包方舱医院，整建制接管重症病区，深度介入重型、危重型患者的救治工作，历练出了有担当、有责任感的中医药队伍。同时，探索出了应对突发公共卫生事件的中西医结合的新路径，针对新冠肺炎的预防、治疗、康复，早期介入、全程进行分类施治与科学施策。注重将临床救治、新药发现和科技攻关同步开展，实现了前方、后方协调并进，筛选出了行之有效的"三药三方"，提出了防治新冠肺炎的"中医药方案"。随着海外疫情升温，中医药力量积极支援全球战"疫"，及时主动同世界卫生组织合作，分享中医药参与疫情防控的有关经验，捐赠中药产品，派遣中医师参与医疗专家组赴海外协助抗疫，又贡献了"中医药智慧"，向世界发出了"中医药声音"。此次新冠肺炎疫情是对中医药的一次实战考验，经此一役，中医药在重大疫病防治中的优势再次得到世界关注。习总书记指出："中西医结合、中西药并用，是这次疫情防控的一大特点，也是中医药传承精华、守正创新的生动实践。"

在当前全球疫情日益复杂的情况下，总结新冠肺炎现有研究进展与基本认识，梳理中西医结合防控疫情的举措、经验与成果，有着重要的现实意义。本书主编张伯礼院士、刘清泉教授作为中央指导组专家，带领"中医国家队"逆行前线，亲临武汉奋战80余天，担负了新冠肺炎患者的中医、中西医结合救治、方案制订、指导、管理等多项工作，承担了多项防治新冠肺炎的临床与基础研究。本书的编委会汇集了多位奋战一线的临床专家与科研攻关团队成员。我们基于现有医学证据，结合一线抗疫经验，从专业角度整理了新冠肺炎的病原学特点、流行病学特征、临床特点、诊断方法与临床分型、西医治疗方法与应用；从中医学角度系统介绍了对新冠肺炎的基本认识，如病因病机、证候特点、临床分期、辨治要点、预后转归；关注与追踪目前有关新冠肺炎在预防研究、临床药物及新兴疗法、疾病并发症与后遗症、国际防疫态势等方面的热点与新进展；基于抗疫第一手资料，介绍与展示了中西医结合康复治疗、方舱医院内中西医诊治及管理模式。同时，本书也介绍了本团队在药物评价及新药研发的点滴经验，力图记叙真实有据，论述客观清晰，为抗击疫情留下些真实的文字。

应对新冠肺炎大流行这场全球性公共卫生危机，我们任重而道远。未来人类可能要面对与新冠病毒长期共存的新常态，更加凸显了构建人类命运共同体的迫切性和重要性。唯有共同应对、相互支持、团结协作，及时分享资源、经验和教训，才能赢得最终胜利。在中国这场史无前例的疫情防控总体战、阻击战中，中医药切实发挥了重要作用，是疫情防控的一大特色和亮点。本书的编写始于武汉一线，历时数月，几易其稿，总结梳理了中西医结合防治新冠肺炎的诸多经验与成果，期望能为全国新冠肺炎疫情的防控提供具有价值的借鉴与参考。尽管我们精心编写，且进行了多次讨论交流，但因时间紧迫、水平有限，加之新冠肺炎的有关研究与认识也在不断深入，故缺漏之处恐所难免，敬请各位同道批评指正！

在此，衷心感谢奋战在抗疫一线，并做出重大贡献的钟南山院士、王辰院士、李兰娟院士为本书作序。感谢奋战在抗击疫情一线的医疗人员及武汉市医护人员，他们的辛勤工作积累了实践经验。感谢科技部在火线上批准了"中西医结合防治新冠病毒感染的肺炎的临床研究"项目，该项目是本书的成书基础。更感谢我们的前方、后方团队拼搏努力所做出的出色工作！

编者

2020 年 7 月

目　　录

第一章 总 论

第一节 概 述

新型冠状病毒肺炎（corona virus disease 2019，COVID-19，简称新冠肺炎）是由新型冠状病毒（severe acute respiratory syndrome coronavirus 2，SARS-CoV-2，简称新冠病毒）感染导致的急性呼吸道传染病。该病作为急性呼吸道传染病已纳入《中华人民共和国传染病防治法》规定的乙类传染病，按照甲类传染病管理。2020 年 3 月 11 日，世界卫生组织（World Health Organization，WHO）将新冠肺炎定为全球大流行（global pandemic），此疫情已成为全球极为重视的突发卫生事件。

自 2019 年 12 月 27 日湖北省中西医结合医院向武汉市江汉区疾控中心报告不明原因肺炎病例以来，国家卫生健康委多次组织国家医疗与防控高级别专家组赶赴武汉市实地考察疫情防控工作，于 2020 年 1 月 19 日明确新冠病毒出现人传人现象。中国采取阻断病毒传播的关键措施，坚决果断关闭离汉离鄂通道，武汉保卫战、湖北保卫战全面打响。1 月 27 日中央指导组进驻武汉，全面加强对一线疫情防控的指导。

2月2日开始，在中央指导组的指导下，对"四类人员"分类集中管理，按照应收尽收、应治尽治、应检尽检、应隔尽隔"四应"要求，并严格落实早发现、早报告、早隔离、早治疗"四早"措施，持续开展拉网排查、集中收治、清底排查三场攻坚战。先后调集国家紧急医学救援队，建立方舱医院。对疑似发热、密接患者进行集中隔离，有效地抑制了疫情的蔓延。对于确诊患者根据临床分型及病情严重程度确定治疗场所，于定点医院或方舱医院治疗。未患病人群通过先采取积极的预防措施，少聚集、戴口罩、勤洗手、勤通风等健康的生活方式来预防新冠肺炎。从2月18日开始，全国新增确诊病例数开始下降，3月中旬全国每日新增本土确诊病例数降低至个位数且在持续下降，疫情总体保持在较低水平。4月10日湖北省在院治疗的重型、危重型患者首次降至两位数。4月26日武汉市所有新冠肺炎住院病例清零，全国疫情防控进入常态化。

目前国内疫情已经基本控制，取得了阶段性的战略成果，但6月11日，北京新发地批发市场聚集性疫情暴发，截至6月30日已累计报告确诊病例328例，其中部分患者出现了核酸检测阴性但是后续出现相关症状再检测核酸呈阳性的情况，或抗体检测（免疫球蛋白）阳性最后确诊的情况，这提示我们新冠病毒感染情况复杂，目前的单一检测技术还达不到100%的准确率，但是"核酸+抗体"的检测可以提高检测精准度，降低误诊、漏诊的风险，有助于当前疫情的防控。

相较于国内的散发感染情况，国际上其他国家的疫情状况仍十分严峻。2020年1月13日海外报道了第一例新冠肺炎病例，2月份日本邮轮、韩国教会出现集体暴发感染并传播，之后伊朗及东南亚国家也陆续出现社区传播感染。欧洲第一个出现新冠肺炎疫情大规模暴发的国家为意大利。美国在2020年3月下旬报道新冠肺炎确诊病例超过1万例，此时全部欧洲国家均已出现新冠肺炎确诊病例。至2020年5月，亚洲各国均采取了封锁措施，疫情已得到较好的控制，而巴西、俄罗斯、印度、非洲报道的确诊新冠肺炎病例数却急速上升。截至2020年6月30日，美国新冠肺炎确诊病例超过272万例，为目前确诊感染病例最多的国家。

中医对此次新冠肺炎的认识以"湿毒疫"为主。新冠肺炎呈现病势初起隐匿，病程缠绵，病情多变的特征。在治疗方面，针对疑似患者进行集中隔离，漫灌中药。对于确诊患者根据临床分型及病情严重程度拟定中西医结合治疗方案，发挥中西医各自优势，优化治疗效果。这次疫情中也建立了以中医药为主导的江夏方舱医院，收治轻型、普通型新冠肺炎患者，实现了患者零转重、零复阳、医护人员零感染的优秀战绩。随着研究的不断深入，对新冠肺炎的认识程度如病原学特点及发病机制不断加深，一系列针对治疗措施有效性、安全性的临床研究也正在积极推进中。

一、病原学特点

SARS-CoV-2 是冠状病毒家族的一种变异的新型病毒，通过全基因组测序分析已证明其属于 β 型冠状病毒 *Sarbecovirus* 亚属类。SARS-CoV-2 具有包膜，颗粒呈圆形或椭圆形，直径 60～140nm，基因组全长约为 29kb，与 2003 年的严重急性呼吸综合征冠状病毒（severe acute respiratory syndrome coronavirus，SARS-CoV）和 2012 年的中东呼吸综合征冠状病毒（middle east respiratory syndrome coronavirus，MERS-CoV）有一定的相似性。SARS-CoV-2 与在中华菊头蝠（中国马蹄蝠的一种）中分离出的 SARS-CoV（bat-SL-CoVZC45）同源性达 85%，甚至与 SARS-CoV RaTG13 株全基因组核苷酸同源性为 96%。但目前对于 SARS-CoV-2 是否存在其他可能的野生动物宿主并不清楚，仍在研究之中。

体外分离培养时发现，96h 左右即可在人呼吸道上皮细胞内发现 SARS-CoV-2，而在非洲绿猴肾细胞（Vero E6）和人肝癌细胞系（Huh-7）中分离培养约需 6d。基于对 SARS-CoV 和 MERS-CoV 理化特性的认识，目前认为新冠病毒对紫外线和热敏感，56℃ 30min、乙醚、75% 乙醇、含氯消毒剂、过氧乙酸和氯仿等脂溶剂均可有效灭活病毒，但氯己定不能有效灭活病毒。

SARS-CoV-2 与人类 SARS-CoV 的核苷酸同源性虽不足 80%，但在冠状病毒分类的开放读码框 lab（open reading frame lab，ORFlab）中7个保守的复制酶结构域在两者中的氨基酸相似性达到94.6%，表明SARS-CoV-2与SARS-CoV可能属于同一个种。在一项研究中SARS-CoV-2的56个基因组存在低变异性（＞99%序列一致性），但由于SARS-CoV-2是单股正链RNA病毒，在环境或者体内仍有可能发生突变与重组，在突变过程中毒性可能增强或减弱。

SARS-CoV-2是已发现的第7种可以感染人类的冠状病毒，病毒基因组序列已经绘制完成（NCBI BioProject：PR-JNA485481），截至2020年8月，有14种基因突变。通过对SARS-CoV-2基因的研究发现，该病毒在世界各地传播过程中主要变异成了3种不同的毒株（A型、B型、C型），具有明显的区域人群分布特征。其中A型存在于美国、澳大利亚及在武汉居住的美国人体内；B型主要存在于武汉、中国其他地区及东亚地区；C型主要存在于欧洲各国及其他地区，在中国香港、新加坡和韩国也有发现。基于已发表的临床基因数据，SARS-CoV-2的单核苷酸多态性（SNP）差异显示可能形成了新的单倍型（L型和S型），可以用单倍型区分临床患者。基于不同的临床表型，通过高通量数字聚合酶链反应（PCR）技术和全基因组分型技术，得到更多亚型的序列数据，建立与疾病亚型对应的亚型，将对指导临床治疗具有较大的价值。

二、发病机制

SARS-CoV-2和SARS-CoV一样，通过与宿主细胞的血管紧张素转换酶 2（angiotensin-converting enzyme 2，ACE2）结合进入细胞。SARS-CoV-2 表面棘突蛋白结合区与 SARS-CoV 的基因组具有高达 73% ~ 76% 的相似度。其中 SARS-CoV-2 的天冬酰胺（asparagine）突变为苏氨酸（threonine），是 SARS-CoV-2 与人体 ACE2 受体结合能力显著提高的原因之一。麦克莱伦（McLellan）团队通过表面等离子共振技术分析显示 SARS-CoV-2 的表面棘突蛋白与 ACE2 的平衡解离常数（15nmol/L）远小于 SARS-CoV 的（325.8nmol/L），ACE2 蛋白与 SARS-CoV-2 的亲和力是 SARS-CoV 的 20 倍，提示新冠肺炎在人与人之间的传染性明显高于 SARS。ACE2 常见于肺泡上皮细胞，对肺功能有保护作用。在病毒感染时，通过病毒的 S 蛋白和 ACE2 结合，下调其表达，导致血管紧张素 Ⅱ（angiotensin Ⅱ，Ang Ⅱ）水平升高，通过 Ang Ⅱ 1 型受体（AT1R）传递信号，增加肺血管通透性，导致肺损伤，引起急性呼吸窘迫综合征（acute respiratory distress syndrome，ARDS）。

由于心肌细胞、肾近曲小管上皮细胞和膀胱上皮细胞甚至食管、回肠都有 ACE2 高表达，最新研究显示 SARS-CoV-2 还可能会影响循环、泌尿、消化系统，因而危重型患者出现多器官损害，甚至器官衰竭。目前临床新冠肺炎确诊病例当中，基础病中肾功能不全者较多见，易发生肾衰竭和死亡。而合并心脏损伤的患者，可能与低氧血症、呼吸衰竭、炎症以及病毒感染直接损伤心肌有关。近期心血管并发症也成为新冠肺炎患者的主要威胁。在新冠肺炎患者中，8% ~ 28% 的患者在发病早期出现肌钙蛋白释放，与心脏损伤有关。因病毒对 ACE2 受体的倾向性，内皮细胞的活化和损伤很可能导致天然抗血栓状态的破坏。内皮细胞释放促炎性细胞因子促进微循环损伤的传播。与新冠肺炎和激活凝血机制相关的促炎性细胞因子以及升高的血浆浓度，可能是 D - 二聚体水平升高的原因。D - 二聚体水平的升高可见于血栓栓塞以外的许多疾病。内皮功能障碍是微血管功能障碍的主要因素，它通过改变血管平衡使血管收缩，随后出现器官缺血、炎症和相关组织水肿以及促凝血状态。微血管病变和微血栓的存在也会使患者易发生肝、心、肾等多个器官内的微梗死，进一步加剧多器官损伤和衰竭的状态。

对新冠肺炎患者血样分析发现新冠肺炎与 SARS、MERS 致病相似之处在于均会引起患者体内 Th1 反应增强、促炎因子释放增多，但新冠肺炎患者体内也发现了白介素 -4（interleukin-4，IL-4）、白介素 -10（interleukin-10，IL-10）水平的上升，表明其抑制炎症的 Th2 反应也有一定的升高。临床研究显示新冠肺炎患者的血浆中存在更高水平的炎症因子（如干扰素、白介素、集落刺激因子、肿瘤坏死因子等）。而 SARS-CoV-2 感染引发"细胞因子风暴"与免疫细胞的过度激活，在肺中激活、募集，造成肺毛细血管内皮细胞以及肺泡上皮细胞弥漫性损伤，大量渗出液聚集使气道阻塞，肺功能恶化急剧加重，导致 ARDS 和呼吸循环衰竭。对新冠肺炎危重型患者的血样分析也显示外周血 T 淋巴细胞的减少，以体内 CD4⁺T 淋巴细胞、CD8⁺T 淋巴细胞为主。T 淋巴细胞的损伤可导致病毒颗粒通过呼吸道黏膜传播并感染靶细胞，在体内引发"细胞因子风暴"，产生一系列免疫反应，迅速发展为不受控制的全身炎症反应综合征（systemic inflammatory response syndrome，SIRS），伴有休克、血管渗漏、弥散性血管内凝血（disseminated intravascular coagulation，DIC）和多器官功能衰竭（multiple organ failure，MOF），是导致新冠肺炎重型患者死亡的重要因素。

三、中医对新冠肺炎的认识

新冠肺炎具有发病快、传变迅速、易感性强、流行性等特点，属于中医学"疫病"范畴，主要证候要素包括"湿、热、毒、瘀、虚"，初起也可能兼夹"风""寒"。其中"湿"为新冠肺炎证候要素之首，在国家中医药管理局发布的《新型冠状病毒肺炎诊疗方案》和各省市发布的中医诊疗方案上均得以体现。病位主要在肺，其次在脾、胃，重者累及心、肾。我国幅员辽阔，南北气候条件、人们生活方式、人群体质因素差异大，秉承"三因制宜"的原则，各地区又结合了本地特点，从不同角度完善了新冠肺炎的证素分型。如陕西省方案将新冠肺炎基本病机特点定为"寒、湿、热、毒"，并提出要充分考虑当时当地气候的寒冷干燥，因此"寒"应为病机之一；而气候湿热的上海、海南、广东、四川等地，则认为当地新冠肺炎主要病机以"热、湿"为主。此外，新冠肺炎发病过程受多种因素综合作用影响，具有变异性和复杂性,不同病程分期的证型也不尽相同。在疫病初起,湿邪可夹风、夹寒、夹热,在疾病进展中,又可出现湿邪热化、寒化、燥化等不同表现,在危重型中可以见到闭、脱、虚诸证发生。因此,应该充分考虑新冠肺炎不同阶段的"湿、毒、寒、热、瘀、虚"各证素的动态变化,以"三因制宜"为指导原则,并总结出相应规律,这对防治新冠肺炎这类突发性传染性疾病具有重要的意义。

第二节 流行病学特征

一、传染源

传染源主要是感染新冠病毒的患者。无症状的隐性感染者可成为传染源,造成社区传播。另外,处于恢复期的患者尚未发生传染别人的现象,但仍须密切观察与进一步研究。

二、传播途径

(一)经呼吸道飞沫传播

经呼吸道飞沫传播和密切接触传播为新冠病毒传播的主要方式。患者在咳嗽、打喷嚏、谈话时的飞沫传播至易感者,经口鼻吸入后导致感染。

(二)间接接触传播

间接接触传播是指含有病毒的飞沫沉积在物品表面,如桌子、椅子、手机、门把手等,双手接触物品表面,病毒污染手,手再接触口腔、鼻腔、眼睛等处的黏膜而感染。

（三）粪 - 口传播

粪 - 口传播途径待确认。在武汉、深圳地区的某些患者及美国首例病例的粪便中新冠病毒核酸检测呈阳性，提示存在粪 - 口传播的可能。粪便中的病毒也可能通过含有病毒的飞沫以气溶胶的方式再传播，但需进一步确认。

（四）气溶胶传播

气溶胶传播是指飞沫在空气悬浮过程中因失去水分而剩下蛋白质和病原体组成的核，形成飞沫核，它以气溶胶的形式飘浮在空气中，可较远距离传播。在相对封闭的环境中长时间暴露于高浓度气溶胶情况下，存在经气溶胶传播的可能。一项研究显示 SARS–CoV–2 与 SARS–CoV 的稳定性在气溶胶中相似，半衰期中位数为 1.1 ~ 1.2h。

（五）母婴传播

有报道母亲确诊有新冠病毒感染，新生儿出生 36h 后咽拭子病毒核酸阳性，提示新冠病毒可能通过母婴传播引起新生儿感染，但未对胎儿组织样本（如羊水、脐血或胎盘等）进行直接检测，不能确认新生儿的新冠肺炎感染是因垂直感染引起的。

三、易感人群

（一）人群普遍易感

从全国患者的年龄分布来看，各年龄段人群均对新冠肺炎没有免疫力，提示普遍易感。截至 2 月 20 日，在报告的 55924

例新冠肺炎确诊患者中年龄最小为 2d，最年长为 100 岁。老年人和患有哮喘、糖尿病、心脏病等基础疾病的人感染病毒后死亡的风险增高。

（二）高危人群

与新冠肺炎患者、隐性感染者密切接触者为新冠病毒感染的高危人群。医护人员和患者家属在治疗、护理、陪护过程中与感染患者近距离接触，此人群有更高的感染风险。

四、潜伏期与传染期

基于目前的流行病学调查，潜伏期 1 ~ 14d，多为 3 ~ 7d。新冠肺炎患者在前驱期无明显症状时，仍可继续正常活动，但上呼吸道已产生大量病毒，此期间病毒的传染力和毒性均较强，也具有较强传染性。传染性持续到症状出现后 7 ~ 10d。根据新加坡一项 73 例新冠肺炎患者的多中心研究，新冠肺炎患者在发病后第 11d 虽核酸检测阳性，但是病毒 RNA 已不能分离或培养出活病毒，提示新冠肺炎患者在发病后第 11d 可能已无传染性。

五、人口学特征

（一）患病年龄分布和性别比

截至 2020 年 2 月 11 日，中国疾病预防控制中心报告总结显示，中国内地 72314 例病例中确诊病例 44672 例（61.8%），疑似病例 16186 例（22.4%），临床诊断病例 10567 例（14.6%），无症状感染者 889 例（1.2%）。在确诊病例中，患者年龄集中在 30 ~ 79 岁。该年龄组占确诊病例总数比例，武汉市为 89.8%，湖北省（包括武汉）为 88.6%，全国（包括湖北）为 86.6%。60 岁以上的老年组病例数占比，武汉为 44.1%，湖北（包括武汉）为 35.1%，全国（包括湖北）为 31.2%。确诊病例男女比例，武汉为 0.99：1，湖北为 1.04：1，全国为 1.06：1。

（二）疾病阶段分布

新冠肺炎分为轻型、普通型、重型、危重型。目前观察发现我国轻型或普通型患者约占新冠肺炎确诊病例的 81%，重型确诊病例约 14%，危重型病例约为 5%。

（三）死亡率

截至 2020 年 6 月 30 日，国内累计确诊病例为 85232 例，累计死亡人数 4648 例，全国总死亡率 5.45%，除武汉外其他地区总死亡率 2.23%，除湖北外其他地区死亡率 0.80%。武汉及湖北省总死亡率分别为 7.69%、6.62%。世界卫生组织报告显示（截至 2020 年 2 月 20 日），病死率随年龄增长而增加，80 岁以上者病死率最高（21.9%）。男性病死率高于女性（分别为 4.7% 和 2.8%）。退休人员在各职业人群中病死率最高，为 8.9%。无并发症的患者病死率为 1.4%，有并发症的患者病死率显著增高（合并心血管疾病的患者为 13.2%，糖尿病患者为 9.2%，高血压患者为 8.4%，慢性呼吸道疾病患者为 8.0%，癌症患者为 7.6%）。

（四）全球国家或地区分布

截至 2020 年 6 月 30 日，世界卫生组织报告全球累计确诊病例已超过 1000 万例，中国以外已有 215 个国家或地区报告新冠肺炎确诊病例。中国累计确诊 85232 例，欧洲地区如俄罗斯、英国、西班牙、意大利累计确诊病例已超过 23 万例，分别达 647849 例、311969 例、248970 例、240436 例。美国累计确诊病例已超过 253 万例，为全世界确诊新冠肺炎病例最多的国家。疫情也在巴西（南美国家）、伊朗（中东地区）、印度（南亚地区）迅速蔓延，分别达 1344143 例、225205 例、566840 例。

（五）暴发流行

新冠肺炎在疫情早期的某个时点，于部分病例间发生了人际传播，随后在一系列控制措施实施前发生了社区暴发，再随着大规模人口流动导致了有限的人际传播。

对我国流行初期的 425 例新冠肺炎患者的回顾性研究表明，平均潜伏期为 5.2d（95% CI：4.1 ~ 7.0），P_{95} 为 12.5d；在早期阶段，流行加倍时间为 7.4d，即感染人数每 7.4d 增加 1 倍，平均连续间隔（由一人传至另一人的平均间隔时间）为 7.5d（95% CI：5.3 ~ 19），R_0 估计为 2.2（95% CI：1.4 ~ 3.9），即每例患者平均将感染 2.2 人。世界卫生组织估计的基本再生数 R_0 为 1.4 ~ 2.5。通常随着防控措施的实施，R_0 也会发生变化。目前已有新冠病毒第四代传播的报道，表明病毒能够实现持续的人际传播。

（六）武汉核酸普查

目前对新冠病毒检测主要集中在核酸检测和抗体检测。核酸检测呈现阳性说明标本中存在病毒核酸，意味着感染者可能具有传染性，因此核酸检测有助于判断处于窗口期的患者是否受到感染，较抗体检测更加灵敏。核酸检测能筛查出可能会成为传染源的无症状感染者，从源头上阻断传染源。结合抗体检测和临床症状可将患者进行明确分类，为后续分类收治提供病原学依据。

为全面掌握武汉群体中无症状感染者情况，最大限度地杜绝新冠肺炎的传染，给人民以更多的健康保障，从2020年5月14日0时至6月1日24时，武汉市集中核酸检测9899828人；加上已做过检测的人员，累计共有1090.9万人完成核酸检测，基本做到人员全覆盖。

此次核酸普查结果没有发现确诊病例，检出无症状感染者300名，检出率为0.303/万人，追踪密切接触者1174名，其核酸检测结果均为阴性。武汉市无症状感染者在全人群的占比极低，无症状感染者的样本经病毒分离培养和测序分析，未培养出活病毒，没有发现无症状感染者传染他人的情况，但武汉市仍采取严防策略，对无症状感染者采取发现报告、隔离处置全流程闭环管理，并组建临床专家、心理医师专家团队，对无症状感染者诊治做到"一人一方案"。此次核酸普查体现了防控疫情的应检尽检、愿检尽检的原则，对于排查、排除新冠肺炎的再发生有着重要的作用，也对武汉及全国调整下一步的防控措施具有重要参考价值。

六、SARS 与新冠肺炎的相关性与区别

关于 2003 年 SARS 疫情，我国总感染人数为 8098 例，死亡率约 11%，在 8 个月内于 2003 年 7 月得到控制。当时全球有 26 个国家或地区报告了病例，绝大多数病例集中在 4 个国家或地区：中国大陆、中国台湾地区、新加坡和加拿大多伦多。而关于新冠肺炎，截至 2020 年 6 月 16 日，全球累计确诊病例已超过 794 万例。我国累计确诊 86469 例，死亡率约 5.37%。2020 年 2 月的一项研究发现，新冠肺炎的平均 R_0 为 3.28，中位 R_0 为 2.79，而 SARS 的平均 R_0 为 3.0，提示新冠肺炎的传播率、传染力明显高于 SARS。

SARS-CoV 与 SARS-CoV-2 主要的传播途径为呼吸道飞沫传播，也有相关报道称可通过粪便传播。两种病毒可与人类下呼吸道表面的 ACE2 受体结合，从而侵入细胞。SARS-CoV-2 和 SARS-CoV 的中位潜伏期约为 5d，而 SARS-CoV-2 和 SARS-CoV 的平均间隔时间分别为 7.5d、8.4d。两种病毒在严重患者中的疾病进展遵循相似的模式，在症状首次出现后 8 ~ 20d，小部分患者的病情可进展为急性呼吸窘迫综合征；在症状首次出现后约 10d，胸部 CT 上可显示肺部异常。新冠肺炎与 SARS 所造成的脏器损伤均以肺脏为主。新冠肺炎主要以导致深部气道和肺泡损伤及存在黏液性分泌物为主，甚至可攻击多脏器；

而 SARS 多以肺纤维化和实变为主。

由于 SARS 病毒的高峰期是在患者已经有呼吸系统症状、易被识别的情况下出现，所以隔离措施在 SARS 疫情中起到很好的效果。相比之下，SARS-CoV-2 在疾病早期未存在明显的呼吸系统症状时已开始传播，导致确诊时间延迟，及时早期隔离变得更难。这也符合 SARS-CoV-2 致病属于"湿毒疫"的特点，具有病势缠绵难愈、病情变化多端的湿邪特征，明显不同于 SARS 病毒的高热表现。

在实验条件下，SARS-CoV-2 的稳定性与 SARS 病毒相似。这表明两种病毒在流行病学特征上的差异可能与基因表型差异有关。也可能是由其他因素引起的，包括上呼吸道的高病毒载量以及感染 SARS-CoV-2 的人在无症状的情况下脱毒和传播病毒的可能性。临床表现上，新冠肺炎多为低热或体温正常，SARS 却多以高热为主，提示新冠肺炎的毒力较弱，但免疫功能损伤比 SARS 严重，亦可见无症状感染者与"复阳"现象。

新冠肺炎与 SARS 的比较（表 1.1）。

表 1.1　新冠肺炎与 SARS 的比较

区别要点	新冠肺炎	SARS
中医病名	"湿毒疫"	瘟疫
病情特点	重浊黏腻，病程缠绵，病情多变	热毒炽盛

区别要点		新冠肺炎	SARS
流行病学	传染力	强	相对较弱
	毒力	相对较弱	强
	我国感染人数	85000+	7000+
	死亡率	约5.45%	约11%
临床特征	发热	多为低热或体温正常	多为高热
	脏器损伤	以肺为主，可攻击多器官	以肺为主
	免疫功能损伤	严重	相对较轻
	"复阳"	时有"复阳"患者、"常阳"患者	几乎无"复阳"
	无症状感染者	有	无
	尸检	深部气道和肺泡损伤，黏液性分泌物	肺纤维化和实变为主

第三节　临床特点

一、临床表现

新冠肺炎临床可分为轻型、普通型、重型和危重型，基于目前的流行病学调查，新冠肺炎患者多数表现为普通型和轻型。

新冠肺炎以发热、干咳、乏力为主要临床表现。少数患者伴有鼻塞、流涕、咽痛、肌痛等症状。但是部分临床病例，患者就诊时并无发热、咳嗽等呼吸系统典型症状，仅以与疑诊或确诊新冠肺炎患者接触后，新近出现的消化系统症状为首发表现，如轻度纳差、乏力、精神差、恶心呕吐、腹泻等；或以神经系统症状为首发表现，如头痛；或以心血管系统症状为首发表现，如心慌、胸闷等；或以眼科症状为首发表现，如结膜炎。另一项纳入1099例新冠肺炎患者的研究也表明，在患者感染新冠病毒的早期，只有43.8%的患者表现出了发热症状，所以对新冠肺炎患者的诊断不能过分侧重于是否发热。

轻型、普通型患者仅表现为低热、轻微乏力等，无肺炎表现，多舌质红、苔薄或薄黄，脉浮数。重型患者多在发病1w后出现呼吸困难和(或)低氧血症，多舌红、苔腻黄，脉数或滑数或洪大。危重型患者病程进展迅速，出现急性呼吸窘迫综合征、脓毒症休克、难以纠正的代谢性酸中毒和出凝血功能障碍及多器官功能衰竭等。多舌紫暗或舌绛唇焦，脉沉数或沉细数，或浮大而数。值得注意的是重型、危重型患者在病程中可为中低热，甚至无明显发热。

从目前收治的病例情况看，多数患者预后良好，少数患者病情危重。老年人和有慢性基础疾病者预后较差，全国新冠肺炎死亡病例中，湖北省死亡病例占95.8%，80%以上为60岁以上老年人，75%以上患有心脑血管疾病、糖尿病等一种以上基础疾病。儿童病例的症状相对较轻。

临床各型之间可相互转化，轻型、普通型患者诊断治疗及时能在1w内进入恢复期，预后良好，若诊治不及时易导致病情发展至重型甚至危重型，出现呼吸窘迫甚至多器官功能衰竭，所以尽早就诊，诊断、治疗及时可有效阻断病程进展，否则病情进展迅速，临床预后差。患者在进入恢复期后也要注重休息、保持自我隔离，必要时维持药物治疗，避免病情反复，影响预后（图 1.1）。

图 1.1　新冠肺炎临床分型及转化关系

二、实验室检查

（一）外周血象检查

在发病早期，外周血白细胞总数正常或减少，淋巴细胞计数正常或减少。

（二）血液生化检查

部分患者可出现肝酶、乳酸脱氢酶（lactate dehydrogenase，LDH）、肌酶和肌红蛋白增高，部分危重型者可见肌钙蛋白增高。多数患者 C 反应蛋白（C-reactive protein，CRP）和红细胞沉降率（erythrocyte sedimentation rate，ESR，简称"血沉"）升高，降钙素原正常。严重者 D – 二聚体升高、外周血淋巴细胞进行性减少。与轻型、普通型病例相比，重型、危重型患者常炎症因子升高更加显著，即白细胞减少，淋巴细胞减少，血小板减少，C 反应蛋白水平升高明显。

（三）病原学及血清学检查

1.病原学检查

在鼻咽拭子、痰、下呼吸道分泌物、血液、粪便等标本中可检测出新冠病毒核酸。标本取样及试剂盒检测等环节出现问题可能出现核酸检测假阴性，检测下呼吸道标本（痰或气道抽取物）会更加准确。标本采集后尽快送检。

2.血清学检查

新冠病毒特异性免疫球蛋白 M（immunoglobulin M，IgM）抗体多在发病 3 ~ 5d 后开始出现阳性，特异性免疫球蛋白 G（immunoglobulin G，IgG）抗体滴度在恢复期较急性期有 4 倍及以上升高。

三、影像学表现

因肺部平片漏诊率高，推荐胸部计算机断层扫描（computed tomography，CT）检查。胸部 CT 检查显示早期病变局限，呈斑片状、亚段或节段性磨玻璃影，伴或不伴小叶间隔增厚；进展期病灶增多、范围扩大，累及多个肺叶，部分病灶实变，磨玻璃影与实变影或条索影共存；重型期双肺弥漫性病变，少数呈

"白肺"表现，以实变影为主，合并磨玻璃影，多伴条索影，空气支气管征。胸腔积液或淋巴结肿大少见。疾病恢复期的胸部 CT 显示磨玻璃样病变及实变区域逐渐吸收缩小、密度降低，直至逐渐消失。部分患者在原病灶区遗留纤维条索影，此特征较其他病因所致肺炎明显。2020 年 2 月初的一项研究显示，840 名患者入院胸部 CT 中 76.4% 表现为肺炎，说明仅靠 CT 检测不能完全排除新冠肺炎，对新冠肺炎的诊断须多管齐下。

四、病理特征

新冠肺炎的病理特征与 SARS 和 MERS 冠状病毒引起的病理特征非常类似，部分患者肺部病变进展较快，出现急性呼吸窘迫综合征，其病理特征如下。

（一）肺部

肺部肉眼观：肺部损伤明显，呈斑片状，可见灰白色病灶（炎性病变）及暗红色出血。切面可见大量黏稠的分泌物从肺泡内溢出。提示新冠肺炎主要引起以深部气道和肺泡损伤为特征的炎性反应。

肺部组织学检查：双侧肺泡损伤伴细胞性的纤维黏液样渗出物，大量的肺间质纤维化伴部分透明变性，肺出血性梗死。小血管增生，血管壁增厚，管腔狭窄闭塞，呈急性呼吸窘迫综合征。双肺可见间质单核炎性细胞浸润，以淋巴细胞为主。肺泡腔内可见多核合胞体细胞，呈病毒性细胞病变样改变。免疫细胞的阳性表达主要集中在肺间质和血管附近。"细胞因子风暴"

与过度免疫反应和不受控制的促炎反应有关，后者会导致严重的器官疾病，包括肺损伤。电镜下支气管黏膜上皮和Ⅱ型肺泡上皮细胞胞质内可见冠状病毒颗粒，免疫组化染色显示部分肺泡上皮和巨噬细胞呈新冠病毒抗原阳性。

（二）脾脏、肺门淋巴结和骨髓

脾脏明显缩小，呈灶性出血和坏死。脾脏内巨噬细胞增生并可见吞噬现象，淋巴细胞数量明显减少；淋巴结内的淋巴细胞数量较少，可见淋巴细胞变性、坏死和巨噬细胞增殖。免疫组化染色显示脾脏和淋巴结内 $CD4^+T$ 细胞和 $CD8^+T$ 细胞均减少。骨髓三系细胞数量减少。

（三）心脏和血管

心肌细胞可见变性、坏死，间质内可见水肿和少数单核细胞、淋巴细胞和（或）中性粒细胞浸润。可见部分血管内皮脱落、内膜炎症及血栓形成。

（四）肝脏和胆囊

肝脏可见体积增大，暗红色。肝细胞变性、灶性坏死伴中性粒细胞浸润；肝血窦充血，汇管区见淋巴细胞和单核细胞浸润，微血栓形成。胆囊高度充盈。

（五）肾脏

肾脏可见肾小球充血、节段性增生或坏死，球囊腔内见蛋白性渗出物，肾小管上皮变性、脱落，可见透明管型。间质充血，可见微血栓和灶性纤维化。肾上腺见灶性坏死。

（六）其他器官

脑组织充血、水肿，部分神经元变性。食管、胃和肠管黏膜上皮不同程度变性、坏死、脱落。睾丸显示不同程度的生精细胞减少和损伤。

第二章 临床诊断

第一节 诊断标准与临床分型

一、诊断性检测及检查技术

（一）常规实验室检查技术

根据患者情况，可进行血常规、尿常规、肝肾功能、血气分析、凝血功能、C反应蛋白、肌酸激酶（creatine kinase，CK）、肌红蛋白、肌钙蛋白、降钙素原、血沉、真菌G试验、细菌/真菌培养等指标检测。对于轻型和普通型病例，血常规和C反应蛋白是首要关注指标。此外，可酌情进行炎症细胞因子［IL-6、IL-10、肿瘤坏死因子α（tumor necrosis factor-α，TNF-α）］、T、B淋巴细胞亚群11项以及补体检测，尤其是对重型或危重型病例。

（二）病原学及血清学检测技术

主要包括病毒分离培养、病毒核酸检测、病毒基因测序和血清学抗原（抗体）检测等。病毒分离培养是从呼吸道标本中分离培养SARS-CoV-2颗粒，并利用电子显微镜技术进行观察，是实验室检测"金标准"，但对实验室生物安全等级要求高，一般实验室无法开展。

病毒核酸检测是实验室确诊新冠肺炎的主要方法。主要通过实时荧光 PCR 技术检测呼吸道、粪便、血液、眼部分泌物等标本中 SARS-CoV-2 核酸。但病毒核酸检测受标本采集和方法学敏感度等因素影响较大，检测结果为阴性时，并不能作为排除感染的依据。

病毒基因测序是检测样本与已知的 SARS-CoV-2 是否具有同源性。虽然基因组测序诊断 SARS-CoV-2 感染者的准确度高，但测序所需时间较长，对设备要求较高，适用于最初病毒的鉴定和后期病毒的进一步研究，不适于临床快速大批量诊断。

血清学检测主要检测血清中的 IgM 抗体和 IgG 抗体，可作为新冠肺炎诊断的依据之一，操作简单便捷，能够快速获取结果。血清学检测可以在一定程度上弥补核酸检测检出率较低、易造成漏诊的缺点。

（三）影像学检查方法

胸部 X 线检查对于病变处于早期，或以肺部磨玻璃样病变为主的漏诊率较高。胸部 CT 检查尤其是高分辨率 CT（high resolution CT，HRCT）空间分辨率较高，不受层面以外结构的干扰，通过后处理技术多平面、多方位显示病灶的细节，从而成为目前主要筛查和辅助诊断手段。但影像学检查对新生儿尤其早产儿不具有特异性。同时其他病毒性肺炎、支原体肺炎、衣原体肺炎及细菌性肺炎也可能出现相似的影像学表现。因此影像学检查需与实验室检查相结合,提高检测灵敏度和特异性。

二、诊断标准

根据《新型冠状病毒肺炎诊疗方案（试行第七版）》诊断标准如下。

（一）疑似病例

结合下述流行病学史和临床表现综合分析：

1. 流行病学史

（1）发病前 14d 内有武汉市及周边地区，或其他有病例报告社区的旅行史或居住史。

（2）发病前 14d 内与新冠病毒感染者（核酸检测阳性者）有接触史。

（3）发病前 14d 内曾接触过来自武汉市及其周边地区，或来自有病例报告社区的发热或有呼吸道症状的患者。

（4）聚集性发病［2w 内在小范围如家庭、办公室、学校班级等场所，出现 2 例及以上发热和（或）呼吸道症状的病例］。

2. 临床表现

（1）发热和（或）呼吸道症状。

（2）具有上述新冠肺炎影像学特征。

（3）发病早期白细胞总数正常或降低，淋巴细胞计数正常或减少。

有流行病学史中的任何一条，且符合临床表现中任意2条。无明确流行病学史的，符合临床表现中的3条。

（二）确诊病例

疑似病例同时具备以下病原学或血清学证据之一者：

（1）实时荧光RT-PCR检测新冠病毒核酸阳性。

（2）病毒基因测序，与已知的新冠病毒高度同源。

（3）血清新冠病毒特异性IgM抗体和IgG抗体阳性；血清新冠病毒特异性IgG抗体由阴性转为阳性或恢复期较急性期4倍及以上升高。

三、临床分型

（一）根据新冠肺炎病情严重程度分型

可分为轻型、普通型、重型及危重型四类。

1. 轻型

临床症状轻微，影像学未见肺炎表现。

2. 普通型

具有发热、呼吸道等症状，影像学可见肺炎表现。

3. 重型

符合下列任何一条：①出现气促，呼吸频率（respiratory frequency，RR）$\geq$ 30次/min；②静息状态下，手指血氧饱和度$\leq$ 93%；③动脉血氧分压（PaO_2）/吸氧浓度（FiO_2）$\leq$ 300mmHg

（1mmHg=0.133kPa）。高海拔（海拔超过1000m）地区应根据以下公式对 PaO_2/FiO_2 进行校正：$PaO_2/FiO_2 \times$ [大气压（mmHg）/760]。

肺部影像学显示 24 ～ 48h 内病灶明显进展 > 50% 者按重型管理。

4. 危重型

符合以下情况之一者：①出现呼吸衰竭，且需要机械通气；②出现休克；③合并其他器官功能衰竭需 ICU 监护治疗。

（二）儿童新冠肺炎临床分型

根据《儿童 2019 冠状病毒病（COVID-19）诊疗指南（第二版）》，儿童新冠肺炎分型如下。

1. 轻型

仅表现为鼻塞、咽痛、发热等上呼吸道感染症状，病程短暂。部分患儿可无症状，仅发现咽拭子 SARS-CoV-2 核酸阳性。

2. 普通型

可有发热、咳嗽、乏力、头痛或肌痛等症状，影像学有肺炎表现，但无以下重型或危重型相关表现和并发症。

3. 重型

病情进展出现以下情况之一者：呼吸明显增快（婴儿达70 次 /min 及以上，1 岁以上患儿达 50 次 /min 及以上），有缺氧表现、意识障碍，有精神萎靡、嗜睡、昏迷、惊厥、拒食或喂养困难，甚至有脱水征、出凝血功能障碍、心肌损害、胃肠道功能障碍、肝酶显著升高、横纹肌溶解综合征等。

4. 危重型

病情快速进展，出现器官功能衰竭，符合下列任何一条者：

①须机械通气的呼吸衰竭，表现为急性呼吸窘迫综合征，以顽固性低氧血症为特征，用鼻导管或面罩吸氧等常规氧疗方法无法缓解；②脓毒症休克，当循环、血液、消化、中枢、肝肾等肺外系统功能障碍时可能合并脓毒症和脓毒症休克；③合并需 ICU 监护治疗的其他器官功能衰竭。

（三）根据《COVID-19 相关重型感染临床指南》分型

根据世界卫生组织发布的《COVID-19 相关重型感染临床指南》，新冠肺炎的病情可以表现为单纯性感染、轻型肺炎、重型肺炎、急性呼吸窘迫综合征、脓毒症和脓毒症休克（表2.1）。

表 2.1　与新冠肺炎相关的临床症状

分类	临床症状
单纯性感染	单纯上呼吸道病毒感染的患者，可能伴有非特异性症状，如发热、咳嗽、咽痛、鼻塞、乏力、头痛和肌肉疼痛等，老年人和免疫抑制患者可能会出现非典型症状，这些患者没有任何脱水、脓毒症和呼吸急促等表现
轻型肺炎	伴有肺炎，但没有重型肺炎表现的患者
	非重型肺炎的患儿伴有咳嗽或呼吸困难 + 呼吸急促（呼吸急促：< 2 个月龄，≥ 60 次 /min；2 ~ 11 个月龄，≥ 50 次 /min；1 ~ 5 岁 ≥ 40 次 /min，且没有重型肺炎的表现）

分类	临床症状
重型肺炎	青少年或成人：发热或疑似呼吸道感染，且呼吸频率 > 30 次 /min，伴有严重呼吸窘迫，或在不吸氧情况下 $SpO_2 \leqslant 93\%$ 咳嗽或呼吸困难的儿童，加之以下至少 1 项：中枢性发绀，或 SpO_2 < 90%。严重的呼吸窘迫（如喘息、极重度胸部凹陷）。肺炎的危险表象：无法喂奶或饮水、嗜睡或意识不清、惊厥。其他肺炎表现：胸部凹陷、呼吸急促（指标同上）。这些诊断均为临床诊断，胸部影像可排除并发症
急性呼吸窘迫综合征	起病：已知临床损伤后 1w 内新发呼吸道症状或呼吸道症状恶化的胸部影像（X 线、CT 或肺部超声），如双侧磨玻璃样，不能完全以积液、大叶性渗出、肺萎陷或肺部块影解释 肺水肿的起源：不完全以心力衰竭或体液过多解释的呼吸衰竭，如果没有高危因素，则需要进行客观评估（如心脏彩超），以排除血流动力学异常引起的肺水肿 氧合状况（成人）： 轻度 ARDS：200mmHg < $PaO_2/FiO_2 \leqslant$ 300mmHg（PEEP 或 CPAP $\geqslant$ 5cmH$_2$O 或非机械通气状态） 中度 ARDS：100mmHg < $PaO_2/FiO_2 \leqslant$ 200mmHg（PEEP 或 CPAP $\geqslant$ 5cmH$_2$O 或非机械通气状态） 重度 ARDS：$PaO_2/FiO_2 \leqslant$ 100mmHg（PEEP $\geqslant$ 5cmH$_2$O 或非机械通气状态） 无 PaO_2 数据时，$SpO_2/FiO_2 \leqslant$ 315 提示 ARDS（包括非机械通气患者） 氧合状况（儿童，OI ＝氧合指数，OSI ＝ SpO_2 计算的氧合指数） BiPAP 或全面罩下 CPAP $\geqslant$ 5cmH$_2$O；$PaO_2/FiO_2 \leqslant$ 300mmHg 或 $SpO_2/FiO_2 \leqslant$ 264 轻度 ARDS（有创机械通气）：4 $\leqslant$ OI < 8 或 5 $\leqslant$ OSI < 7.5 中度 ARDS（有创机械通气）：8 $\leqslant$ OI < 16 或 7.5 $\leqslant$ OSI < 12.3 重度 ARDS（有创机械通气）：OI $\geqslant$ 16 或 OSI $\geqslant$ 12.3

续表

分类	临床症状
脓毒症	成人：有致命的器官功能障碍。器官功能障碍的表现包括意识状态改变、呼吸困难或呼吸急促、低氧血症、尿量减少、心率过快、脉搏弱、四肢厥冷或低血压、皮肤瘀斑。实验室指标提示血栓形成、血小板减少、酸中毒、高乳酸血症或高胆红素血症
	儿童：疑似或确诊感染以及符合 2 条以上 SIRS 标准，体温异常或白细胞计数异常必须符合 1 条
脓毒症休克	成人：尽管采取液体复苏，患者仍持续低血压，需要给予血管活性药物来维持平均动脉压 > 65mmHg，且血乳酸水平 > 2mmol/L
	儿童：低血压（收缩压低于同龄人正常值的第五百分位数或 2 个标准差）或符合以下中的 2 ~ 3 条，意识状态改变；心动过缓或过快（婴幼儿：HR < 90 次 /min 或 HR > 160 次 /min。儿童：HR < 70 次 /min 或 HR > 150 次 /min）；毛细血管充盈时间延长（> 2s）或血管扩张伴有脉搏微弱；呼吸过快；皮肤瘀斑、紫斑或瘀点；血乳酸升高；少尿；体温过高或过低

注：SpO_2—血氧饱和度；PEEP—呼气末正压通气；CPAP—持续气道正压通气；BiPAP—双相气道正压；SIRS—全身炎症反应综合征；$1cmH_2O=0.098kPa$。

四、重型、危重型临床预警指标

（一）成人

（1）外周血淋巴细胞进行性下降。

（2）外周血炎症因子如 IL-6、C 反应蛋白进行性上升。

（3）乳酸进行性升高。

（4）肺内病变在短期内迅速进展。

（二）儿童

（1）呼吸频率增快。

（2）精神反应差、嗜睡。

（3）乳酸进行性升高。

（4）影像学显示双侧或多肺叶浸润、胸腔积液或短期内病变快速进展。

（5）3月龄以下的婴儿或有基础疾病（先天性心脏病、支气管肺发育不良、呼吸道畸形、异常血红蛋白、重度营养不良等），有免疫缺陷或低下（长期使用免疫抑制剂）。

五、鉴别诊断

新冠肺炎主要与流感病毒、SARS 冠状病毒、MERS 冠状病毒、腺病毒、人感染高致病性禽流感病毒、呼吸道合胞病毒、鼻病毒等其他已知病毒性肺炎鉴别，以及与细菌性肺炎和支原体肺炎、衣原体肺炎等鉴别。此外，还要与非感染性疾病，如血管炎、皮肌炎和机化性肺炎等鉴别。

（一）流感病毒肺炎

由流感病毒感染引起的呼吸道疾病。流感常在冬春季流行，北方为 11 月底至次年 2 月底，南方另一个高峰为 5—8 月。有甲型流感和乙型流感。流感患者发病急，症状严重，全身症状多，会发热，体温可能在 1 ~ 2d 内上升到 39℃以上，且头痛、肌肉无力、食欲下降等症状明显。高危人群包括老人、有基础疾病者、肥胖者、免疫功能抑制者、孕妇等。经空气飞沫和直接接触传播，潜伏期一般为 1 ~ 7d，多为 2 ~ 4d。

（二）严重急性呼吸综合征

严重急性呼吸综合征由 SARS 冠状病毒引起。SARS 的主要症状有发热、咳嗽、头痛、肌肉痛，以及呼吸道感染症状。大多数 SARS 患者能够自愈或治愈，病死率约 14%，尤其 40 岁以上或有基础疾病（如冠心病、糖尿病、哮喘以及慢性肺病）者病死率高。症状轻微，但具有较大的传播性，这是新冠病毒与 2003 年 SARS 病毒暴发流行最大的区别，也是疫情防控的难点。

（三）中东呼吸综合征

2015—2016 年，中东呼吸综合征在亚洲集中暴发，并且与 2003 年暴发的 SARS 有很多的相似性。对于 MERS，人群普遍易感，需要特别注意有沙特阿拉伯、阿联酋等疫区工作或旅游史者，潜伏期为 2 ~ 14d。一般认为，MERS 冠状病毒在人与人之间传播并不容易。而新冠病毒可以在人与人之间快速传播，传播途径包括飞沫传播及接触传播。

（四）人感染高致病性禽流感

是由禽流感病毒引起的人类疾病。人对禽流感病毒缺乏免疫力，与不明原因病死家禽、活禽市场或禽流感确诊患者密切接触者为高暴露人群。主要经接触病死禽类及其污染的物品和环境传播，H5N1 禽流感病毒存在少数非持续的人际传播，潜伏期一般在 7d 以内。根据流行病学接触史、临床表现及实验室检查结果，可做出人感染高致病性禽流感与新冠病毒肺炎的鉴别诊断。

（五）腺病毒感染

是由腺病毒引起的急性传染病，易侵犯呼吸道及消化道黏膜、眼结膜、泌尿道和淋巴结。主要表现为急性上呼吸道感染，其次为眼部和胃肠道感染。一般经空气飞沫、密切接触及粪-口途径传播。流行季节为每年 2—5 月，以儿童、无基础疾病的青壮年多见。潜伏期 3 ~ 8d。

（六）细菌性肺炎

常见症状为急性起病，高热，可伴有寒战、咳嗽、咳痰，或原有呼吸道症状加重，并出现脓性痰或血痰，伴或不伴胸痛。外周血白细胞明显升高，C 反应蛋白升高，肺部实变体征或者湿性啰音，影像学可表现为肺泡浸润或实变呈叶、段分布。一般不具有传染性，并不是一种传染性疾病。

（七）支原体肺炎

肺炎支原体引起的呼吸道疾病。支原体肺炎的病理改变以间质性肺炎为主，有时并发支气管肺炎。它起病缓慢，临床症状较轻，有时无症状，多在秋冬时节，主要经飞沫传染，潜伏期为 1 ~ 3w，以青少年发病率最高。发病早期有发热、咽痛、恶心、呕吐、头痛、肌肉酸痛、乏力、食欲减退等症状。发热一般为中等热度，2 ~ 3d 后出现明显的呼吸道症状，表现为阵发性、刺激性咳嗽，夜间为重，咳少量黏痰或黏液脓性痰，有时痰中带血，亦可有呼吸困难、胸痛。发热可持续 2 ~ 3w，体温正常后仍可遗有咳嗽。

六、诊断流程

诊断流程见图 2.1。

图 2.1 新冠肺炎诊断流程

第二节 核酸检测

核酸检测是病原学检查的首要手段。SARS-CoV-2 感染机体后，病毒的遗传物质 RNA 可最先被检测。根据国家卫生健康委员会颁布的《新型冠状病毒肺炎诊疗方案（试行第七版）》诊断标准，确诊新冠肺炎主要以实时荧光 RT-PCR 检测呼吸道标本或血液标本的新冠病毒核酸是否阳性，或对呼吸道标本或血液标本进行病毒基因测序，与已知的新冠病毒比对是否高度同源，以及检测血清新冠病毒特异性 IgM 抗体和 IgG 抗体是否阳性等为标准。但由于目前新冠病毒所致疾病的病理过程还未完全阐明，实验室检测路径未标准化，多个环节都可能对核酸检测结果的准确性造成影响，故不少学者指出，对于临床上新冠病毒核酸检测结果为阴性或单通道阳性的样本均需要谨慎对待。此外，不少研究团队及实验室着力于探索更高效、准确的新冠病毒实验室诊断方法与技术，有望更好、更快地为新冠肺炎临床诊断提供技术支持。

一、检测原理

SARS-CoV-2 为单链 RNA 病毒，核酸检测的目标是在患者标本中找到 SARS-CoV-2 的 RNA。目前 SARS-CoV-2 核酸检测主要是荧光定量 RT-PCR 法与基因测序。

荧光定量 RT-PCR 法首先需要通过测序技术确定 SARS-CoV-2 的核酸序列，将标本中特定 RNA 序列逆转录为 cDNA，再进行扩增检测，理论上每一次扩增后的病毒基因片段数量都是成倍增加，经过 30 次以上扩增后，靶标基因片段达到一定数量，通过荧光定量 RT-PCR 法得到的样本 Ct 值大小，可以判断患者样本中是否含有 SARS-CoV-2。目前，SARS-CoV-2 核酸检测主要以病毒基因组中 3 段保守序列为靶标位点，即以 ORFlab、核衣壳蛋白（nucleocapsid protein，N）和包膜蛋白（envelop protein，E）基因作为检测靶标。2020 年 2 月 21 日国家卫生健康委员会颁布《新型冠状病毒肺炎防控方案（第五版）》，强调确诊病例须满足同一份标本中 SARS-CoV-2 的 ORF1ab 及 N 基因这两个靶标 RT-PCR 检测均为阳性，或 2 种类型标本的 RT-PCR 同时出现单靶标阳性，或同种类型标本 2 次采样的 RT-PCR 均出现单靶标阳性。

病毒基因测序是以宏基因组为研究对象，直接利用二代测序技术（next generation sequencing，NGS）对临床样本中的基因组进行检测，实现病原微生物的快速识别、性能鉴定、功能研究等。通过病毒基因测序的方法可以鉴定新的病毒株，并监测病毒可能的变异，还可以用于检测早期低病毒含量样本，以及对实时荧光 RT-PCR 检测可疑或灰区结果进行确认，弥补了 RT-PCR 的缺点。但目前大多数医院缺乏测序设备与专业人员，且 NGS 的成本高、检测周期较长，不适合于常规临床检测，对于难以诊断的病例可以考虑该方法。

二、样本采集

（一）上呼吸道标本采集

包括鼻咽拭子、咽拭子等。

1. 鼻咽拭子

将拭子贴患者鼻孔壁进入，待拭子顶端到达鼻咽腔后壁时，轻轻旋转一周，将拭子头浸入含 2 ~ 3mL 病毒保存液中。

2. 咽拭子

让患者用清水漱口，将拭子插入鼻孔或咽后悬雍垂及扁桃体两侧，反复刮取或静止几秒后放入含有 2 ~ 3mL 病毒保存液的无菌试管中。

（二）下呼吸道分泌物收集

包括深咳痰液、肺泡灌洗液、支气管灌洗液、呼吸道吸取物等。此类标本检出率最高，重型病例优先采集下呼吸道标本。

1. 深咳痰液

要求患者深咳后，将咳出的痰液收集于含 3mL 采样液的采样管中。

2. 支气管灌洗液

将收集器头部从鼻孔或气管插口处插入气管，注入生理盐水，接通负压，旋转收集器头部，收集抽取的黏液。

3. 肺泡灌洗液

局部麻醉后，将纤维支气管镜通过口或鼻经过咽部插入右肺中叶或左肺舌段的支气管，经气管活检孔缓缓加入灭菌生理盐水，每次 30 ~ 50mL，总量 100 ~ 250mL，不应超过 300mL。

（三）尿液和粪便标本收集

尿液和粪便标本可收集并用于检测，但灵敏度不如上述两种，暂不作为临床广泛应用的标本。

标本采集后应立即检测，2 ~ 8℃条件下转运时间不应超过 72h，在每个标本容器上标记患者的个人信息（如性别、身份证号、病历号、居住地址）、标本号、标本类型（如尿液、粪便等）和收集标本的日期，尽快送到疾控中心检测。采集过程慎防感染。

三、确诊标准

根据国家卫生健康委员会颁布的《新型冠状病毒肺炎诊疗方案（试行第七版）》，临床诊断病例或疑似病例具备以下病原学证据。

（1）呼吸道标本或血液标本实时荧光 RT-PCR 检测新冠病毒核酸阳性。

（2）呼吸道标本或血液标本病毒基因测序，与已知的新冠病毒高度同源。

由于核酸检测存在假阴性的可能性，因而当核酸检测阳性时可以确诊感染；若核酸检测阴性，不能完全排除感染可能性。临床须考虑患者流行病学史、临床表现、影像学检查、血清学检测等，经多次采样送检，综合判断确诊或排除疑似。

四、核酸检测的局限性

RT-PCR 法检测呼吸道标本中的新冠病毒，一般能在 4 ~ 6h

内获得结果，在目前新冠肺炎的诊断中发挥重要作用。但由于病毒核酸检测多采用咽拭子标本，标本采集过程中的采集部位及擦拭手法，甚至标本保存及送检过程是否严格执行，都会影响标本质量。此外，由于试剂盒的灵敏度及特异性、人员操作等存在差异，最终都会影响核酸检测结果的准确性，容易出现假阴性。基因测序技术可直接检测核酸序列，但由于需要一定的时间、技术与设备条件，成本较高，目前尚不适于批量诊断。其他检测技术，如等温扩增技术，其检测灵敏度较高，所需时间较短，但引物设计的技术难度较大，且由于操作技术等原因可能造成假阳性。现场快速检测（point-of-care testing，POCT）技术节约时间，设备便携且操作简单，但灵敏度较低，仍不适于临床广泛使用。

第三节　血清学检测

随着对新冠病毒认识的不断加深，新冠肺炎的诊疗方案也得到了进一步的完善。由于核酸检测会受到样本采集与标本存放、RNA 提取方法及检测试剂盒质量问题等多方面因素的影响，同时操作相对烦琐、检测耗时长、检测人员感染风险高、受实验场地及人员操作等限制，因而不能很好地满足排查需要，为新冠肺炎的诊断及防疫防控带来不便。当病原体感染人体后，作为机体免疫系统抵抗病毒的重要效应分子，血清特异性抗体是诊断感染的另一关键证据。血清学抗体检测仅须采集血液标本，采样方便，操作简便，对实验环境及人员要求不甚苛刻，同时时效性高、工作负荷小、检测人员感染风险低，是新冠病毒核酸检测的有力补充。国家卫生健康委员会在《新型冠状病毒肺炎诊疗方案（试行第七版）》中正式强调血清特异性抗体动态检测新冠肺炎诊疗的重要性，在原有核酸检测和测序基础上，将血清学检测纳入了诊断依据之中。

一、检测原理与方法

机体在感染新冠病毒后，对病毒进行免疫防御并产生特异性抗体。其中 IgM 是机体感染后早期产生的抗体，是急性期感染的诊断指标，但浓度低、维持时间短、亲和力较低；IgG 是再次免疫应答产生的主要抗体，产生晚，但浓度高、维持时间长、亲和力高，提示病情进入恢复期或存在既往感染。IgM 和 IgG 的联合检测不仅有助于疾病的诊断，还可对机体的感染阶段进行评估。目前临床常用的血清学检测方法主要有 3 种。

（一）酶联免疫吸附试验法

酶联免疫吸附试验法（enzyme linked immunosorbent assay，ELISA）是将抗原或抗体包被在固相载体表面，利用酶标记的抗体或抗原结合待检物，并根据酶催化底物产生的有色产物颜色深浅及有无进行分析的一种定性或半定量检测方法。该检测方法灵敏度较高，载体标准化难度较低，操作时间 1 ~ 2h，能够批量测试，成本低，检测速度快，适合在基层或大中型医院开展。

（二）化学发光免疫分析法

化学发光免疫分析法是将高灵敏度的化学发光测定技术与高特异性的免疫反应相结合，用于各种抗原、抗体、激素等检测。该法灵敏度高于 ELISA，具有特异性高、线性范围宽、结果稳定、操作简化等特点，广泛应用于临床标本的检测。

（三）胶体金免疫层析法

胶体金免疫层析法（colloidal gold immunochromtographic assay，GICA）以胶体金为示踪标志物，是应用于抗原抗体检测的一种新型免疫标记技术。无须特殊处理标本，仅需一滴血即可在 15min 内通过肉眼观察获取检测结果。该方法突破了现有检测技术对人员、场所的限制，缩短检测时间，操作方便快速。检测标本可以是全血、血清、血浆，更适用于基层医院等。

二、样本采集

尽量采集急性期、恢复期双份血清。第一份血清应尽早（最好在发病后 7d 内）采集，第二份血清应在发病后第 3～4w 采集。采集量 5mL，建议使用无抗凝剂的真空采血管。血清标本主要用于抗体的测定，不进行核酸检测。

三、确诊标准

国家卫生健康委员会颁布的《新型冠状病毒肺炎诊疗方案（试行第七版）》将血清学检测诊断列为诊断标准之一：血清新冠病毒特异性 IgM 抗体和 IgG 抗体阳性；血清新冠病毒特异

性 IgG 抗体由阴性转为阳性或恢复期较急性期 4 倍及以上升高。发病后 7d 内的急性期抗凝血用于 IgM 和 IgG 检测，如果检测结果阴性，建议发病后 10d 内再次采集进行检测。发病后 3 ~ 4w 恢复期血清用于 IgG 检测。如果采用商品化试剂盒，则以厂家说明书为准。同时应强调，针对新冠肺炎患者的确诊，须考虑患者流行病学史、临床表现、影像学检查、核酸检测、血清学特异性抗体检测等临床资料，并进行综合判断。

四、核酸与血清学联合检测结果解读

核酸与血清学特异性抗体联合检测可相互补充，从而提高诊断效率，监测疾病进展。但在新冠病毒感染的不同阶段，核酸和抗体检测的效率不尽相同，应该针对联合检测结果进行综合分析与正确解读，从而更好地指导临床诊疗工作。

（一）核酸检测（+），抗体检测（+）/（-）

1. 核酸（+）、IgM 与 IgG 均（-）

提示患者可能处于新冠病毒感染早期，即窗口期，一般在感染病毒后的 2w，此时无法在血液中检测出病毒抗体。

2. 核酸（+）、IgM（+）、IgG（-）

提示患者可能处于新冠病毒感染早期或前驱症状期。因机体免疫应答最早产生 IgM 抗体，暂未产生 IgG 或 IgG 含量未达到诊断试剂的检测下限。

3. 核酸（+）、IgM（-）、IgG（+）

提示患者可能处于新冠病毒感染中晚期或复发感染。IgM

抗体在病毒入侵人体约 1 个月后达峰值，随后 IgM 逐渐减少，直至低于检测下限；而 IgG 抗体为感染中晚期机体免疫的主力军，能够被检测到。若恢复期 IgG 较急性期增加 4 倍及以上时，可诊断为复发感染。

4. 核酸（＋）、IgM 与 IgG 均（＋）

提示患者处于新冠病毒感染症状期或活跃期，但人体已对病毒产生一定免疫能力（持久性抗体 IgG 已产生）。或再次复发感染，诊断标准为 IgG 滴度恢复期较急性期有 4 倍及以上增高。

（二）核酸检测（－），抗体检测呈（＋）／（－）

1. 核酸（－）、IgM（＋）、IgG（－）

提示患者极大可能处于新冠病毒感染急性期，或患者有其他可引起 IgM 弱阳性或阳性的疾病。此时需对核酸检测结果存疑，建议考虑出现核酸检测假阴性的原因，只可报告本次检测结果阴性，不可排除新冠病毒感染，需多次重复确认。

2. 核酸（－）、IgM（－）、IgG（＋）

提示患者可能既往感染新冠病毒，但已恢复或体内病毒被清除。由于免疫应答产生的 IgG 维持时间长，仍存在于血液中而被检测到。

3. 核酸（－）、IgM 弱（＋）、IgG（－）

提示患者初次感染新冠病毒并处于早期，因病毒载量低于核酸检测下限，机体产生少量 IgM，尚未产生 IgG；或由于患者自身类风湿因子阳性等引起的 IgM 假阳性。

4. 核酸（﹣）、IgM 与 IgG 均（﹢）

提示患者近期曾感染新冠病毒并处于恢复期，体内病毒被清除，IgM 尚未减低至检测下限或核酸检测结果假阴性，患者处于感染活跃期，尚需复查核酸确认。

五、血清学检测的局限性

血清特异性抗体检测的敏感性主要取决于抗原抗体的亲和力、检测方法及操作。随着新冠病毒 IgM 和 IgG 检测试剂的推广应用，也出现了较多假阳性或假阴性的现象。第一，由于病毒进入机体到产生特异性抗体需要一段窗口期，抗体检测也可能出现假阴性结果；第二，基于 N 或 S 蛋白的抗体血清学检测，可能受其他冠状病毒感染的影响而出现交叉反应；第三，抗体检测易受到内源性或外源性干扰物的影响而出现假阳性，如类风湿因子、嗜异性抗体、补体、标本溶血、细菌污染、贮存时间过长或凝固不全等。此外，不同试剂盒在重组抗原的选择、制备等方面的差异可能会影响重组抗原的抗原性，不同检测方法的差异也可能对试剂盒的敏感性、特异性产生影响。因此，在应用血清学抗体检测时，应结合核酸检测，同时分析 IgM 和 IgG 水平，且进行多次动态检测，以做出最终诊断。由于新冠病毒抗体检测假阳性问题无法完全避免，因此，国家药监局特别强调，新冠病毒的抗体检测并不适用于一般人群的大规模筛查。现已审批的抗体检测试剂盒仅用于核酸检测阴性疑似病例的补充检测或在疑似病例诊断中与核酸检测协同使用。有必要对新冠病毒血清学抗体检测方法进行大规模多中心的临床试验与方法学性能评价，以保证临床检测与诊断的灵敏度、特异性和有效性。

第四节　"复阳"患者、"常阳"患者与无症状感染者

2020 年 3 月下旬至今，中国内地新增确诊病例大幅降低，自 4 月 26 日后，随着武汉重型病例和危重型病例双双实现清零，中国本土新冠肺炎疫情已得到控制。同时，新冠肺炎"复阳"患者、"常阳"患者与无症状感染者受到越来越多的关注，为疫情防控管理带来新的考验。新冠肺炎作为一个新发传染病，目前研究对其致病机制、病程特点、排毒规律等尚认识不足，还有待于全球科学家的共同努力，进一步进行持续的科学研究。

一、新冠肺炎"复阳"患者

新冠肺炎"复阳"患者是指新冠肺炎确诊患者经规范化治疗达到出院标准，治愈出院后，继续隔离期间新冠病毒核酸呈阳性者。湖北省武汉市部分隔离点的观察发现，新冠肺炎治愈患者有 5% ~ 10% 的"复阳"率；广东省疫情发布会公布的数据表明，广东省内约有 14% 的新冠肺炎出院患者"复阳"；深圳市第三人民医院针对 262 名康复出院患者进行了回顾分析发

现，在 14d 的随访期内，"复阳"率为 14.5%（38 例"复阳"）；天津市确诊新冠肺炎的 109 例出院患者中，康复出院后病毒核酸转阳率为 7.34%（8 例"复阳"）。

目前的临床观察显示，"复阳"患者返院时临床症状少、程度轻。实验室结果表明，再次入院后，患者乳酸脱氢酶（LDH）、肌酸激酶（CK）、D - 二聚体、白细胞、淋巴细胞、丙氨酸转氨酶（alanine aminotransferase，ALT）、天门氨酸转氨酶（aspartate aminotransferase，AST）、乳酸等实验室指标大多正常。而针对"复阳"患者外周血淋巴细胞亚群的检测发现，淋巴细胞数量和形态大致正常，L 细胞、$CD8^+T$ 细胞、B 细胞明显减少，提示"复阳"患者存在新冠病毒感染后出现的细胞免疫缺陷或应答障碍，从而导致其免疫应答降低。此外，"复阳"患者 CT 表现较前无明显加重，多呈现炎症继续吸收或已改善表现。目前观察显示，"复阳"患者临床症状、实验室结果和肺部影像学表现暂不支持二次感染，绝大多数病例呈现恢复期表现。

结合文献及临床观察，推测新冠肺炎出院患者核酸"复阳"的原因如下。

（1）核酸检测的假阴性情况。新冠病毒核酸 RT-PCR 检测是目前全球最常见的冠状病毒检测手段之一。美国约翰霍普金斯大学研究人员的一项研究发现，核酸检测的有效性在新冠病毒感染过程中存在较大差异。通常在出现症状的前几天，假阴性结果的概率可以从第 1d 的 100% 到第 4d 的 67% 不等。症状开始显现后，假阴性结果发生率在第 5d 下降到 38%，第 8d 下降到 20%，但此后每天又开始上升。核酸检测假阴性主要由试剂盒的性能、采样和检测方法以及采样部位等原因造成，不准确的诊断检测为遏制疫情带来挑战。

（2）新冠肺炎治愈患者间断排毒情况。不同病程、不同病情的新冠肺炎患者机体中的病毒载量存在差异。符合新冠肺炎出院标准的多数患者处于自限性疾病的恢复阶段，机体病毒载量低且间歇性排毒。在疾病的恢复期之后，病毒核酸往往都呈现低滴度的表现，但目前的核酸检测结果是定性而非定量结果，因此，个别患者在恢复阶段会产生核酸检测阳性的现象。

（3）出院标准欠严格。出院标准宽松会导致可能未完全治愈的患者在出院一段时间后产生"复阳"现象。针对此种情况，国家卫生健康委员会第七版诊疗方案严格规范了出院标准，采取"宽进严出"的标准，出院前同时进行全血、粪便的核酸检测，确定全阴性后方可出院。此外，针对"复阳"情况，还要求"应继续进行 14d 的隔离管理和健康状况监测"，观察期满前仍须采样监测，了解排毒的情况，符合条件后再解除隔离，以最大限度地降低传播风险。

整体而言，核酸检测"复阳"并不等于再次发病，我国范围内尚未有出院病例再次感染人的报道，故其传播的风险很低。目前"复阳"现象的病理机制尚在研究中，"复阳"患者是否具有传染性还需进一步临床研究论证与再观察。

二、新冠肺炎"常阳"患者

新冠肺炎"常阳"患者指的是符合新冠肺炎出院标准，但核酸检测持续阳性时间比较长。2020年4月24日，武汉新冠肺炎重型病例清零，但其中30多人长期核酸不转阴，为"常阳"患者。目前对核酸"常阳"持续多久属于"常阳"，尚无明确定义。新冠肺炎"常阳"患者具有较长的排毒期，其产生的原因，一般认为与患者自身免疫反应有关。观察发现，部分患者在感染新冠病毒后，没有出现强烈的免疫反应，因此病毒转阴时间较长，可能是人体免疫与病毒之间形成了某种平衡。

通常情况下，新冠肺炎患者体温正常10d以上，症状消失，肺部CT提示炎症明显吸收，IgG阳性，即便呼吸道标本核酸检测呈阳性，传染性也很低。"常阳"患者理论上具有传染性，但目前认为其作为传染源的意义不大。由于患者体内残存的病毒载量一般较低，即使可通过基因扩增手段检测出，也无法再繁殖培养，属于病毒"残骸"。目前观察显示，"常阳"患者大多检测出保护性的IgG抗体，无须特殊治疗，但仍需要进行密切随访与留院继续观察。

三、新冠肺炎无症状感染者

无症状感染者是指无相关临床症状，如发热、咳嗽、咽痛等可自我感知或可临床识别的症状、体征，但呼吸道等标本病毒病原学（多为核酸检测）或血清学特异性抗体检测呈阳性。无症状感染在国内的首次出现，可追溯到2020年1月底，河南、浙江、广东省相继报道了存在无症状感染的现象。随着对重点人群大规模核酸检测的实施，从 2020 年 3 月开始，越来越多的无症状感染者被筛查发现，多项研究也明确了新冠病毒无症状感染者在无症状或者轻症状时就具备传染性，但其传染期长短、传染性强弱、传播方式等尚须开展进一步科学研究。

无症状感染者的发生率在不同地区、不同聚集方式、不同人群以及疫情发展不同阶段的病例报告上有一定差别。中国疾病预防控制中心于 2020 年 2 月 17 日在《中华流行病学》杂志上发表了一项超 7 万例的大样本研究，其中发现 889 名无症状感染者，占总数的 1.2%。而《英国医学杂志》于 2020 年 3 月 25 日称，对一个约 3000 人的意大利村庄进行全面核酸检测，发现确诊病例中 50% ~ 75% 的感染属于无症状感染。针对"钻石公主号"邮轮乘客的核酸检测结果和建模分析统计，无症状感染比例据估计为 17.9%。而在武汉疫情后的全民核酸大筛查期间，从 2020 年 5 月 14 日 0 时至 6 月 1 日 24 时，集中核酸检测 9899828 人，其中，无症状感染者 300 名，检出率仅为 0.303/万人。

无症状感染者的传染性与流行病学意义，需要分情况对待。可以分为以下几种情形。

第一类是新冠病毒的新发感染者，如有疫区旅居史，或是通过密切接触者筛查、聚集性疫情调查和传染源追踪调查等途径发现。患者核酸检测呈阳性，抗体检测 IgM 可为阳性，处于疾病的前驱期或潜伏期，没有表现出临床症状、体征。随后，可在感染后 3 ~ 7d，甚至是 14d 左右，出现发热、咳嗽等新冠肺炎症状。此类患者即处于潜伏期的无症状感染状态，可导致新冠病毒的进一步传播，因此须进行甄别，重点关注，及早纳入确诊病例进行管理。

第二类是感染者核酸和（或）血清学抗体检测阳性，经过 14d 潜伏期的观察，未表现出任何可自我感知或可临床识别的症状与体征，或只表现出极易被忽略的极轻微病症，始终为"无症状"状态。但体内携带新冠病毒，属于传染病学中的隐性感染。此类感染者由于没有咳嗽、打喷嚏等呼吸道症状，病毒排毒量相对低，传播能力相对较弱。

第三类与"复阳"情况相似，患者在感染新冠病毒后，出现了典型的新冠肺炎症状，经治疗后达到出院标准，但在出院后复查时检测结果呈阳性。或在武汉此类因疫情封闭的地区，感染者既往感染病毒后已自愈，筛查时的检测结果呈阳性。此类患者体内的病毒载量低，多为病毒的"尸体""残骸"，因此病毒传播的风险很低。

新冠肺炎疫情在全球蔓延至今，全球多国均有无症状感染者的相关报道，无症状感染已成为目前面临的最大威胁之一。无症状感染者是病毒存在的重要提示者，具有向外散布病毒而成为传染源的可能。尤其对于疫情已基本遏制的国家，无症状感染者可能成为疫情再次反弹的关键因素之一。因此，重视潜在或长期无症状的病毒携带者，对控制传染病至关重要。

针对新冠病毒的无症状感染者，国务院于 2020 年 4 月 6 日下发了《新冠病毒无症状感染者管理规范》，要求针对无症状感染者做好风险评估及防控管理。首先需要突出做好对无症状感染者的监测，有针对性地加大筛查力度，对重点人群"应检尽检"，对于自愿检测人群，应做到"愿检就检"。筛查出来的无症状感染者，参照确诊病例模式，集中医学观察 14d，这期间出现新冠肺炎相关临床症状和体征者转为确诊病例。此外，无症状感染者的密切接触者应采取单人单间集中隔离的医学观察模式，观察期为与无症状感染者末次接触后 14d，在医学观察期间若检测阴性，仍须持续至观察期满。最后，还应加强流行病学调查，查清无症状感染者活动轨迹，尽快明确来源，精准确定密切接触者，并严格实施医学隔离观察。新增无症状感染者 24h 内全部完成流行病学调查，并在疫情直报网填报流行病学调查信息。

第三章 西医治疗

第一节 治疗原则

一、根据病情严重程度确定治疗场所

（1）疑似及确诊病例应在具备有效隔离条件和防护条件的定点医院隔离治疗，疑似病例应单人单间隔离治疗，确诊病例可多人收治在同一病室。

（2）危重型病例应尽早收入重型监护病房（intensive care unit，ICU）治疗。

二、轻型、普通型病例的治疗原则

主要以对症支持治疗为主，密切监测并早期截断扭转，防止病情加重。

（一）常规治疗

卧床休息，加强支持治疗，保证充分热量；注意水、电解质平衡，维持内环境稳定；密切监测生命体征、手指血氧饱和度等。

（二）常规监测

根据病情监测血常规、尿常规、C反应蛋白、生化指标（肝

酶、心肌酶、肾功能等）、凝血功能、动脉血气分析、胸部影像学等。有条件者可行细胞因子检测。

（三）及时给予氧疗措施

包括鼻导管、面罩给氧和经鼻高流量氧疗，有条件可采用氢氧混合吸入气（$H_2/O_2:66.6\%/33.3\%$）治疗。

（四）抗病毒治疗

可试用 α 干扰素、洛匹那韦/利托那韦、利巴韦林、阿比多尔、磷酸氯喹药物，但要注意上述药物的不良反应和禁忌证，以及与其他药物的相互作用等问题，并应在临床应用中进一步评价目前所试用药物的疗效。不建议同时应用 3 种及以上抗病毒药物，出现不可耐受的毒副作用，以及与其他药物相互作用时，应停止使用相关药物。对孕产妇患者的治疗应考虑妊娠周数，尽可能选择对胎儿影响较小的药物，若存在需终止妊娠后再进行治疗等问题，应做到知情告知。

（五）抗菌药物治疗

避免盲目或不恰当使用抗菌药物，尤其是联合使用广谱抗菌药物。

三、重型、危重型病例的治疗原则

治疗原则：在对症治疗的基础上，积极防治并发症，治疗基础疾病，预防继发感染，及时进行器官功能支持。

（一）纠正低氧血症

重型患者应接受鼻导管或面罩吸氧，并及时评估呼吸窘迫和（或）低氧血症是否缓解。当患者接受标准氧疗后呼吸窘迫和（或）低氧血症无法缓解时，可考虑使用鼻导管高流量氧疗或无创通气。若短时间（1～2h）内病情无改善甚至恶化，应及时进行气管插管和有创机械通气。对于 ARDS 患者，建议进行肺复张，如条件允许，应尽快考虑体外膜肺氧合（extracorporeal membrane oxygenation，ECMO）。

（二）改善循环支持

在充分液体复苏的基础上，改善微循环，使用血管活性药物，密切监测患者血压、心率和尿量的变化，以及动脉血气分析中乳酸和碱剩余，必要时进行无创或有创血流动力学监测，注意液体平衡策略，避免过量和不足。

（三）肾衰竭和肾替代治疗

肾功能损伤应积极寻找导致肾功能损伤的原因。对于肾衰竭患者的治疗应注重体液平衡、酸碱平衡和电解质平衡，在营养支持治疗方面应注意氮平衡、热量和微量元素等补充。重型患者可选择连续性肾替代治疗。

（四）康复者血浆治疗

适用于病情进展较快、重型和危重型患者。

（五）血液净化治疗

血液净化系统包括血浆置换、吸附、灌流、血液 / 血浆滤过等，能清除炎症因子，阻断"细胞因子风暴"，可用于重型、危重型患者"细胞因子风暴"早中期的救治。

（六）免疫治疗

对于双肺广泛病变者及重型患者，且实验室检测 IL-6 水平升高者，可试用托珠单抗治疗。注意过敏反应，有结核等活动性感染者禁用。

（七）其他治疗措施

对于氧合指标进行性恶化、影像学进展迅速、机体炎症反应过度激活状态的患者，酌情使用糖皮质激素；使用肠道微生态调节剂，维持肠道微生态平衡，预防继发细菌感染；建立心理干预，缓解患者焦虑恐惧的情绪。

四、特殊人群治疗原则

对于孕产期患者，建议使用美国食品药品监督管理局妊娠安全分级 B、C 类药物进行治疗。中晚期妊娠患者易发展为重型，需住院密切观察，隔离收治，由相关科室共同管理。对于母亲感染新冠病毒的新生儿应于负压病房中监护，且暂停母乳。对于重型、危重型患儿可参考成人用药。对于老年人，应做好基础疾病的二级预防，密切关注药物相互作用。

第二节　西医治疗方法

一、支持治疗

（一）呼吸支持治疗

1.普通氧疗

普通氧疗装置包括双腔鼻导管、普通氧疗面罩、储氧面罩、文丘里面罩。适应证为 $PaO_2 < 60mmHg$ 或 $SpO_2 < 90\%$、呼吸窘迫（呼吸频率 > 24 次 /min）的患者。其优点是临床使用方便快捷，但不适合存在 CO_2 潴留的患者。临床可根据患者的氧合情况进行选择：当 SpO_2 为 85% ~ 90% 时，可选鼻导管或普通面罩；当 $SpO_2 < 85\%$ 时，首选非重复呼吸的储氧面罩。鼻导管或普通面罩初始氧流量为 5L/min，非重复呼吸的储氧面罩为 10 ~ 15L/min，并滴定氧流量，以使 SpO_2 维持在 94% ~ 98%，妊娠患者 $SpO_2 \geqslant 92\%$ ~ 95%。

另外，有条件者可采用氢氧混合吸入气（H_2/O_2：66.6%/33.3%）治疗。有报道表示氢氧混合气雾化吸入能改善气道阻力，增加氧气弥散度和氧流量，改善呼吸困难（急性呼吸窘迫）症状，运用氢分子还原恶性自由基起到抗炎、抗毒副反应的作用。

2. 经鼻高流量氧疗

经鼻高流量氧疗（high-flow nasal canula，HFNC）是指一种通过高流量鼻塞或鼻导管持续为患者提供可以调控并相对恒定的吸氧浓度（21% ~ 100%）、温度（31 ~ 37℃）和适度的高流量（8 ~ 80L/min，依品牌和型号有所差异）吸入气体的氧疗方式。

经鼻高流量氧疗存在以下优势：

（1）提供稳定且高于普通鼻导管的吸入氧浓度，吸氧浓度不随患者呼吸状态的改变而改变，可满足患者自主呼吸的需要。

（2）高流量气流可以达到或者超过患者主动吸气的最大吸

气流速，减少吸气阻力和呼吸做功，降低氧耗。

（3）可将气体加温、湿化至37℃和44mg/L，减少呼吸窘迫时患者热量和水分的消耗，使气道黏液纤毛功能保持在最佳状态，有利于分泌物的引流，减少肺部感染的发生。

（4）高流量气流冲刷上气道无效腔，减少解剖学无效腔，改善患者通气。

（5）高流量气流提供一定水平气道正压，具有开放肺泡、增加肺容积、改善通气等功能。

（6）经鼻高流量氧疗不需要完全封闭回路，无明显面部压迫感，方便患者进食及交流，患者依从性高。

注意：高碳酸血症、血流动力学不稳定、多器官功能衰竭或意识异常的患者不适合进行经鼻高流量氧疗。

3. 无创正压通气

无创正压通气（non-invasive positive pressure ventilation, NIPPV）是指不需要侵入性或有创性的气管插管或气管切开，只是用鼻罩、口鼻罩、全面罩或头罩等方式将患者与呼吸机相连进行正压辅助通气的技术。无创正压通气是一种正压通气方式，可在一定程度上开放塌陷的上气道、提高肺通气容积、改善通气与通气/血流比值、改善氧合及二氧化碳潴留等。

对于氧疗无法改善的患者可首选无创正压通气，治疗时应逐步提高无创通气的压力水平，以使患者逐步适应。无创正压通气需要更细致的观察，重点是观察面罩是否漏气以及患者是否与呼吸机有良好的同步。如密切观察 2h，病情无改善，或患者不能耐受无创通气、气道分泌物增多、剧烈咳嗽，或血流动力学不稳定，应及时行气管插管进行有创正压通气。

4. 有创正压通气

因新冠肺炎导致的呼吸衰竭病理表现为大量的肺泡损伤，从而使有效肺通气容积减低、静态顺应性严重减退，所以有创正压通气（invasive positive pressure ventilation，IPPV）时应采用"肺保护通气策略"，即给予较低的潮气量（6 ~ 8mL/kg 理想体重）和较低的吸气压力［平台压（Pplat）≤ 30cmH$_2$O］，以降低呼吸相关肺损伤。重度的 ARDS 应使用较高的 PEEP，每天进行 > 12h 的俯卧位通气，必要时可采取肺泡复张等治疗方法。肺复张前，须做可复张性评价，评价手段包括超声、P–V 曲线、电阻抗成像（EIT）等。

5. 体外膜肺氧合

体外膜肺氧合（ECMO），又称体外生命支持，是一种可以替代肺脏和心脏功能的呼吸循环支持技术。在使用 ECMO 为 ARDS 患者提供体外气体交换的同时，实施肺保护性通气策略，可使肺脏得到休息并最终恢复。

新冠肺炎患者中轻型居多，多数能够痊愈。部分患者发展至危重型，多在发病 1w 后出现呼吸困难和（或）低氧血症，严重者快速进展为 ARDS，并引起多器官功能衰竭。新冠肺炎引起的肺部损害具有自限性，因此，在无明显禁忌证的情况下可以使用 ECMO 辅助。鉴于在甲型 H1N1 流感以及中东呼吸综合征冠状病毒引起的肺炎中均有合并心肌炎的报道，不能排除新冠肺炎中，部分患者同时并发心肌炎，严重者同时合并循环功能障碍。这类患者多合并明显的心肌损伤，伴随以肌钙蛋白为主的心肌酶谱明显增高。当这类患者合并出现心源性休克或者出现心脏停搏（cardiac arrest，CA）时须选择静脉 - 动脉 ECMO（VA-ECMO）模式辅助，并根据患者的具体病情选择合适的插管部位。

1）ECMO 的启动时机

当保护性通气和俯卧位通气效果不佳，且符合以下条件时，应尽早考虑评估实施 ECMO。

在最优的通气条件下（$FiO_2 \geq 0.8$，潮气量为 6mL/kg，$PEEP \geq 10cmH_2O$），如果无禁忌证，且满足以下条件之一即可启动 ECMO：

（1）$PaO_2/FiO_2 < 50mmHg$ 超过 3h。

（2）$PaO_2/FiO_2 < 80mmHg$ 超过 6h。

（3）$FiO_2=1.0$，$PaO_2/FiO_2 < 100mmHg$。

（4）动脉 pH 值 < 7.25 且 $PaCO_2 > 60mmHg$ 超过 6h，且呼吸频率 > 35 次 /min。

（5）呼吸频率 > 35 次 /min 时，pH 值 < 7.2 且平台压 > 30cmH_2O。

（6）严重漏气综合征。

（7）合并心源性休克或者心搏骤停。

2）ECMO 使用禁忌证

ECMO 的应用指征随着临床中开展例数的增多逐渐变宽，ECMO 没有绝对的禁忌证，因为每个患者都是根据风险和收益单独考虑的。然而，仍有一些与 ECMO 预后不良相关的情况，可以认为是相对禁忌证：

（1）合并无法恢复的疾病，严重大脑功能障碍、中枢神经系统严重损伤、恶性肿瘤晚期等。

（2）存在抗凝的禁忌，如新冠肺炎引起肝功能衰竭合并严重出凝血功能障碍、大出血、近期出现或者扩大的颅内出血等。

（3）在较高机械通气设置条件下（$FiO_2 > 0.9$，Pplat $> 30cmH_2O$），机械通气 7d 或更长时间。

（4）年龄：无特定年龄禁忌证，但考虑随年龄增长，死亡风险增加。

（5）伴有严重多器官功能衰竭。

（6）如果需要循环辅助行 VA-ECMO 支持，主动脉瓣中 - 重度关闭不全、急性主动脉夹层也为禁忌证。

（7）药物免疫抑制（中性粒细胞绝对计数 $< 40 \times 10^9/L$）。

（8）存在周围大血管解剖畸形或者病变，无法建立 ECMO 血管通路。

3）ECMO 模式选择

临床中，根据辅助器官的不同，ECMO 主要有静脉 - 静脉

（VV）和静脉－动脉（VA）两种模式。对于同时存在呼吸循环衰竭的患者需要根据心功能的情况合理选择辅助模式，比如静脉－动脉－静脉（VAV）ECMO 模式。VV-ECMO 适用于单纯呼吸衰竭的患者。VA-ECMO 可以同时提供循环支持和呼吸支持。新冠肺炎患者以呼吸衰竭为主，当出现循环衰竭时应判断其原因，以决定 ECMO 的模式。

重型新冠肺炎呼吸治疗流程见图 3.1。

（以上内容参考中华医师学会 2020 年 2 月 9 日发布的《危重型新型冠状病毒肺炎患者体外生命支持应用时机及模式选择专家建议》）

（二）循环支持治疗

1. 液体复苏

推荐在 3h 内予以 30mL/kg 的晶体液快速静脉滴注，液体复苏的目标为维持平均动脉压≥ 65mmHg，血乳酸明显下降。复苏液体可以选择生理盐水、平衡盐等，必要时也可以使用白蛋白作为补充。

对于年龄≥ 65 岁或有基础心脏疾病的患者，采取液体复苏应更加谨慎。推荐使用补液试验或被动抬腿试验评估患者的容量反应性，降低大量快速补液导致的急性左心衰竭等风险。

对于容量复苏后血流动力学仍然不稳定者，进一步的液体治疗策略应当在更为精细的血流动力学监测下进行，包括：中心静脉压监测、有创动脉压监测、氧代谢分析、床旁 B 超及连

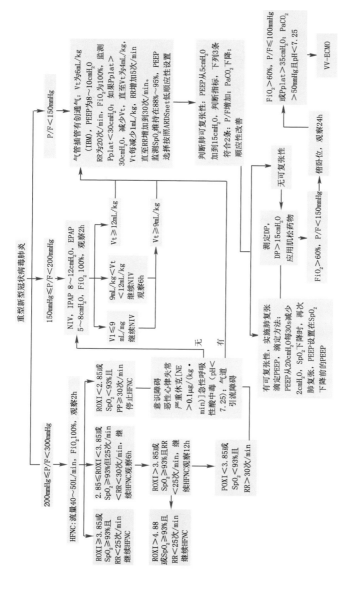

图 3.1　重型新型冠状病毒肺炎呼吸治疗流程

注：P/F—氧合指数[动脉血氧分压（PaO₂）/吸入氧浓度（FiO₂）]；HFNC—经鼻高流量氧疗；NIV—无创机械通气；Vt—最小潮气量；ROXI—ROX 指数 = 血氧饱和度（SpO₂）/[氧浓度（FiO₂）×呼吸频率（RR）]；NE—去甲肾上腺素；IPAP—吸气相气道正压；EPAP—呼气相气道正压；PEEP—呼气末正压通气；PaCO₂—动脉血二氧化碳分压；Pplat—平台压；ECMO—体外膜肺氧合。

续性脉搏指示的心脏输出量监测（PICCO）等。

2.血管活性药物的运用

推荐使用去甲肾上腺素作为首选血管活性药物，其他药物可以选择多巴胺、多巴酚丁胺、间羟胺，也可以使用垂体后叶素。

（三）营养支持治疗

住院患者入院时根据营养风险筛查 2002（NRS2002）评分进行营养风险筛查。NRS2002 总评分 ≥ 3 分时，应尽早给予营养支持治疗。对于无法经口进食的重型患者，可放置鼻胃管或鼻空肠管，应用重力滴注或肠内营养输注泵泵入营养液。对于存在严重胃肠道功能障碍的患者，须采用肠外营养以维持基本营养需求。根据美国肠外肠内营养学会（American Society for Parenteral and Enteral Nutrition，ASPEN）成人营养支持指南，推荐病情稳定的患者每日摄入蛋白质 0.8 ~ 1.5g/kg，总热量 20 ~ 30kcal/kg（1kcal=4.186kJ）；推荐重型患者或脓毒症患者每日摄入蛋白质 1.2 ~ 2.5g/kg，总热量 20 ~ 30kcal/kg。在营养支持的早期阶段，推荐行低热卡方案，即每日 15 ~ 20kcal/kg；待病情减轻后，逐步补充能量与营养素，直至达到目标摄入量。在病情逐渐缓解的过程中，可摄入半流质、易于咀嚼和消化的食物。少量多餐，每日 5 ~ 6 餐，补充足量优质蛋白质。随病情好转，逐步向普通饮食过渡。

二、抗病毒治疗

新冠病毒目前尚无确认有效的针对性治疗药物。以下药物可在临床试用或处于临床研究阶段。由于相关疾病治疗研究还在进行，建议及时关注最新研究证据。在使用试用药物时，应注意超适应证的风险问题。不建议同时应用 3 种及以上抗病毒药物。

（一）干扰素

干扰素（interferon，IFN）是一类具有广谱抗病毒、抗增殖和免疫调节活性的多功能细胞因子家族，根据结合受体不同，可以分为Ⅰ型、Ⅱ型和Ⅲ型。其中，Ⅰ型 IFN（主要为 α/β IFN）在机体控制病毒感染方面发挥重要作用。在自然情况下，仅 α 干扰素（IFN-α）可诱导同种细胞产生抗病毒蛋白，形成抗病毒状态，限制病毒的进一步复制和扩散。目前，我国尚无雾化吸入用 α 干扰素（IFN-α）制剂，临床上是将注射用 IFN-α 作为雾化吸入制剂使用。

推荐用法用量：超说明书用药，成人 α 干扰素每次 500 万 U 或相当剂量，加入灭菌注射用水 2mL，雾化吸入，每日 2 次（bid）。

雾化注意事项：使用注射用 IFN-α 制剂进行雾化吸入，应严格按照雾化吸入的管理规范要求和专家共识进行正确操作。

（1）IFN-α 为基因重组蛋白，同时辅料中可能含有白蛋白，遇热可能发生变性，不建议采用超声雾化。可考虑采用射流式雾化器（空气压缩雾化器）雾化、振动筛孔雾化器雾化或氧气驱动雾化法。

（2）患有支气管哮喘的患者，在治疗期间应密切观察病情，如有支气管痉挛发生，应立即终止治疗。由于部分厂家辅料中含有防腐剂苯甲醇，若雾化易造成呼吸道黏膜损伤，同时诱发哮喘发作，故不建议使用含有防腐剂的 IFN-α2b 进行雾化。

（3）注意其不可与某些酶（如糜蛋白酶）、乙酰半胱氨酸及异丙托溴铵合用。

（4）注意滴眼剂、滴鼻剂、气雾剂、喷雾剂及长效注射用 IFN 不可雾化吸入。

（二）洛匹那韦及利托那韦

洛匹那韦是一种人类免疫缺陷病毒（human immunodeficiency virus，HIV）蛋白酶抑制剂，可阻断 Gag-Pol 多聚蛋白的分裂，导致产生未成熟的、无感染力的病毒颗粒。利托那韦是一种针对 HIV-1 和 HIV-2 的天冬氨酰蛋白酶活性拟肽类抑制剂，通过抑制 HIV 蛋白酶使该酶无法处理 Gag-Pol 多聚蛋白的前体，生成非成熟形态的 HIV 颗粒，从而无法启动新的感染周期。利托那韦可抑制 CYP3A 介导的洛匹那韦代谢，从而产生更高的洛匹那韦浓度。

推荐用法用量：超说明书用药，成人每次 400mg/100mg（相当于口服液 5mL），bid，口服，疗程不超过 10d。片剂应该整片吞咽，不能咀嚼、掰开或压碎，与食物同服无影响。口服液应与食物同服，可管饲给药。

常见腹泻、恶心、呕吐、腹痛、腹胀、肝酶升高、胰腺炎等消化系统不良反应，应监测肝功能。由于洛匹那韦/利托那韦二者都是 CYP3A 的抑制剂，会影响主要通过 CYP3A 进行代谢的血药浓度，同时也会受到这类酶诱导剂影响。

如果诊断为胰腺炎，应暂时停止本品的使用；若有包括高血压、血糖异常、高甘油三酯血症、高胆固醇血症、面部损毁症在内的获得性脂代谢障碍，建议监测体重、血压、血糖、血脂。对于高脂血症患者应谨慎使用，可予调脂治疗，推荐使用普伐他汀或氟伐他汀，如需使用阿托伐他汀和瑞舒伐他汀，应注意其药物相互作用，建议不超过 10mg/d。

（三）利巴韦林

利巴韦林是核苷类广谱抗病毒药物，其磷酸化产物竞争性抑制病毒合成酶，损害病毒 RNA 聚合酶和蛋白质合成，抑制病毒的复制与传播。

推荐用法用量：超说明书用药，成人每次 500mg，静脉输注，每日 2 ~ 3 次，疗程不超过 10d，建议与干扰素或洛匹那韦 / 利托那韦联合应用。

临床使用利巴韦林时应注意以下几点：①有严重贫血、肝功能异常者慎用。老年人不推荐应用。②可透过胎盘和进入乳汁，会引起胎儿先天畸形或死亡，停药后 4w 尚不能完全从体内清除。③有生殖毒性，开始治疗前、治疗期间和停药后至少 6 个月，使用利巴韦林的女性和男性均应避免怀孕。④最主要的毒性是溶血性贫血，在治疗后最初 1 ~ 2w 内出现血红蛋白、红细胞及白细胞下降。应定期进行血常规检查（用药前、治疗第

2w、治疗第 4w）。严重贫血者慎用，地中海贫血、镰刀细胞贫血患者不推荐使用。⑤大剂量使用可致心肌损害，有显著或不稳定性心脏病症状的患者不应使用，如用药后出现任何心脏病恶化症状，应立即停药并给予相应治疗。⑥大剂量使用可致肝功能损害、电解质紊乱与中枢神经系统毒性。⑦胰腺炎患者或有胰腺炎症状者不可使用利巴韦林。

（四）阿比多尔

阿比多尔是非核苷类抗病毒药物，通过抑制流感病毒脂质囊膜与宿主细胞的融合而阻断病毒复制，还具有干扰素诱导作用。

推荐用法用量：超说明书用药，成人每次 200mg，每日 3 次（tid），口服，疗程不超过 10d。

常见恶心、腹泻、头晕和血清转氨酶升高，用药期间监测肝功能。服药 3h 后部分健康受试者出现心动过缓，有窦房结病变或功能不全的患者慎用，用药期间监测心电图。

（五）磷酸氯喹

磷酸氯喹是一个上市已有 70 余年的抗疟药，其抗病毒的药理作用有以下几方面：①抑制新冠病毒与人体细胞 ACE2 受体的结合，从而抑制病毒的侵入；②氯喹是一种碱性化合物，可提高体内 pH 值，能阻断冠状病毒、逆转录病毒等 pH 依赖性病毒的复制；③氯喹具有免疫调节作用，可减少免疫病理性损伤，抑制 TNF-α 和 IL-6 的产生和释放，已用于自身免疫性疾病如类风湿性关节炎、红斑狼疮的治疗。

适用人群：治疗新冠肺炎适用于 18～65 岁成人。

推荐用法用量：体重 50kg 以上者每次 500mg，每日 2 次，疗程 7d；体重 50kg 及以下者第 1d、第 2d 每次 500mg，每日 2 次，第 3～7d 每次 500mg，每日 1 次（qd）。

临床使用磷酸氯喹时应注意以下几点：①孕妇、心脏疾病患者禁用，重症多形红斑、血卟啉病、牛皮癣及精神病患者慎用。②常见的一般不良反应包括：头晕、头痛、恶心、呕吐、腹泻、各种皮疹，甚至剥脱性皮炎、耳鸣、烦躁等，停药后可自行消失。尚可引起药物性精神病、白细胞减少、紫癜、毛发变白、脱毛、神经肌肉痛、轻度短暂头痛等，治疗过程中应观察患者精神心理状况，如出现精神异常或者精神抑郁等，注意减量或停药。③有损伤听力的报道，用药期间应监测听力。④因氯喹可由泪腺分泌，并由角膜吸收，当用药量大、疗程长时，可出现眼部不良反应，在角膜上出现弥漫性白色颗粒，停药后可消失。本品相当部分在组织内蓄积，久服可致视网膜轻度水肿和色素聚集，出现暗点，影响视力，常为不可逆，用药期间应监测视力，若出现视力减退应减量或停用。⑤磷酸氯喹具有一定的心脏毒性，偶可引起窦房结的抑制，导致心律失常、休克，严重时可发生阿 - 斯综合征，而导致死亡。因此治疗前常规行心电图检查，治疗第 5d、第 10d 监测心电图，注意 QT 间期，如 QT 间期延长或者出现心率减慢，注意减量或停药。⑥罕见溶血、再生障碍性贫血、可逆性粒细胞缺乏症、血小板减少等，葡萄糖 -6-

磷酸脱氢酶缺乏症（G-6-PD，又称蚕豆病）患者可产生溶血性贫血，需特别注意，用药期间应监测血常规。⑦在使用磷酸氯喹治疗新冠肺炎患者时，禁止使用喹诺酮类、大环内酯类等抗生素，以免QT间期延长，尖端扭转室速的风险。同时确保患者体内电解质水平（钾、钠、氯）和血糖、肝肾功能正常。

因此，不推荐使用高剂量的磷酸氯喹治疗新冠肺炎患者。除此之外，对于由磷酸氯喹衍生而来的羟氯喹，尚无严格的循证医学证据证实其与阿奇霉素联合使用可使新冠肺炎患者获益，推广运用与否还有待于临床的再评价。

三、抗菌治疗

无明确细菌感染证据，不建议常规使用抗菌药物。如果肺部影像和症状不能排除合并感染，可予以抗生素治疗，根据世界卫生组织指南，建议给予经验性抗菌药物，对于考虑脓毒症的患者，应在初次评估1h内给予经验性抗菌治疗。应注意配置后药物的稳定性和使用过程中的输注速度，观察可能出现的过敏反应如皮疹等；口服制剂应注意与微生态制剂等间隔2h服用，注意避免联合使用广谱抗菌药物。

还需要注意的是，重型患者往往病程已经超过5～7d，多存在细胞免疫抑制的表现，特别是入住ICU需要有创机械通气的患者，需要注意继发细菌或真菌感染。若条件许可，应积极行呼吸道病原体检测，进行针对性的抗感染治疗。如90d内有抗菌药物应用史、住院时间超过72h或既往存在结构性肺病，抗菌药物选择应考虑覆盖耐药菌。

四、激素治疗

适用于氧合指标进行性恶化、影像学进展迅速、机体炎症反应过度激活状态的患者。

推荐用法用量：酌情短期内（3～5d）使用，对于成人，建议剂量不超过相当于甲泼尼龙 1～2mg/（kg·d）。

注意事项：①甲泼尼龙有减轻肺的渗出、损伤和后期的肺纤维化，并改善肺的氧合功能的作用，但目前尚无循证医学证据支持应用糖皮质激素改善新冠肺炎重型预后，因此不推荐常规使用糖皮质激素。②应当注意应用较大剂量糖皮质激素时，由于免疫抑制作用，会延缓对新冠病毒的清除。③使用过程中应监测血糖、电解质，可能出现中枢兴奋症状，常见如失眠等，可对症处理。

五、肠道微生态调节剂

肠道微生态调节剂用于维持肠道微生态平衡，预防继发细菌感染。此外益生菌能有效减少抗生素相关性腹泻的发病率。因此，建议对危重型及使用了广谱抗菌药物的新冠肺炎患者使用肠道微生态调节剂（见《新冠肺炎诊疗方案治疗药物信息汇编（第一版）》，表3.1）。

新冠肺炎诊疗方案中的推荐化学药品（见《新冠肺炎诊疗方案治疗药物信息汇编（第二版）》，表3.2）。

表 3.1　常用肠道微生态调节剂

药品名称	成分	药理作用	适应证
地衣芽孢杆菌活菌	地衣芽孢	以活菌进入肠道后，对葡萄球菌、酵母样菌等致病菌有拮抗作用，同时对双歧杆菌、乳酸杆菌、拟杆菌及消化链球菌等益生菌的生长有促进作用，从而达到调整肠道菌群失调的作用	用于细菌或真菌引起的急、慢性肠炎或腹泻，以及其他原因引起的胃肠道菌群失调的防治
双歧杆菌三联活菌	长型双歧杆菌、嗜酸乳杆菌、粪肠球菌	三种活菌组成了一个在不同条件下都能生长、作用快而持久的联合菌群，在整个肠道黏膜表面形成一道生物屏障，阻止致病菌对人体的侵袭，抑制有害菌产生内毒素	肠道菌群失调引起的腹泻和腹胀，也可用于治疗轻、中型急性腹泻和慢性腹泻
双歧杆菌活菌	双歧杆菌	双歧杆菌与其他厌氧菌共同占据肠黏膜的表面，形成一个生物屏障，阻止病菌的定植与入侵，产生乳酸与醋酸，降低肠道内 pH 值，抑制致病菌的生长	用于肠道菌群失调引起的肠功能紊乱，如急、慢性腹泻或便秘等
双歧杆菌乳杆菌三联活菌	长型双歧杆菌、保加利亚乳杆菌、嗜热链球菌	直接补充人体正常生理细菌，调整肠道菌群平衡，抑制并清除肠道中对人具有潜在危害的细菌	治疗肠道菌群失调引起的腹泻、慢性腹泻、抗菌药物治疗无效的腹泻及便秘

表 3.2 新冠肺炎诊疗方案推荐化学药品信息一览表

用药说明	α干扰素	洛匹那韦/利托那韦	利巴韦林	磷酸氯喹	阿比多尔	甲泼尼龙	肠道微生态调节剂
适应证（超说明书）		●	●	●	●		
用法用量（超说明书）	●		●	●	● 儿童用量		
特殊人群用药							
儿童	√	√		○		√	√
妊娠期	○	片剂：C级；口服液：×	×	×	○	C级●	△
老年人	√	○	不推荐	○	△	○	√
肝功能不全	△	重度（×）	○	△	△		△
肾功能不全	△	无须调整	●	○	严重：○	○	△
不良反应	●	●	●	●		●	
禁忌证		●		●			
相互作用		●			●	●	●

注：√—可以使用；○—慎用；×—禁用；△—待评估；●—重点关注；C级—在动物研究中证实对胎儿有不良反应（致畸或使胚胎致死或其他），但在孕妇中无对照组或在孕妇和动物研究中无可以利用的资料，药物仅在权衡对胎儿利大于弊时给予。

六、康复者血浆治疗

（一）适应证

病情进展较快、重型、危重型新冠肺炎患者，可以遵循以下原则。

（1）原则上病程不超过 3w，新冠病毒核酸检测阳性或临床专家判定患者存在病毒血症。

（2）病情进展快的重型患者、危重型早期患者或经临床专家综合评估需要进行血浆治疗的患者。

（二）使用禁忌和不宜使用的情形

1.使用禁忌

有血浆输注过敏史或人体血浆蛋白类制品过敏史者；有枸橼酸钠过敏史者；有亚甲蓝过敏史者严禁使用亚甲蓝病毒灭活血浆；其他严重过敏史者或血浆使用禁忌证者。

2.不宜使用的情形

危重型终末期，多器官功能衰竭无法逆转的；非中和新冠病毒目的的治疗；临床医生综合评估认为存在其他不宜输注情形者。

（三）输注剂量

根据临床状况、患者体重等决定。通常输注剂量为 200～500mL（4～5mL/kg）。

（四）输注原则

（1）按交叉配血次侧相容性原则输注，献浆者不规则抗体筛查阴性的血浆可直接进行 ABO 相容性输注，优先使用 ABO 同型血浆。

（2）输注起始的 15min 慢速输注，严密监测是否发生输血不良反应。若无不良反应，临床医生应根据患者病情调整输注速度。

（五）知情同意

向患者及其家属详细告知新冠肺炎康复者恢复期血浆的使用目的及风险，取得其同意并书面签署知情同意书。

（六）不良反应及其处理

血浆输注前、中、后应详细记录，临床密切观察是否出现血浆输注不良反应。主要输注不良反应类型包括输血相关循环超负荷、输血相关性肺损伤、输血相关性呼吸困难、过敏反应、输血相关性低血压反应、非溶血性发热反应、急性溶血性输血反应、迟发性溶血性输血反应、感染性输血反应等。

综上所述，临床运用康复者血浆治疗时应严格把握其适应证与禁忌证，一般不主张对普通恢复期患者采用本方法治疗，避免过度治疗；并且在使用时，应密切关注血浆输注全程中患者所出现的不良反应，及时予以处理。

七、人工肝治疗

人工肝系统集成了血浆置换、吸附、灌流、血液／血浆滤过等技术，用于清除炎症介质、内毒素及中小分子有毒有害物质，补充白蛋白、凝血因子等有益物质，调节水、电解质、酸碱平衡。

能阻断"细胞因子风暴"，纠正休克，减轻肺部炎症，改善呼吸功能。同时有助于恢复机体免疫稳态，改善体内代谢紊乱状态，有利于精准容量管理，改善肝肾等多器官功能，以提高重型、危重型患者的救治成功率，降低病死率。

（一）适应证

（1）炎症因子（如 IL-6 等）浓度大于或等于正常上限 5 倍，或每日上升速度大于 1 倍及以上。

（2）肺部影像学快速进展，CT 或 X 线提示肺受累百分比每天进展 10% 或以上。

（3）基础疾病需要人工肝治疗的患者。

符合（1）+（2）的患者，或符合（3）的患者可采取人工肝治疗。

（二）相对禁忌证

在危重型患者抢救中，无绝对禁忌证。但出现以下情况须谨慎使用：

（1）严重活动性出血或弥漫性血管内凝血者。

（2）对治疗过程中所用血制品或药品如血浆、肝素和鱼精蛋白等严重过敏者。

（3）急性脑血管意外或严重颅脑损伤者。

（4）慢性心功能不全，心功能分级为Ⅲ级及以上者。

（5）尚未纠正的低血压、休克者。

（6）严重心律失常者。

（三）治疗模式的选择

在充分评估患者后，选择合适的治疗模式：

（1）血浆可获取时，建议进行血浆置换联合血浆吸附或双重血浆分子吸附、灌流及滤过。血浆置换量（L）＝体质量（kg）×（1/13）×（1－红细胞压积/100），如血浆紧缺，建议置换的血浆量为 2000mL 以上。

（2）血浆不可获取或 < 2000mL 时，建议进行血浆吸附或双重血浆分子吸附、灌流和血液滤过联合治疗。

如合并有肾功能不全者，则进行序贯联合血液透析和（或）持续血液滤过治疗。

（以上内容参考中华临床感染病杂志 2020 年第 1 期《人工肝血液净化系统应用于重型、危重型新型冠状病毒肺炎治疗的专家共识》）

总而言之，人工肝治疗不作为新冠肺炎患者的常规治疗手段，主要针对重型、危重型新冠肺炎患者，并且临床中应结合患者的实际情况，权衡利弊，合理使用。

八、免疫治疗

托珠单抗治疗。

托珠单抗是重组人源的 IL-6 单克隆抗体，其通过抑制 IL-6 与溶解型和膜结合型 IL-6 受体的结合，阻断 IL-6 介导的信号传导，常作为治疗自身免疫疾病的重要药物。

适用人群：双肺广泛病变者及重型患者，且实验室检测 IL-6 水平升高者，可试用托珠单抗。

推荐用法用量：首次剂量 4 ~ 8mg/kg，推荐剂量为 400mg 用 0.9% 生理盐水稀释至 100mL，输注时间大于 1h；首次用药疗效不佳者，可在 12h 后追加应用 1 次（剂量同前），累计给药次数最多为 2 次，单次最大剂量不超过 800mg。

托珠单抗治疗常见的不良反应包括感染、过敏反应、胃肠道病变等，其中感染是最常见的不良反应。重型 新冠肺炎患者多合并细菌或真菌感染，使用托珠单抗治疗时发生严重感染的风险升高。因此，治疗期间应严密监测细菌、真菌、结核菌感染，活动性感染者禁忌使用托珠单抗治疗。

九、连续性肾脏替代治疗

连续性肾脏替代治疗（continous renal replacement theraphy，CRRT），是指每日持续 24h 或接近 24h 的一种长时间、连续的体外血液净化疗法以替代受损的肾功能。CRRT 应用于新冠肺炎治疗的优势在于：①纠正并维持水电解质及酸碱平衡紊乱，维持内环境稳定，提供生命支持；②清除代谢产物等毒性物质；③有效治疗容量超负荷；④有效控制高热；⑤改善炎症状态、内皮功能及免疫状态。因此，合理应用 CRRT 有利于提高重型患者治疗水平，降低患者死亡率。

（一）适应证

（1）合并多器官功能障碍综合征（MODS）、脓毒症或脓毒症休克、ARDS 等高炎症反应患者。

（2）严重容量负荷及乳酸酸中毒等严重的电解质和酸碱代谢紊乱者。

（3）合并急性肾损伤，需要血液净化治疗者。

（4）合并新冠肺炎的维持性血液透析患者。

（5）其他：合并新冠肺炎的重症胰腺炎、慢性心力衰竭等患者。

（二）相对禁忌证

（1）难以建立合适的血管通路。

（2）难以纠正的低血压。

（三）启动时机

在评估 CRRT 适应证和禁忌证基础上，肾脏专科或 ICU 医生以及患者及其家属共同决定是否采用和开始 CRRT。下列情况建议进行 CRRT。

（1）药物治疗难以纠正的水电解质及酸碱平衡紊乱。

（2）合并乳酸酸中毒。

（3）合并急性肾损伤，一般情况下，在改善全球肾脏病预后组织（KDIGO）标准的二阶段，亦即肌酐增值基线值的 2 ~ 2.9 倍，尿量持续 12h 以上少于 0.5mL/（kg·h），应采用肾脏替代治疗。

（4）合并新冠肺炎的维持性血液透析患者未行血液透析治疗 2d 以上。

（5）合并急性肺水肿、ARDS 或 SIRS，以及心力衰竭、重症胰腺炎等建议尽早实施 CRRT。

（以上内容参考国家肾病专业医疗质量管理与控制中心发布的《新型冠状病毒肺炎救治中 CRRT 应用的专家意见》）

十、特殊人群用药注意事项

（一）妊娠患者

孕产妇感染新冠病毒在各孕龄均有可能发生。且妊娠期妇女对病毒性呼吸系统感染的炎症应激反应明显增高，病情发展迅速，尤其是中晚期妊娠，易发展为重型，需住院密切观察，隔离收治，由感染科、产科、ICU 等相关科室共同管理。

对于疑似或确诊新冠病毒感染的孕妇在接受推荐方案治疗时，需要考虑妊娠的生理性因素，建议使用美国食品药品监督管理局妊娠安全分级 B、C 类药物，尽量避免使用 D 类药物。在使用尚未确认有效的治疗方案时，需要咨询产科专家和伦理委员会，基于母亲的潜在获益和胎儿的安全，进行个体化的利弊分析与评估。紧急分娩和终止妊娠的决定基于多个因素，包括孕龄、母亲的状况、胎儿的稳定性等，须咨询产科、新生儿科和 ICU 的专家，并视母亲情况进行处置。患有重型或危重型新冠肺炎的孕妇应积极终止妊娠，剖宫产为首选。

（二）新生儿

新冠病毒是否通过母婴垂直传播目前尚不明确。母亲感染新冠病毒的新生儿应在负压病房中监护，考虑有感染风险，出生后建议隔离 14d。产妇未愈前，不建议母乳喂养，以防止新冠病毒的传播。

（三）儿童及青少年

抗病毒药物的效果和在儿童中应用的安全性未知，对危重型患儿可参考成人的用药选择，轻型可选用干扰素雾化。避免盲目或不恰当使用抗菌药物。除非特殊原因，应避免常规使用糖皮质激素。儿童重型、危重型病例可酌情给予静脉滴注丙种球蛋白。

（四）老年人

老年人免疫功能减弱，且多合并慢性基础性疾病，感染后病情较重，目前据报道，死亡患者多为老年人合并有基础疾病者。根据基础疾病的不同，按时、规律、规范服用药物，做好相关疾病的二级预防治疗。同时根据患者的肝、肾功能进行用药剂量的调整，并密切关注药物之间的相互作用（见《冠状病毒 SARS-CoV-2 感染：医院药学工作指导与防控策略专家共识（第二版）》，表3.3）。

表 3.3　值得关注的药物 - 药物相互作用及药学监护建议列表

关注药物	相互作用药物	药学监护建议
洛匹那韦 / 利托那韦	镇静催眠药: 咪达唑仑、三唑仑	禁用
	麦角碱衍生物: 二氢麦角胺、麦角新碱、麦角胺、甲基麦角新碱	禁用。存在严重和（或）致命反应, 如由外周血管痉挛、末梢和其他组织局部缺血所致的急性麦角碱毒性
	HMG-CoA 还原酶抑制剂: 洛伐他汀、辛伐他汀、阿托伐他汀	禁用: 洛伐他汀、辛伐他汀谨慎联用; 阿托伐他汀, 密切监测并使用最小可能剂量。推荐: 普伐他汀、氟伐他汀
	圣约翰草 / 贯叶连翘提取物	禁用。可导致病毒学应答的削弱, 并可能对本品和其他蛋白酶抑制剂产生耐药
	二氢吡啶类钙通道阻滞剂	二氢吡啶类钙通道阻滞剂浓度可能升高, 建议谨慎联用, 并注意临床观察
	免疫抑制剂	可增加免疫抑制剂浓度, 联合使用时建议监测免疫抑制剂的药物浓度

关注药物	相互作用药物	药学监护建议
洛匹那韦/利托那韦	抗癫痫药：拉莫三嗪、丙戊酸	抗癫痫药的暴露水平可能降低，可能需要提高拉莫三嗪或丙戊酸剂量，且可能需要监测药物浓度水平，尤其是在进行剂量调整时
	抗心律失常药：胺碘酮	抗心律失常药浓度可能升高，与本品合用时，应谨慎使用，并监测抗心律失常药物的血药浓度
	抗凝药：利伐沙班、华法林	应谨慎使用，并监测抗心律失常药物的血药浓度
	三唑类抗真菌药：伊曲康唑、伏立康唑	不建议联合使用高剂量伊曲康唑(>200mg/d)。应避免与伏立康唑联合使用，确需使用时应权衡利弊
	口服抗肿瘤药物：达沙替尼、尼洛替尼等	由于肝药酶抑制作用，抗肿瘤药物浓度可能升高，可能需要降低用药剂量或调整给药间隔
洛匹那韦/利托那韦口服液	甲硝唑等抗菌药物	不建议联合使用。因制剂中含醇，可发生双硫仑样反应
口服抗菌药物	肠道微生态制剂	应间隔服用

注：HMG-CoA 还原酶—3- 羟基 -3- 甲基戊二酸单酰辅酶 A 还原酶。

第四章 中医治疗

第一节 概　　述

一、基本认识

新冠病毒具有强烈的传染性并会引起广泛流行，属于中医"疫病"的范畴。《温疫论》有言："此气之来，无论老少强弱，触之者即病。邪自口鼻而入……邪之所着，有天受，有传染，所感虽殊，其病则一。"新冠肺炎经过较大规模临床证候调查，主要病性特点为"湿毒"，也可称为"湿毒疫"，主要证候要素是"湿、毒、寒、热、瘀、虚"，在危重型中也可有"闭、脱"的证候特征，其中湿邪致病的特点明显。病位主要在肺，其次在脾、胃，重者累及心、肾。

湿毒疫是以湿毒为典型特点的疫病，起病缓慢而隐匿，传变迅速，易感性强，或夹风，或夹热，或夹寒，夹风则浸淫肌肤，夹寒则阻滞经络，夹热则郁肺闭肺。吴鞠通曰："温疫者，疠气风行，多兼秽浊，家家如是，若役使然也。"秽浊为湿毒所化，因其夹湿，故疫病多缠绵难愈，易生变证。在疾病发展过程中又易出现热化、燥化、寒化等不同变化。因此，应抓住"湿毒"这一核心病理要素，充分考虑新冠肺炎不同阶段的"湿、毒、寒、热、瘀、虚"各证素的动态变化。

新冠病毒传染力强，具有隐匿性，多数患者起病缓慢，潜伏期长，症状相对温和，体现出湿邪重浊黏滞、病情缠绵的特征；少数患者中期可发展为痰瘀壅肺、邪毒闭肺、内闭外脱等较重证候；病毒转阴后的恢复期，常见邪气留恋、余热未清的症状和体征，以"虚"为主，部分重型患者免疫功能和组织损伤需要较长时间的修复。

二、病因

（一）外感疫戾之气

疫戾之气是一种特殊的致病物质，有别于一般所指的风、寒、暑、湿、燥、火等六淫之邪，主要责之于"非其时而有其气""天地间的不正之气"。疫戾之气作为杂气，夹杂了六气，具有强烈的致病性和传染性，易于流行。吴又可《温疫论》云："夫瘟疫之为病，非风非寒非暑非湿，乃天地间别有一种异气所感。"

（二）内由正气不足

在疫病流行之际，人的发病与否，主要取决于体质和正气的强弱。《温疫论》云："本气充满，邪不易入，本气适逢亏欠，呼吸之间，外邪因而乘之""正气稍衰者，触之即病"。若机体脏腑功能正常，卫外固密，则疫戾之气难以入侵而为病。因此，正气充足与否是新冠肺炎发病的重要条件，也是疾病转归的重要决定因素。年老体弱及有慢性基础疾病的患者，因正气亏损，更易罹患新冠肺炎，并易发展为重型，预后较差。

三、病机与病性

病机与病性是中医对于疾病整体特点的概括。根据新冠肺炎的发病表现，其基本病机可概括为：疫毒外侵，肺经受邪，正气亏虚。病性核心为湿、毒，根据不同气候、地域以及体质而体现出兼夹化风、热、寒、燥等邪气的特点。

"湿"为新冠肺炎证候要素之首，湿属阴邪，湿邪为患，起病隐匿，病势缠绵，胶固难解，病位广，常阻遏气机。基于目前的流行病学调查，新冠肺炎患者潜伏期多为 3 ~ 7d，甚至更长。病位广，上蒙清窍，中阻枢机，下注旁流，常阻遏气机，湿蕴化毒而伤络。比如有的新冠肺炎患者表现为头痛、头晕、意识障碍、味觉减退、嗅觉减退、食欲减退、神经痛等。湿毒为病，变化多端，疾病进展后，有少部分患者病势急转直下，传变迅速，虽复杂多变，但多数还是在气分或气营两燔阶段胶结。成为重型，可以见到闭、脱、虚诸证发生，主要表现为湿毒壅肺、邪毒闭肺等证。新冠肺炎病死率高，特别是危重型患者并发出凝血功能障碍后死亡率高，防治难度大。在疫病恢复期，主要是肺脾两虚。

"湿毒"为核心病理要素，"湿、毒、寒、热、瘀、虚"各证素在新冠肺炎病程不同阶段动态变化。

四、证候特点

辨证是中医学认识疾病与诊断疾病的独特途径和方法，开展一线临床证候学调查，分析总结疫情证候特征、演变规律，可为疫情的防治提供重要的理论支持。

新冠肺炎临床症状及证候特点如下。

（一）主要症状

新冠肺炎患者发病早期以发热、干咳、乏力、胸闷、气喘等症状为主，也可见患者就诊时无发热、咳嗽等典型症状，以乏力、精神差伴胃肠不适为主；病情进展期，多见气喘、乏力、咳痰、大便不畅、纳差等症状；疾病后期以乏力、咳嗽、气喘、虚汗、口干、纳差、大便不畅、心悸等为常见症状。针对武汉市608例新冠肺炎患者的回顾性分析发现，患者以发热（77.9%）、肌肉酸痛（64.1%）、咳嗽（50.8%）、胸闷憋气（46.9%）、乏力（41%）、头痛（41.6%）、恶寒（38.7%）、纳差（36.7%）为主要临床表现。特别需强调的是，在整个病程中，多数患者存在焦虑不眠、烦躁不安、情绪低沉、抑郁状态及恐慌心悸的不良情绪，当予以重视。

（二）舌脉特点

中医学认为"气病察苔，血病观质"，疫病诊查最重于舌，舌象对疫病的属性判定、病机传变、转归预后具有重要意义，并可指导临床遣方用药。新冠肺炎患者舌体多胖大，色呈暗或边尖稍红。舌苔多腻或薄或厚，其色或黄或白。甚者病患胃中秽浊之气蒸腾于舌，苔如积粉。整体而言，新冠肺炎患者出现红舌、暗红舌、裂纹舌和黄厚腻苔、干裂苔、少苔提示病情转重，预后可能不佳。临床体征结合症状，注重脉象与舌象动态变化，如图4.1为不同分型患者舌象表现动态变化图。新冠肺炎患者脉象以滑脉、数脉多见，初起可见脉濡或滑，病进为脉滑数，或脉沉细数，病及危重则脉浮大无根。

轻型 　　　　　　　　　　普通型

重型 　　　　　　　　　　危重型

图4.1　不同分型患者舌象表现动态变化图

（三）证候概要

轻型为湿毒邪气初起，症状轻缓，分为寒湿袭肺、湿热阻肺证；邪正交争后进展为普通型，主要证见湿热蕴肺及寒湿郁肺证，并存在不同程度的夹痰夹燥夹瘀，症状主要表现为咳嗽、乏力、胸闷气短、低热、纳呆、舌苔黄腻或白腻、脉滑或濡；若邪气偏胜，毒邪闭肺进一步发展为重型，主要为疫毒闭肺及气营两燔证，可见喘促、发热、疲乏倦怠、咳嗽、痰黄黏少、纳呆、舌红苔黄腻、脉滑数，甚者大热烦渴、喘憋气促、谵语神昏，或发斑疹，舌绛少苔或无苔，脉沉细数，或浮大而数；若正气衰败，四末湿冷，则可进展为内闭外脱的危重型。恢复期以乏力、心悸、活动后喘息、不耐劳作、纳差、干咳或少痰等为主要临床症状，证见肺脾气虚或气阴两虚证；少部分患者有气机不畅、心烦易怒或沉默不语、情绪低落等情志症状。

此外，戾气致病具有地域性、季节性、社会性，在不同地域和气候、社会条件下其致病能力和表现形式有所差别。如华中、华南、华东、西南早期证候表现多以"湿、温、热、毒"为特点；寒冷地区如华北、东北、西北早期证候表现多以"寒、湿、风、毒"为特点。中医治病强调"三因制宜"，应根据患者病情及当地气候特点、患病人群的体质等进行辨证论治。

五、治疗原则

（一）辨病为主、病证结合、专病专方

《温疫论》中指出："然则何以知其为疫？盖脉证与盛行

之年所患之症，纤悉相同，至于用药、取效，毫无差别。"治疗上，应当结合疫病自身的特点，迅速掌握其发病特点、主要临床表现、病变本质和传变规律，灵活应用辨病治疗、辨证施治等相关治则，制订专方专药进行有效干预，截断邪气进犯之径，阻断传变，取得治疗先机，控制病情，争取治疗时间。新冠肺炎呈蔓延扩展之势，采用普遍服用中药的措施，专病专方，切实可行。在武汉抗疫一线、在隔离点方舱医院的实践就是例证。

（二）截断方药，阻其病势

"截断疗法"起源于《黄帝内经》，主要包含"截断"和"扭转"两个方面。"截断"是指采用果断措施和特效方药，以求迅速祛除邪气，拦截病邪深入，从而阻止疾病的发展；而"扭转"是指扭转病势，使疾病向愈发展。先证而治是"截断疗法"思想的具体体现，对于轻型、普通型患者，抓住疫病的根本病机以通治方给药，便是抓住了"证"的先机，可有效降低患者转重率。对于重型患者的辨证论治，则应一人一策，早逐客邪，可以截断重型转向危重型，降低患者死亡率。

（三）扶正固本，趋利避害

《黄帝内经》载，黄帝曰："余闻五疫之至，皆相染易，无问大小，病状相似，难施救疗，如何可得不相染易者？"岐伯曰："不相染者，正气存内，邪不可干。"疫病的严重程度不仅与疫毒的强弱相关，更与人体正气密切相关。对于人体正气的顾护应该贯穿疾病治疗的始终。在疾病初期，治疗以祛邪为主，但不能过分伤及正气；随着病情进展，多见正虚邪实，宜扶正祛邪；病情危重，多属正虚邪陷，当扶正达邪；恢复期，多属正虚邪恋，当以扶正为主，兼以清解余邪。

（四）知常达变，"三因制宜"

据流行病学调查，本病重型及危重型患者多为患有基础性疾病的老年患者。《广瘟疫论》载："时疫较之风寒，本为难治……而以夹脾虚、肾虚者更为难治。"说明疫病的传变和预后与患者的体质特点密切相关。除此之外，疫病还常常受到地域等因素的影响，从而导致疫病的主要症状虽相似，但不同人群的易感性以及临床表现却不尽相同。因此治疗时要在新冠肺炎基本病机的基础上，结合"三因制宜"，根据地域差异、个体差异、发病节气等，知常达变，灵活用药，进一步提高临床疗效。

（五）中西结合，优势互补

新冠肺炎病情变化急骤，治疗上应根据其临床演变规律，分型论治，并且将中西医相结合，优势互补。

轻型、普通型：中医药要及早介入、早期干预，改善症状，治其所苦，尽早祛邪外出，截断病势，防止病情进一步加重，避免轻型和普通型向重型的转化，缩短病程。

重型、危重型：多采用中西医结合救治，针对病症，一人一策，精准施治，在呼吸支持、循环支持等生命保障条件下，及早足量使用中药注射剂，可改善氧疗效果，促进炎症吸收，抑制"炎症风暴",中西医结合挽救患者生命,提高治愈率,降低病死率。

恢复期:针对患者主要症状给予对症治疗,给予益气养阴、活血化瘀、通络散结等作用的中药调理脏腑,清除余邪,慎防复发。

六、中医药发挥的优势作用

(一)中医治疫历史悠久,经验丰富

《中国疫病史鉴》记载,西汉以来的 2000 多年里,中国先后发生过 321 次疫病流行,特别是近些年来,2003 年的严重急性呼吸综合征,2009 年的甲型 H1N1 流感,中医药从来没有缺席过,挽救了无数生命,发挥了不可替代的作用,孙思邈的《千金方》、张仲景的《伤寒杂病论》、吴又可的《温疫论》、吴鞠通的《温病条辨》等经典著作,系统地总结了中医药防治传染病的基础理论、临床实践、方剂药物和技术方法,积累了丰富的传染病治疗经验。

此次新冠肺炎疫情暴发之初,对新冠病毒的认识还不够深入,在西医没有特效药、没有疫苗的情况下,中医药正是基于丰富的经验,不局限于病毒本身,以"审证求因"等理念为指导,通过疾病外在的临床表现及当地的气候特点,来推论疾病的病因、病机、病理,结合"整体观念""辨证论治""三因制宜"等理论,很快确定以"湿毒疫"论治新冠肺炎,结合临床实践,深入挖掘古代经典名方,总结制订出了行之有效的诊疗方案。

在新冠肺炎疫情初起、形势严峻且复杂之时，对发热患者、留观患者、密切接触者和疑似患者的"四类人"采取了"集中隔离，分类管理，漫灌中药"的治疗措施，对患者应收尽收，应治尽治，确诊阳性率随着服用中药汤剂范围的增大逐渐下降，有效阻止了疫情的蔓延。

（二）治疗手段多样，参与疾病全程

中医药治疗手段具有多样性，既有辨病论治的通用方，如清肺排毒汤、宣肺败毒方、化湿败毒方等，又有配合使用的辨证论治加减方；既有中药治疗，又有按摩、针灸、穴位敷贴、太极拳、八段锦等综合治疗手段；既有中药汤剂、颗粒剂、口服中成药在轻型、普通型患者中发挥改善症状、避免转重的作用，又有中药注射剂在重型、危重型患者中挽救患者的生命。

这次抗击新冠肺炎疫情，中药在预防、治疗、康复的全程发挥了重要作用。贯彻中医"治未病"的理念，重视预防。对于健康人群，不鼓励人人吃药预防，但对于高危人群，适量服用中药是有预防意义的。对确诊的新冠肺炎轻型患者，中医药具有明显的优势，能够有效改善症状，降低轻型转重型比例，提高治愈率。对于重型新冠肺炎患者，西医的呼吸支持、循环支持等必不可少，此时中医药作为辅助治疗，不可或缺，尽早足量使用中药注射剂，能够力挽狂澜，挽救生命。对于恢复期患者，中医药能促进患者完全康复，减少后遗症，并且避免病毒"复阳"。

（三）重视人体正气，体现双向调节

免疫损伤是此次新冠肺炎的重要特点之一，临床上表现为正气虚弱，主要为乏力、心悸、多汗、少气懒言、苔腻等。而中医对于人体正气历来就很重视，即所谓"正气存内，邪不可干"。中医药的治疗主要是通过补益气血、充实脏腑，提高人体免疫力，从而抵御病毒。研究发现，中医药对于免疫系统可以起到双向调节的作用，免疫力低下时可提高免疫力，免疫功能亢进时，可予以抑制。同时，中医药也有一定的针对性，对于异常的免疫环节也可通过调节以达到新的平衡。

（四）中药简便廉验，副作用少

由于新冠病毒前所未有，西医寻找抗病毒特效药需要一定的时间，并依赖体外实验的提示和临床试验的确认。而目前国家版诊疗方案所推荐的抗病毒药物，大多处于试用阶段，用法用量已超出说明书的范围，不良反应较多，药物安全性问题不容忽视。相比之下，中医药的优势明显，国家版诊疗方案所推荐中药处方大都来源于中医经典古籍，方剂组成为临床常用中药，经历了数百年的临床考验，宣肺败毒汤、清肺排毒汤、化湿败毒汤，辨证施治，疗效明确，不良反应较少，与西药抗病毒药相比价格相对低廉，充分体现了中医药"简便廉验"的优势。

第二节　中医治疗方法

2020 年 3 月 3 日，国家卫生健康委员会颁布了《新型冠状

病毒肺炎诊疗方案（试行第七版）》，将中医治疗分为医学观察期、临床治疗期（确诊病例）和恢复期，将中医临床治疗期（确诊病例）分为四型，即轻型（寒湿郁肺证、湿热蕴肺证）、普通型（湿毒郁肺证、寒湿阻肺证）、重型（疫毒闭肺证、气营两燔证）、危重型（内闭外脱证）。

一、医学观察期

临床表现 1：乏力伴胃肠不适。

推荐中成药：藿香正气胶囊（丸、水、口服液）。

【药物组成】

广藿香油，紫苏叶油，白芷，厚朴（姜制），大腹皮，生半夏，陈皮，苍术，茯苓，甘草浸膏。

【功效】

解表除湿，理气和中。

【注意事项】

（1）藿香正气水含乙醇（酒精）40%～50%，儿童、不喜酒味及对酒精过敏者建议选用不含乙醇的其他剂型。服用后不宜驾车和操作机器。

（2）藿香正气水含乙醇（酒精）40%～50%，服药期间不得与头孢菌素类（如头孢氨苄、头孢呋辛、头孢他啶等）、甲硝唑、替硝唑、酮康唑、呋喃唑酮等药联合使用，以免导致双硫仑样反应。

临床表现 2：乏力伴发热。

推荐中成药：金花清感颗粒、连花清瘟胶囊（颗粒）、疏风解毒胶囊（颗粒）。

a. 金花清感颗粒

【药物组成】

金银花，石膏，蜜麻黄，炒苦杏仁，黄芩，连翘，浙贝母，知母，牛蒡子，青蒿，薄荷，甘草。

【功效】

疏风宣肺，清热解毒。

【注意事项】

（1）运动员及脾胃虚寒者慎用。

（2）既往有肝脏病史或服药前肝功能异常者慎用。

（3）服药期间不宜同时服用滋补性中药。

（4）服用期间忌烟、酒及辛辣、生冷、油腻食物。

（5）本品尚无研究数据支持用于孕妇、哺乳期妇女、儿童及老龄人群。

b. 连花清瘟胶囊（颗粒）

【药物组成】

连翘，金银花，炙麻黄，炒苦杏仁，石膏，板蓝根，绵马贯众，鱼腥草，广藿香，大黄，红景天，薄荷脑，甘草。

【功效】

清瘟解毒，宣肺泄热。

【注意事项】

（1）忌烟、酒及辛辣、生冷、油腻食物。

（2）不宜在服药期间同时服用滋补性中药。

（3）风寒感冒者不适用。

（4）本品含麻黄，运动员及高血压、心脏病患者慎用。有肝病、糖尿病、肾病等慢性病严重者应在医生指导下服用。

（5）儿童、孕妇、哺乳期妇女、年老体弱及脾虚便溏者应在医生指导下服用。

c.疏风解毒胶囊（颗粒）

【药物组成】

虎杖，连翘，板蓝根，柴胡，败酱草，马鞭草，芦根，甘草。

【功效】

疏风清热，解毒利咽。

【注意事项】

（1）忌烟、酒及辛辣、生冷、油腻食物。

（2）不宜在服药期间同时服用滋补性中药。

（3）风寒感冒者不适用。

（4）脾胃虚寒者慎用。

【证法概要】

临床观察期，即新冠肺炎疑似阶段，主要是针对密切接触者以及疑似症状患者。此期针对以消化道症状和发热为首发症状的中医治疗，疑似患者尚未确诊，中医强调"未病先防，既病防变"，故针对疑似病例的治疗以未病先防、驱邪外出、截断病势为纲。乏力伴有肠胃不适者治以化湿健脾和胃，伴有发热则以透邪解毒为主。

【临床应用】

针对疑似病例通过中医药治疗，治以清解湿毒，透邪外出，邪去则病自愈，可明显减轻患者症状、降低确诊率。

藿香正气口服液在干预新冠肺炎前驱症状作用方面效果明显，可起到调节免疫系统、提高免疫力、抗病原微生物、改善水电解质代谢紊乱、抗炎、调节肠道菌群等作用。在疫病早期应用藿香正气类制剂，可协助机体产生特异性免疫并稳定机体内环境，防止病程进一步发展。但部分患者使用藿香正气水引起的过敏反应可能与制剂中的乙醇有关，目前不含乙醇的藿香正气制剂的不良反应未见报道。

金花清感颗粒联合常规治疗，可有效改善新冠肺炎患者发热、咳嗽、乏力、咳痰症状，缓解焦虑情绪。金花清感颗粒药物的整体调节作用还体现在提高患者头身痛、咽痛、咽痒、鼻塞流涕、恶心、呕吐等症状的消失率。此外，还有研究指出，金花清感颗粒可能会加重腹泻等胃肠道不良反应，临床应用时可予以关注。

连花清瘟胶囊（颗粒）在改善疑似病例临床症状、缓解疾病严重程度等方面具有良好临床疗效。在联合应用连花清瘟胶囊（颗粒）后，患者发热持续时间有缩短趋势，同时肌肉痛、咳痰、胸闷、呼吸困难等症状显示出向好的趋势，提示连花清瘟胶囊（颗粒）对于治疗医学观察期患者具有重要的临床应用价值。

二、临床治疗期（确诊病例）

（一）轻型和普通型

1. 清肺排毒汤

适用范围：结合多地医生临床观察，适用于轻型、普通型、重型患者，在危重型患者救治中可结合患者实际情况合理使用。

基础方剂：麻黄 9g，炙甘草 6g，杏仁 9g，生石膏 15 ~ 30g（先煎），桂枝 9g，泽泻 9g，猪苓 9g，白术 9g，茯苓 15g，柴胡 16g，黄芩 6g，姜半夏 9g，生姜 9g，紫菀 9g，冬花 9g，射干 9g，细辛 6g，山药 12g，枳实 6g，陈皮 6g，藿香 9g。

服法：传统中药饮片，水煎服。每天 1 剂，早、晚各 1 次（饭后 40min），温服，3 剂 1 个疗程。

如有条件，每次服完药可加服大米汤半碗，舌干津液亏虚者可多服至 1 碗。（注：如患者不发热则生石膏的用量要小，发热或壮热可加大生石膏用量）若症状好转而未痊愈则服用第 2 个疗程，若患者有特殊情况或其他基础病，第 2 个疗程可以根据实际情况修改处方，症状消失则停药。

2. 轻型

（1）寒湿郁肺证

临床表现：发热，乏力，周身酸痛，咳嗽，咳痰，胸紧憋气，纳呆，恶心，呕吐，大便黏腻不爽。舌质淡胖齿痕或淡红，苔白厚腐腻或白腻，脉濡或滑。

推荐处方：生麻黄 6g，生石膏 15g，杏仁 9g，羌活 15g，葶苈子 15g，贯众 9g，地龙 15g，徐长卿 15g，藿香 15g，佩兰 9g，苍术 15g，云苓 45g，生白术 30g，焦三仙各 9g，厚朴 15g，焦槟榔 9g，煨草果 9g，生姜 15g。

服法：每日 1 剂，水煎 600mL，分 3 次服用，早、中、晚各 1 次，饭前服用。

（2）湿热蕴肺证

临床表现：低热或不发热，微恶寒，乏力，头身困重，肌肉酸痛，干咳痰少，咽痛，口干不欲多饮，或伴有胸闷脘痞，无汗或汗出不畅，或见呕恶纳呆，便溏或大便黏滞不爽。舌淡红，苔白厚腻或薄黄，脉滑数或濡。

推荐处方：槟榔 10g，草果 10g，厚朴 10g，知母 10g，黄芩 10g，柴胡 10g，赤芍 10g，连翘 15g，青蒿 10g（后下），苍术 10g，大青叶 10g，生甘草 5g。

服法：每日 1 剂，水煎 400mL，分 2 次服用，早、晚各 1 次。

【证法概要】

新冠肺炎起病初期以湿邪初起，直犯肺卫，出现一系列以发热、咳嗽、咳痰、乏力为主的症状。临床治疗时当辨证论治，寒湿郁肺者当治以宣肺透邪，温化寒湿；湿热蕴肺者治以芳香化湿，清热解毒。

3.普通型

（1）湿毒郁肺证

临床表现：发热，咳嗽痰少，或有黄痰，胸闷气促，腹胀，便秘不畅。舌质暗红，舌体胖，苔黄腻或黄燥，脉滑数或弦滑。

推荐处方：生麻黄 6g，苦杏仁 15g，生石膏 30g，生薏苡仁 30g，茅苍术 10g，广藿香 15g，青蒿草 12g，虎杖 20g，马鞭草 30g，干芦根 30g，葶苈子 15g，化橘红 15g，生甘草 10g。

服法：每日 1 剂，水煎服 400mL，分 2 次服用，早、晚各 1 次。

（2）寒湿阻肺证

临床表现：低热，身热不扬，或未发热，干咳，少痰，倦怠乏力，胸闷，脘痞，或呕恶，便溏。舌质淡或淡红，舌白或白腻，脉濡。

推荐处方：苍术 15g，陈皮 10g，厚朴 10g，藿香 10g，草果 6g，生麻黄 6g，羌活 10g，生姜 10g，槟榔 10g。

服法：每日 1 剂，水煎服 400mL，分 2 次服用，早、晚各 1 次。

【证法概要】

新冠肺炎发展至普通型时，湿邪入里，直困中焦，脾胃受损，纳运失常，发为湿浊伤中之证，主要表现为纳呆、脘痞、呕恶等。此时肺气郁闭，湿浊内蕴，湿毒郁肺，当治以宣通肺气，清热解毒，芳香化浊；寒湿阻肺治以宣肺透邪，芳香燥湿。

【临床应用】

轻型、普通型患者常以发热、咳痰、乏力、咽痛，甚至憋喘、肺部炎症渗出明显等症状为主。从轻型发展成重型、危重型是新冠肺炎的发展规律，也是病毒感染的规律和特点。高龄老人或有基础疾病者则更容易进展为重型、危重型，临床需要密切关注和监测轻型和普通型患者的病情变化和各项指标。中医药及早介入治疗，有利于延缓病情进展，有助于提高治愈率，降低病死率。

清肺排毒汤作为治疗新冠肺炎轻型、普通型代表方剂之一，可显著改善患者的发热、咳嗽、气喘、乏力等临床症状，阻止病情加重，临床总有效率达 90% 以上。在临床使用清肺排毒汤应注意如下。①部分患者表现汗出增多，由方中宣散肺邪之要药麻黄所致，麻黄以微汗法祛邪、顾津液。多数患者服用后汗出表现为周身微汗出而热解，因此考虑汗出为正常疗效反应，但对麻黄敏感的患者应谨慎选用。②少部分患者可能出现腹泻，临床观察显示服药后每日 1～3 次大便为正常现象，多数患者诉便后病症亦减轻，表明便畅则病邪得出、肺气得宣。③舌红少苔、胃阴受损的患者服用本方后，可出现胃脘隐痛、恶心、呕吐等不适症状。④对高热和不热患者，石膏用药量应有差别，有条件的患者还可服用大米汤。⑤尚无明显依据表明清肺排毒汤对血清转氨酶有影响，但与盐酸阿比多尔片联合使用时，应注意观察相关不良反应的发生。综上所述，清肺排毒汤作为针对基本病机的专方，具有一定普适性，但通用法不能兼顾个体之差，使用时还应具体辨证施用，针对性选药。

宣肺败毒方适用于新冠肺炎普通型湿毒郁肺证的治疗。其来源于经典名方麻杏石甘汤、麻杏薏甘汤、千金苇茎汤和葶苈大枣泻肺汤。由于湿热之邪进一步由表入里，郁而化热，湿毒热盛而伤及肺阴，可出现咳嗽痰少，或有黄痰；湿毒郁肺，困阻气机，肺气不畅，可出现憋闷气促。舌质暗红、舌体胖、苔黄腻或黄燥、脉滑数或弦滑等亦为湿毒热盛之征象，治疗时应重在清热解毒、化痰除湿。临床证实，宣肺败毒汤可以改善患者发热、咳嗽、乏力等症状，改善肺部影像学表现，促进肺部病灶吸收，缩短核酸转阴时间，提高治愈率。尤其在抑制炎性介质释放、控制病情进展方面作用突出。

除去国家诊疗方案（第七版）中推荐的用药外，各省市中医药治疗方案在防治新冠肺炎轻型、普通型的过程中作用突出。广东省临床应用"肺炎1号方"治疗新冠肺炎（轻型）确诊患者50例，显著改善患者发热、咳嗽、乏力的主要症状和恶寒、鼻塞、流涕、胸闷、呕吐、恶心、腹胀、大便稀溏等其他症状，减少平均退热时间，缩短平均核酸转阴时间，促进肺部炎症吸收。蒿芩清胆汤作为清利湿热之良方，可应用于邪郁少阳证的新冠肺炎患者的早期治疗，减轻发热等症状，改善患者精神状态，增进食欲，提高血氧饱和度，促进肺部炎症吸收。甘露消毒汤，是"湿温时疫之主方"甘露消毒汤的加减方，临床治疗131例新冠肺炎病例分析结果显示，甘露消毒汤能明显减轻患者干咳、咳痰、发热、胸闷、乏力、喘气等临床症状，减小胸部CT显示的病变范围。

临床回顾性研究分析了湖北省中西医结合医院治疗 52 例新冠肺炎患者的效果，结果显示，中西医结合治疗新冠肺炎能显著减轻患者的临床症状，减少体温复常时间，缩短平均住院天数，提高临床治愈率，且优于单纯西药治疗。此外，一项对 100 例新冠肺炎病例的回顾性研究发现，辨证应用中药汤剂治疗可明显减轻新冠肺炎患者的发热、咳嗽、纳差、腹泻等主要临床症状，改善血清白细胞、ESR、CRP 等炎症指标及 CD4$^+$T 细胞、CD8$^+$T 细胞等免疫指标。且在正确使用中药的情况下，不会造成患者药物性肝损伤，后续随访期间还有望减少出院后患者肺纤维化的发生。

（二）重型和危重型

1. 重型

（1）疫毒闭肺证

临床表现：发热面红，咳嗽，痰黄黏少，或痰中带血，喘憋气促，疲乏倦怠，口干苦黏，恶心不食，大便不畅，小便短赤。舌红，苔黄腻，脉滑数。

推荐处方：生麻黄 6g，杏仁 9g，生石膏 15g，甘草 3g，藿香 10g（后下），厚朴 10g，苍术 15g，草果 10g，法半夏 9g，茯苓 15g，生大黄 5g（后下），生黄芪 10g，葶苈子 10g，赤芍 10g。

服法：每日 1～2 剂，水煎服，每次 100～200mL，每日 2～4

次，口服或鼻饲。

（2）气营两燔证

临床表现：大热烦渴，憋喘气促，谵语神昏，视物错瞀，或发斑疹，或吐血、衄血，或四肢抽搐。舌绛少苔或无苔，脉沉细数，或浮大而数。

推荐处方：生石膏30～60g（先煎），知母30g，生地30～60g，水牛角30g（先煎），赤芍30g，玄参30g，连翘15g，丹皮15g，黄连6g，竹叶12g，葶苈子15g，生甘草6g。

服法：每日1剂，水煎服，先煎石膏、水牛角，后下诸药，每次100～200mL，每日2～4次，口服或鼻饲。

推荐中成药：喜炎平注射液、血必净注射液、热毒宁注射液、痰热清注射液、醒脑静注射液。功效相近的药物根据个体情况可选择一种，也可根据临床症状联合使用两种。中药注射剂可与中药汤剂联合使用。

【证法概要】

重型患者邪气偏盛，毒邪闭肺。湿温之邪未循中焦，而是由表入里，或久恋于肺，湿邪胶固，郁而化热，炼液成痰，痰热壅肺，湿热之毒炽盛，肺气郁闭。法当治以宣肺透邪、芳香化浊、清热解毒、平喘化痰、通腑泄热等。疫毒闭肺证可以化湿败毒方随证加减，气营两燔证以犀角地黄汤临证化裁。

2. 危重型（内闭外脱证）

临床表现：呼吸困难，动辄气喘或需要机械通气，伴神昏，烦躁，汗出肢冷。舌质紫暗，苔厚腻或燥，脉浮大无根。

推荐处方：人参 15g，黑顺片 10g（先煎），山茱萸 15g，送服苏合香丸或安宫牛黄丸。需要行机械通气伴腹胀便秘或大便不畅者，可用生大黄 5～10g。出现人机不同步情况，在镇静剂和肌松剂使用的情况下，可用生大黄 5～10g 和芒硝 5～10g。

推荐中成药：血必净注射液、热毒宁注射液、痰热清注射液、醒脑静注射液、参附注射液、生脉注射液、参麦注射液。功效相近的药物根据个体情况可选择一种，也可根据临床症状联合使用两种。中药注射剂可与中药汤剂联合使用。

【证法概要】

病至极期，病至营血分，正气衰败，出现内闭外脱之候，西医对症支持治疗作用有限，结合中医治以清心开窍、益气固脱、熄风凉血养阴、增水行舟等，可在提高机体免疫功能、保护脏器功能、纠正电解质紊乱、减轻机体微循环障碍与组织纤维化程度等方面发挥作用。

【临床应用】

重型、危重型新冠肺炎患者多数由轻型和普通型转变而来，病程约 1w，因此起病 1～2w 是病情转化的关键时期；也有部分患者起病就表现为重型。相关研究发现老年男性患者、合并慢性基础病的患者可能为患重型新冠肺炎的危险人群。"细胞因子风暴"是导致病情急剧加重的主要病因，临床表现中重型、危重型患者病程中可表现为中低热，甚至无明显发热，仅从临床症状判断可能会遗漏部分病例。因此其相关理化指标更为关键，并可作为重型、危重型临床预警指标，如外周血淋巴细胞进行性下降；外周血炎症因子如白介素 6（IL-6）、C 反应蛋白进行性上升；乳酸进行性升高；肺内病变在短期内迅速进展。也有相关研究提示，中性粒细胞与淋巴细胞比值（NLR）是新冠肺炎非常值得关注的一组数值，如果年龄 ≥ 50 岁且 NLR ≥ 3.13，患者可能转为重型。

此外，中医舌诊对患者转归的预判具有一定的意义。相关研究发现：舌红少苔多见于疾病早期病程较短者（1 ~ 2d），症状多轻微；伴随病程进展（病程 ≥ 3d），部分患者舌苔逐渐增多，表现为厚腻苔，症状以咳嗽、发热的特征性临床表现为主。重型患者表现为舌质暗红或绛紫，舌苔厚腻，若转为舌淡红苔薄白，则预示病情好转。在重型新冠肺炎患者的治疗中，当以解毒化湿、清热平喘为核心治法，兼以降浊通腑，益气通络。临床中不仅从"有"处着眼，还要从"无"处推想。

在重型、危重型患者的治疗中，化湿败毒方主要用于治疗疫毒闭肺证。该方体现了麻黄杏仁甘草石膏汤、葶苈大枣泻肺汤、宣白承气汤、藿朴夏苓汤、雷氏宣透膜原法等名方的方义。

全方共奏开肺气之痹、化在里之湿、助人体正气之功。临证可进行随证加减。①清热解毒凉血：邪毒入里，热入营血，高热不退，便秘，舌红赤，脉弦滑。理化检查可见淋巴细胞计数或百分比进行性下降，IL-6 和 CRP 进行性上升，肺 CT 有加重趋势。此时要加大生石膏剂量，同时选择增加栀子、黄芩、生地、升麻、金银花、大青叶、蒲公英、连翘、玄参等药物。便秘明显者加大生大黄剂量，疏通壅滞，给邪出路。②活血凉血化瘀：热灼营血，阴血不足，血行滞涩，喘憋，胸闷气短明显，皮肤斑疹，舌质暗，凝血指标如 D – 二聚体等升高，甚至有发生弥漫性血管内凝血危险。及时加强活血凉血化瘀治疗，如红花、丹参、赤芍、丹皮、川芎、水蛭等，不仅不会引邪入血，反能阻断病邪发展。③攻补兼施，扶正祛邪：高龄久病体弱者，或邪盛伤正，出现乏力、口渴、纳呆食少，甚至四肢厥冷，理化检查如低蛋白血症、贫血等，辨明气血阴阳、气虚者增加黄芪剂量，酌情增加太子参、黄精、苍白术、炙甘草等；如阴液大伤，应增加麦冬、北沙参、天花粉、五味子等；对于阳气亏虚者，附子、肉桂、干姜等也可使用。

对于重型、危重型新冠肺炎患者，西医的呼吸支持、循环支持等是重要的治疗手段，而中医与西医各有优势，通过优势互补可产生协同作用。对于重型、危重型患者，中药在减少肺部的渗出、抑制炎症因子释放、稳定血氧饱和度、减少呼吸支持力度和抗生素使用程度等方面都发挥了作用。重型、危重型患者出现呼吸困难以及血氧饱和度明显下降，需要借助呼吸支持其至是有创机械通气以及循环支持，此时在西医治疗的基础上联合中药干预，如生脉注射液、参附注射液、血必净注射液等，可以稳定血氧饱和度、改善患者呼吸困难、抑制炎症因子释放等。病情发展到重、危重时，常致脏器损伤，对症支持治疗作用有限，而中医药治法如清心开窍、益气固脱、熄风凉血养阴、增水行舟等，可在提高机体免疫功能、保护脏器功能、纠正电解质紊乱、减轻机体微循环障碍与组织纤维化程度等方面发挥作用。在一项对103例新冠肺炎重型患者的回顾性分析中，证实了中药可有效减轻炎症反应、改善预后，中西医结合治疗新冠肺炎重型患者的疗效确切。

【中药注射剂推荐用法】

中药注射剂的使用遵照药品说明书从小剂量开始、逐步辨证调整的原则。注意中药注射剂需要单独使用，忌与其他药品混合配伍使用。若与其他药物联合使用应以50mL 0.9%氯化钠注射液冲管，避免与其他药液在管道内混合。出现不良反应时须及时停药，查找原因，并对症处理。

1.喜炎平注射液

适应范围：重型、危重型新冠肺炎患者。

中医指征：辨证为痰、热、毒内蕴；症见发热或无发热，咳嗽，憋闷气短，痰黄黏难咳出，大便或干燥，舌红，苔黄腻或燥。

西医指征：单纯新冠病毒感染或合并细菌感染者，检查全血白细胞、中性粒细胞计数升高或正常，淋巴细胞计数或百分比降低；CRP、ESR、血清淀粉样蛋白A（SAA）、IL-6等炎症因子升高；降钙素原（PCT）升高或正常；肺CT表现斑片为单发或多发、斑片状磨玻璃影或合并其他感染表现。

用法用量：0.9％氯化钠注射液250mL加喜炎平注射液100mg静脉滴注，每日2次。

2. 痰热清注射液

适应范围：重型、危重型新冠肺炎患者。

中医指征：辨证为痰、热、毒内蕴；症见发热或无发热、咳嗽，喘促气短，痰黄黏难咳出，大便或干燥，舌红，苔黄腻或燥。

西医指征：单纯新冠病毒感染或合并细菌感染者，检查全血白细胞、中性粒细胞计数升高或正常，淋巴细胞计数或百分比降低；CRP、ESR、SAA、IL-6等升高；PCT升高或正常；肺部CT表现斑片为单发或多发、斑片状磨玻璃影或合并其他感染。

用法用量：0.9％氯化钠注射液250mL加痰热清注射液40mL静脉滴注，每日2次。

注意事项：过敏体质者慎用。伴有肝肾功能不全者禁用。

3. 血必净注射液

适应范围：重型、危重型新冠肺炎患者，出现全身炎症综合征、脓毒血症休克和（或）多器官功能衰竭者。

中医指征：辨证热、毒、瘀内蕴；症见发热或烦躁，咳嗽，憋闷气短，痰黄黏，心悸，大便或干燥，舌红或暗，苔黄或腻。

西医指征：单纯感染新冠病毒或合并细菌感染者，病情进一步加重，血常规白细胞及中性粒细胞升高或正常，淋巴细胞计数或百分比降低；PCT 升高或正常；CRP、ESR、SAA、IL-6 等升高；D-二聚体升高；肌酸激酶（CK）、肌酸激酶同工酶（CK-MB）、乳酸脱氢酶（LDH）、肌红蛋白等心肌酶指标升高，或兼见白蛋白（ALB）降低；肺 CT 斑片状磨玻璃影面积较前增大，或有实变。

用法用量：0.9% 氯化钠注射液 250mL 加血必净注射液 100mL 静脉滴注，每日 2 次。

4. 醒脑静注射液

适应范围：重型、危重型新冠肺炎患者，出现全身炎症综合征、脓毒血症休克和（或）多器官功能衰竭者。

中医指征：辨证热毒内蕴，气营两燔，痰蒙清窍；症见高热烦躁，神昏谵语，喘憋，气短，痰黄黏难咳，舌绛，脉数。

西医指征：病情加重，需有创呼吸机辅助呼吸及其他支持治疗。淋巴细胞计数或百分比降低；炎症指标明显升高，如全血白细胞、中性粒细胞计数、PCT、CRP、ESR、SAA、IL-6 等；淋巴细胞计数或百分比降低；肺 CT 表现加重，磨玻璃影面积扩大或双肺弥漫性病变，或出现肺实变，甚至呈"白肺"表现。

用法用量：氯化钠注射液 250mL 加入醒脑静注射液 20mL 静脉滴注，每日 2 次。

5. 参麦注射液 / 生脉注射液

适应范围：重型、危重型新冠肺炎患者，出现全身炎症综合征、脓毒血症休克和（或）多器官功能衰竭者。

中医指征：辨证肺肾气阴亏虚；症见呼吸困难，气促，或需要机械通气辅助，泡沫痰或痰稀，身冷，自汗，夜尿频数，唇青面紫，面色晦暗，舌淡或暗，苔白或白腻。

西医指征：病情危重，需有创呼吸机辅助呼吸及其他支持治疗。淋巴细胞计数或百分比降低；CRP、ESR、SAA、IL-6 等炎症指标升高更明显；D - 二聚体升高；白蛋白降低；心肌酶五项较前升高；肺 CT 表现进一步加重，磨玻璃影面积增大或弥漫性病变，伴有实变，甚至呈"白肺"表现。

用法用量：0.9 % 氯化钠注射液 250mL 加参麦注射液 100mL，每日 2 次。

注意事项：辨证阴盛阳衰者不宜使用。禁止静脉推注的给药方法；本品不能与甘油果糖注射液、青霉素类高敏类药物联合使用。

6. 参附注射液

适应范围：重型、危重型新冠肺炎患者，出现全身炎症综合征、脓毒血症休克和（或）多器官功能衰竭者。

中医指征：辨证为邪气郁闭，阳气欲脱；临床症状可见呼吸困难，动则气喘或需要机械通气辅助，汗出肢冷，神志淡漠或昏迷，或烦躁，唇青面紫，舌苔腻或燥。

西医指征：病情危重，需有创呼吸机辅助呼吸及其他支持治疗。CRP、ESR、SAA、IL-6 以及其他炎症指标升高更明显；D-二聚体升高；白蛋白降低；心肌酶五项、B 型脑钠肽（BNP）较前升高；肺 CT 表现进一步加重，磨玻璃影面积增大或弥漫性病变，伴有实变，甚至呈"白肺"表现。

用法用量：0.9% 氯化钠注射液 250mL 加参麦注射液 100mL 静脉滴注，每日 2 次。

7. 其他用法

病毒感染或合并轻度细菌感染：0.9% 氯化钠注射液 250mL 加喜炎平注射液 100mg，bid；或 0.9% 氯化钠注射液 250mL 加热毒宁注射液 20mL；或 0.9% 氯化钠注射液 250mL 加痰热清注射液 40mL，bid。

高热伴意识障碍：0.9% 氯化钠注射液 250mL 加醒脑静注射液 20mL，bid。

全身炎症反应综合征和（或）多器官功能衰竭：0.9% 氯化

钠注射液 250mL 加血必净注射液 100mL，bid。

免疫抑制：葡萄糖注射液 250mL 加参麦注射液 100mL 或生脉注射液 20 ~ 60mL，bid。

【针灸干预】

1.医学观察期（疑似病例）的针灸干预

主穴：①风门、肺俞、脾俞；②合谷、曲池、尺泽、鱼际；③气海、足三里、三阴交。每次每组穴位可选择 1 ~ 2 穴使用。

配穴：兼发热、咽干、干咳，配大椎、天突、孔最；兼呕恶、便溏、舌胖苔腻、脉濡，配中脘、天枢、丰隆；兼疲乏无力、食欲不振，配中脘、脐周四穴（脐中上下左右各旁开 1 寸）、脾俞；兼流清涕、肩背酸楚、舌淡苔白、脉缓，配天柱、风门、大椎。

2.恢复期的针灸干预

主穴：①合谷、太冲、天突、尺泽、孔最、足三里、三阴交；②大杼、风门、肺俞、心俞、膈俞；③中府、膻中、气海、关元、中脘。轻型、普通型患者每次在①、②组主穴中各选 2 ~ 3 穴；重型患者在③组主穴中选 2 ~ 3 穴。

配穴：发热不退加大椎、曲池，或十宣、耳尖放血；胸闷气短加内关、列缺，或巨阙、期门、照海；咳嗽咳痰加列缺、丰隆、定喘；腹泻便溏加天枢、上巨虚；兼咳吐黄痰、黏痰、便秘，加天突、支沟、天枢、丰隆；兼低热或身热不扬，或未热、呕恶、便溏；舌质淡或淡红，苔白或白腻，加肺俞、天枢、腹结、内关。

除了国家发布的中医药防治方案，26个省（自治区、直辖市）的卫生健康委员会和中医药管理局相继发布各地区中医药防治方案。各地区方案中，从证候分型及治法治则中分析，描述为毒邪的最多，其次为湿邪、湿热之邪，疾病后期多表现为余邪未尽、气阴两虚。很少报告单纯的寒邪致病，多与湿邪并见。虽然各地方案表述有差异，但基本符合"湿、毒、寒、热、瘀、虚"的病机特点。各地区方案在新冠肺炎的证候分型和传变规律上的认识是一致的，均在国家方案基础上，结合了本地区气候、人群特点，因地因时因人而制宜，进一步完善了各地区证候分型，提出了具体化的防治措施。同时很多医院也研制了自拟方药，比如北京佑安医院研制"佑安新冠1号方"清肺透邪，"佑安新冠2号方"祛湿化痰益气。诸多临床医家从不同中医思想角度辨证论治新冠肺炎，取得良好疗效，比如透邪解毒法、温疫病"截断疗法"，以脾胃为中心提出的清热祛湿泄浊法、"培土生金"法等治疗方法。体现了中医学"三因制宜""病症结合""同病异治"等思想。在预防与治疗中所用中药多为常用药，甚少名贵中药、罕见中药，保证了中药价廉、方便的特点。从多方面发挥了中医药防治新冠肺炎的优势。

第五章 并发症与后遗症

目前，由新冠病毒引起的全球新冠肺炎大流行仍在继续。现已明确新冠病毒在侵入人体后，会对人体的多个器官与系统造成不同程度的影响，并可能导致多种并发症和后遗症。新冠肺炎并发症和后遗症可出现在其病程发展的不同阶段，某些并发症可以成为病因引起相关的后遗症；或在病情好转后，其并发症仍持续发展从而直接成为后遗症。目前已发现不同病情程度的新冠肺炎患者经治愈后，可能会出现肺损伤、肝肾损伤、心肌损伤、中枢神经系统损伤，以及心理障碍等并发症或后遗症。据我们临床观察，后遗症的轻重程度并不总与开始发病时的病情轻重相关，部分轻型患者也出现后遗症；重型患者心理创伤与躯体损伤并重，心理损伤多样，需综合干预。但新冠肺炎疫情暴发至今，仅半年有余，人类对新冠肺炎还处于一个逐渐认识和了解的过程中。因此对于疾病愈后的并发症和后遗症评估，应予以更多重视，早期干预，才能取得较好的综合治疗效果；要加强长期关注随访，并注重愈后结局变化。

第一节 损伤发生机制

现阶段关于新冠肺炎对多个脏器及系统造成损伤的机制主要可总结为以下几点。

1. 新冠病毒造成的直接损伤

现已证实 ACE2 是新冠病毒感染人体细胞的功能性受体，新冠病毒通过与 ACE2 蛋白结合进入体内。ACE2 分布广泛，可在肺脏、心脏、肾脏、肝脏、睾丸等多个器官中表达。例如，新冠病毒可与肾小管细胞上的 ACE2 结合进入细胞内，从而引起肾小管细胞毒性和肾功能异常；新冠病毒还可与心肌细胞上的 ACE2 结合进入并感染细胞，引起心肌损伤等心脏疾患。多项研究均明确了新冠病毒可与体内不同细胞的 ACE2 直接结合，从而直接损伤相应靶器官。

2. 免疫失衡

新冠肺炎患者的多脏器损伤除了由新冠病毒造成的直接损伤外，还与病毒感染引发的免疫过激与"细胞因子风暴"有关。人体在感染病毒后启动自身的免疫应答，会激活细胞因子募集免疫细胞，并且在短时间内大量释放 TNF-α、IL-1、IL-6、IL-12、IFN-α、IFN-β、IFN-γ、单核细胞趋化蛋白-1（MCP-1）等细胞因子，可能引发急性呼吸窘迫综合征和多器官功能障碍综合征，从而导致患者病情加重，甚至死亡。

3. 缺氧

大部分新冠肺炎患者伴有 ARDS，造成严重缺氧，引发低氧血症，从而导致体内处于低氧状态，此时对氧特别敏感的心、肝、肾、大脑等脏器往往会发生严重的功能性损伤。例如缺氧导致的低氧性肝炎，以及缺氧诱导的细胞内钙超载引发的心肌细胞凋亡等。

4. 药物损伤

在治疗新冠肺炎时使用的一些抗病毒、抗感染的药物会导致肝肾损伤等副作用。氯喹是临床研究中治疗新冠肺炎的常用药物之一，有研究表明高剂量的氯喹可引起 QT 间期延长从而引发心律失常。此外，洛匹那韦、利托那韦等药物也被报道可造成新冠肺炎患者肝损伤。

第二节　相关器官及系统损伤

随着疫情的不断发展，有关新冠肺炎患者的并发症与后遗症的观察和临床研究逐渐增多。已有多项研究表明，新冠肺炎轻型患者愈后大多出现心理障碍，如紧张、焦虑、恐惧等不良情绪，需对此类患者进行适当的心理干预。对于新冠肺炎重型患者，免疫、凝血功能障碍，心、肝、肾以及神经系统损伤等并发症、后遗症较常见。此外，部分新冠肺炎重型患者的后遗症可能会持续一年或更长时间才可完全康复，甚至有少数重型患者的后遗症需进行长期随访与康复治疗。

一、免疫紊乱及凝血功能障碍

（一）细胞因子释放引起的综合征

新冠肺炎可引起严重的炎症损伤，过度的炎症反应能够产生"细胞因子风暴"，触发机体免疫系统的过度应激，从而使发病部位受到猛烈攻击，是导致新冠肺炎患者病情恶化甚至死亡的重要原因之一。机体中许多细胞群体可产生细胞因子，在免疫细胞之间起到传递信息的作用，机体在感染病毒后可引起体液中多种细胞因子如 TNF-α、IL-1、IL-6、IL-12、IFN-α、IFN-β、IFN-γ、MCP-1 和 IL-8 等短时间内大量产生，即发生"细胞因子风暴"，又称"细胞因子瀑布级联反应"，在疾病加重的过程中起到重要的作用。尤其是 IL-6，已有报道显示其与重型新冠肺炎患者死亡率的增加存在正相关的关系。

对新冠肺炎患者的临床数据分析显示，ICU 患者的 IL-2、IL-7、IL-10、IP-10、MCP-1、巨噬细胞炎症蛋白 -1α（MIP-1α）和 TNF-α 等炎症指标比非 ICU 患者的水平更高，说明新冠肺炎患者病情严重程度可能与"细胞因子风暴"有关。另有一项对新冠肺炎患者的多中心回顾性研究发现，在对患者的死亡预测的诸多因素中包含铁蛋白和 IL-6 升高，这表明新冠肺炎患者的死亡可能是由过度的炎症反应引起的。除此之外，需入住 ICU 的新冠肺炎患者的 TNF-α、IL-10、IL-6 水平也存在明显的升高。

总之，在机体受到病毒入侵后，免疫系统受到损伤，可引起体内的免疫失衡，是导致新冠肺炎患者病情加重的重要原因之一。但目前对于新冠病毒作用于相关分子和细胞的机制尚不明确，今后的研究仍然要以改善新冠肺炎患者的免疫炎症反应、避免"细胞因子风暴"的发生、调节机体免疫等方面为重点，并且在临床上要及早干预，积极治疗。

（二）凝血功能障碍

新冠肺炎患者除出现发热、乏力、咳嗽、呼吸困难等症状外，还可能存在不同程度的出凝血功能障碍，具有合并血栓和（或）出血风险。在新冠肺炎诊疗过程中发现几乎所有的重型和危重型患者都存在出凝血功能障碍。有研究发现在新冠肺炎患者的肺部可见血管内透明血栓形成，同时伴有肺组织灶的出血性梗死，并且这种病理改变不局限于肺部，在新冠肺炎患者的肝、肾等其他脏器内也可见微血栓的形成。这种透明血栓常发生于微循环小血管内，主要由纤维素构成，只能通过显微镜观察到，多见于弥散性血栓性微血管病，是凝血功能衰竭的一个表现，也是导致多器官功能衰竭，最终造成新冠肺炎患者死亡的重要原因之一。除此之外，在一项关于新冠肺炎患者的尸检报告中发现，12 例患者中 7 例（58%）出现了静脉血栓，有 4 例的直接死亡原因是下肢深静脉血栓造成的肺栓塞，并且在 2/3 男性患者的前列腺静脉丛中也同样发现了血栓。

目前关于新冠肺炎患者的血栓发生率尚不明确，但在临床中，D-二聚体水平的增高可提示患者血栓形成风险的增加。国内专家 2020 年 3 月在《美国医学会杂志》（*JAMA*）发表文章并指出在新冠肺炎患者的疾病进展过程中，D-二聚体水平升高，并且重型患者升高的水平明显高于轻型患者，在死亡的患者中此比例可高达 100%，提示新冠肺炎患者尤其是偏重型患者血栓形成风险较高。另外发现，新冠肺炎患者凝血酶原时间（prothrombin time，PT）缩短的比例达到了 30%，有 16% 的患者活化部分凝血活酶时间（activated partial prothrombin time，APTT）缩短，而 PT 和 APTT 延长的患者比例分别为 5%、6%，这种结果可能与大多数新冠肺炎患者具有高凝型凝血障碍有关。

新冠肺炎患者的典型症状是炎症过度。过度的炎症会促进内皮细胞活化和内皮功能障碍发生，导致血小板过度增加，血凝过多，纤维蛋白溶解不足。补体过度活化和肾素-血管紧张素-醛固酮系统（renin-angiotensin-aldosterone system，RAAS）紊乱也可能是导致新冠肺炎患者出凝血功能障碍的原因之一。

综上所述，在新冠肺炎危重型患者中，并发出凝血功能障碍的比例很高，防治难度大，因此亟须重视，及时进行动态监测，做到早防早治，避免由轻转重，引发相关的后遗症。

二、心血管损伤

随着疾病的发展，相关研究不断深入，研究发现新冠病毒还会导致急性冠状动脉综合征、心律失常、心肌炎、心力衰竭、肺源性心脏病和心碎综合征（Takotsubo 综合征）等心血管并发症，甚至可以造成心源性休克和死亡。

在武汉市首批确诊新冠肺炎的 41 例患者中，有 5 例出现了与新冠病毒感染相关的心肌损伤，主要表现为高敏心肌肌钙蛋白 I 水平明显升高（>28pg/mL）。另一家医院对 187 例确诊的新冠肺炎患者进行观察发现，其中有 27.8% 的患者有不同程度的心肌损伤，肌钙蛋白（TnT）水平升高以及并发恶性心律失常的频率更高，且血浆肌钙蛋白水平升高的患者的死亡率明显高于肌钙蛋白水平正常的患者（59.6% vs. 8.9%）。另外一项有关新冠肺炎患者临床特征和预后的研究表明，在确诊的 13 例患者中，有 16.7% 的患者发生心律不齐，有 7.2% 的患者出现了急性心脏损伤。并且发现与病情较轻的患者相比，病情严重的患者更容易出现心脏疾病。

目前对新冠肺炎患者心血管后遗症的观察陆续增多，作为与 SARS-CoV 结构类似的病毒，新冠病毒可在一定程度上导致心血管系统的慢性持续损伤，具体损伤还需通过对康复出院的新冠肺炎患者的随访观察进行了解。

三、肺功能障碍

有学者在对新冠肺炎康复期患者出院时肺功能特征的研究中发现，部分患者存在不同程度肺功能障碍，主要表现为肺弥散功能障碍，其次为限制性通气功能障碍，且损害情况与住院期间疾病严重程度相关。而导致这一情况发生的重要原因之一就是肺纤维化。所谓肺纤维化是指多种原因导致的以肺泡损伤、肺泡上皮过度修复、成纤维细胞增殖、大量细胞外基质沉积、肺组织结构破坏为特征的间质性肺脏改变。临床中常表现为不同程度的活动后呼吸困难、干咳，胸部 CT 影像可见不同程度肺网格影。

临床中将重型肺炎导致的肺纤维化称为炎症后纤维化（postinflammatory pulmonary fibrosis，PPF）。有研究通过对 60 例新冠肺炎患者入院时和出院前的 CT 影像进行分析，发现普通型新冠肺炎患者的 PPF 发生率高达 70%，重型新冠肺炎患者出院时 PPF 为 100%；80% 的患者出院时仍有活动后气短。其急性期影像学表现多为多叶多段的磨玻璃影和斑片实变影，部分病变类似于机化性肺炎样改变；重型患者可见弥漫的磨玻璃影。痊愈期可见网格影和牵拉性支气管扩张，即肺纤维化改变，部分患者表现为普通型间质性肺炎样改变；还有部分患者可见沿支气管血管束分布的斑片实变影，胸膜不受累，即非特异性间质性肺炎样改变。尸体肺小标本病理和尸检病理均提示弥漫性肺泡损伤，这一病理特征同样见于 SARS 与 MERS 患者中，且初步看来新冠肺炎患者肺部纤维化及实变没有 SARS 所致的病变严重，但其渗出性反应更明显。若病变累及叶段多，则对肺功能影响较大，为患者肺脏的自身修复以及后期的康复治疗带来了挑战。综上而言，新冠肺炎患者的 PPF 可否自愈，还是会持续进展，导致肺功能持续下降，这些问题仍需出院后的进一步随访观察来明确。

四、神经系统影响

新冠病毒可能会对神经系统造成持续甚至永久性的损伤，如阿尔茨海默病等。在英国，经 ICU 治疗的新冠肺炎患者中有 1/7 可能会留下长期或永久的脑损伤，并且此类患者中的 70% 会存在神志不清的症状，20% 的患者会出现慢性认知障碍。一项对 214 例新冠肺炎患者的神经系统研究显示，有 78 例患者（占 36.4%）有神经系统表现。具体表现为以下三类：一是中枢神经系统症状如头痛、头晕、意识障碍、急性脑血管疾病、癫痫等；二是周围神经系统症状如味觉减退、嗅觉减退、食欲减退、神经痛等；三是骨骼肌损伤。且重型患者更易出现神经系统并发症，约有 15% 的重型新冠肺炎患者意识水平发生改变，而轻型患者中有 2.4% 的患者意识水平发生改变。这可能是病毒入侵中枢神经系统（在大脑和脑脊液中已发现新冠病毒）或系统性疾病所致。

此外，在新冠肺炎患者中常见的特定神经系统症状包括嗅觉障碍（35.7% ~ 85.6%）和味觉障碍（33.3% ~ 88.8%），特别是在轻型病例中。嗅觉障碍是新冠病毒感染的重要症状之一，应考虑对此类患者进行"自我隔离和检测"。美国耳鼻咽喉头颈外科学会还建议将嗅觉障碍和味觉障碍纳入新冠病毒的筛查清单。以上均提示新冠病毒的感染可能会直接损伤嗅区黏膜、嗅觉受体细胞，同时导致嗅觉通路的退行性改变。

五、肝肾功能损害

（一）新冠肺炎与肝损伤

在此前的 SARS 疫情中，有多达 60％的 SARS 患者存在肝功能不全，并且在 MERS-CoV 感染的患者中也存在肝功能受损现象。而目前，越来越多的报道同样表明新冠肺炎患者的肝脏相关酶异常，存在不同程度的肝损伤。并且发现肝脏相关酶的增加主要发生在男性和病情较重的患者中。低白蛋白是其严重感染和预后不良的标志之一。

国内专家通过近期对新冠肺炎的研究，指出肝损伤的主要表现为 ALT/AST 水平异常，胆红素水平略有升高，并且新冠肺炎重型患者的发展性肝损伤比例明显高于轻型患者。在新冠肺炎的死亡病例中，肝损伤的发生率可能高达 58.06％和 78％。此外，病情严重的新冠肺炎患者的转氨酶和胆红素升高的发生率是其他患者的 2 倍以上。因此有学者认为新冠病毒可直接与肝脏中的 ACE2 结合，从而直接对肝脏造成损伤。但不可否认的是，部分用于治疗 新冠肺炎患者的药物，如洛匹那韦、利托那韦等，也可造成药物性肝损伤。综上所述，新冠肺炎患者肝损伤的发生机制还值得进一步商榷。

迄今为止，鲜有关于新冠肺炎患者并发急性肝衰竭的病例报道，新冠肺炎重型患者多见肝功能障碍。在新冠肺炎的轻型患者中，肝损害通常是短暂的，随着病情的好转其肝损伤可逐渐恢复正常。但是，当发生严重的肝损伤时，通常这类患者需要使用具有护肝功能的药物。尽管尚无法量化临床上明显的肝功能异常，但我们也应该将肝功能作为日后随访的重点观察指标，如发现异常要及时治疗，避免更加严重的肝损伤。

（二）新冠肺炎与肾损伤

急性肾损伤（acute kidney injury，AKI）是新冠肺炎主要的并发症之一，在新冠肺炎重型患者中尤其是在严重感染患者中更为常见。并且研究发现新冠肺炎患者的病死率与 AKI 的并发率具有相关性。由于新冠病毒可入侵肾脏，有高达 25% 的感染新冠病毒的重型患者，尤其是有潜在并发症的患者发生了急性肾损伤。与新冠肺炎相关的急性肾损伤的发生可能是由于容量减少、多器官功能衰竭、病毒感染导致肾小管损伤、血管损伤、肾小球肾炎或横纹肌溶解。新冠肺炎患者的尸检报告显示，经新冠病毒感染后患者的肾脏细胞存在异常，并且发现患者存在明显的近端急性肾小管损伤，以及由此发生的内皮损伤、肾小球和血管病理变化。此外，新冠病毒与 ACE2 受体结合，在肾足细胞和近端肾小管上皮细胞中大量表达。目前可以认为 ACE2 作为结合位点，在肾脏损伤机制中发挥了重要作用。

研究发现，在新冠肺炎患者中有 7%～63% 的患者被检测出蛋白尿。另一项研究中有 26.7% 的新冠肺炎患者出现了血尿。美国肾脏病学会杂志指出在重型及危重型新冠肺炎患者中，蛋白尿（分别为 81.2% 和 85.7%）和血尿（分别为 39.1% 和 69.6%）的发生率较高。在 333 例新冠肺炎患者中，合并 AKI

患者与非 AKI 组相比，其蛋白尿（88.6% vs. 63.1%）和血尿（60% vs. 41.7%）发生率更高。并且一项回顾性研究显示，与未合并 AKI 的新冠肺炎患者相比，并发 AKI 的新冠肺炎患者预后更差。

此外，对于新冠肺炎的重型患者而言，除新冠病毒外，药物的肾毒性所导致的潜在肾脏损害也是不容忽视的。因此，对相关生物标志物的连续监测可能是评估重型患者住院前 7d 是否可能合并 AKI 的有效手段。若生物标志物的监测结果提示患者发生 AKI 的风险较高，则需要及早干预。整体而言，通过密切监测患者肌酐和尿量等指标，优化血容量和血流动力学状态，避免使用肾毒性药物（例如，氨基糖苷类、ACE 抑制剂、非甾体抗炎药），可在一定程度上减轻新冠肺炎患者可能出现的肾损伤问题。

六、生殖系统损伤

新冠病毒以 ACE2 作为其受体，可感染体内表达 ACE2 的各种细胞。其中睾丸表达大量的 ACE2，主要集中在睾丸精原细胞、支持细胞和间质细胞，这几种细胞均与男性生殖功能密切相关。既往研究显示，SARS 病毒感染可引起睾丸炎、生精小管破坏和男性生育力损伤。总结 37 例系统尸检和 54 例微创尸检的病理结果，发现患者的睾丸显示出不同程度的生精细胞减少和损伤。对 13 名武汉新冠肺炎患者的临床研究发现，排除 1 例死亡病例外，在剩余 12 例无症状或者轻型患者提供的精液以及死亡者的睾丸组织中，均未检测到新冠病毒。尽管尚无确切临床研究证实新冠病毒感染能够损伤睾丸及影响男性生育能力，但新冠病毒与 SARS 病毒高度相似，其感染入侵细胞的受体相同（即 ACE2），理论上新冠病毒可能借助 ACE2 侵犯生殖系统，影响男性生育功能。因此感染新冠病毒的育龄男性患者的生殖健康问题应该受到关注，康复后应进行生育力检查。

七、心理障碍

新冠肺炎疫情，是一场突如其来的疫情，由于它的暴发性、不可预测性，甚至危及生命，在心理学上被认为是创伤性、应激性事件。这类事件的发生往往会破坏人的安全感、信任感、控制感、自尊、亲密关系等基本需求，导致认知、情绪和行为的系列变化，严重者会发展成为焦虑障碍、抑郁障碍等，甚至出现创伤后应激障碍症状。中国科学院院士、北京大学第六医院院长陆林的团队通过对 5 万人进行网络调查发现，新冠肺炎疫情对国民精神心理健康的负面影响正在显现。中国普通人群中抑郁、焦虑、失眠以及急性应激反应的发生率为 30% 左右；在新冠肺炎患者中，这些精神心理症状的发生率高达 70%。此外，医务工作者轻度以上焦虑症状、抑郁症状、失眠症状和各类精神心理问题的发生率高达 50%，其中抗疫一线的医务工作者焦虑、抑郁和各类精神心理问题的发生风险显著增加。

2020 年 5 月《柳叶刀·精神病学》杂志发表了对冠状病毒感染疾病导致的精神疾病后果进行的首次系统回顾和 Meta 分析，研究纳入 3550 例新冠肺炎、SARS 和 MERS 住院患者，年龄在 12 ~ 68 岁，随访时间在 60d ~ 12 年。系统评价显示，急性疾病期间，SARS 和 MERS 患者中有 28% 出现精神错乱、33% 情绪低落、36% 焦虑、34% 记忆力减退和 42% 失眠的状况。对病后恢复的人群（6w ~ 39 个月）研究发现，患者中 11% 出现情绪低落、12% 失眠、12% 焦虑、13% 易怒、19% 记忆障碍、19% 疲劳、30% 创伤性记忆，以及 100% 睡眠障碍。荟萃分析表明，在发病后阶段，创伤后应激障碍的时点患病率为 32.2%，抑郁发生率为 14.9%，焦虑障碍患病率为 14.8%。从长远角度来看，临床医生应重视新冠肺炎疫情后，抑郁症、焦虑症、疲劳、创伤后应激障碍等常见精神问题发病的可能性。2020 年 1 月，国家卫生健康委员会发布了一份新冠肺炎疫情下紧急心理危机干预指导原则。该指导原则参考了 2003 年抗击 SARS 暴发的经验，建议应为感染新冠病毒的患者、治疗患者的医务人员、密切接触者、在家自我隔离的疑似病例以及患者的亲友提供心理健康服务。

新冠病毒不仅攻击我们的身体，也会造成心理上的痛苦。疫情后时代，我们应该重视精神健康问题，密切关注感染者及患者、密切接触者、丧亲家属以及医护人员等重点人群的精神心理健康问题，提供个性化诊疗并长期随访，切实降低新冠肺炎疫情对精神心理健康的负面影响。

八、特殊人群

（一）孕妇

新冠肺炎孕妇患者的临床特征与新冠肺炎非妊娠成年患者相似，多表现为绝对淋巴细胞计数减少，C反应蛋白、红细胞沉降率和D-二聚体增加，白细胞正常。常见症状包括发热和咳嗽，肌痛、不适、喉咙痛、腹泻和气短等症状较少。对108例新冠肺炎孕妇的分析发现，新冠肺炎孕妇通常在入院时出现发热（68%）、持续干咳（34%）、不适（13%）和呼吸困难（12%），仅7例（6%）腹泻。在68例（59%）有记录的病例中，报告了40例淋巴细胞减少。此外，发现64例中有45例CRP升高（70%）。研究显示，约3%新冠肺炎孕妇须接受重型诊疗，早产率为20%，新生儿死亡率为0.3%。

妊娠后期肺总容量下降，无法有效清除肺部分泌物，而新冠肺炎从肺实质的局灶性变迅速发展为双侧弥漫性肺实质实变，在上述肺部改变的背景下，更易导致妊娠期低氧性呼吸衰竭。伊朗卫生和医学教育部的官方网站报道了2名新冠肺炎孕妇在分娩后出现急性呼吸窘迫综合征并死亡。且多项研究显示妊娠合并新冠肺炎的患者可出现早产、流产、胎儿宫内生长受限，亦可出现其他产科并发症，如先兆子痫、胎膜早破、宫缩不规则、死产等，但这些并发症是否与新冠肺炎有直接的因果关系，需要进一步调查。由于妊娠期特有的免疫反应和新冠肺炎感染后"细胞因子风暴"的潜在风险，新冠肺炎孕妇可能会面临严重的发病甚至死亡。此外，据报道，新生儿不良影响包括胎儿窘迫、早产、呼吸窘迫、血小板减少和肝功能异常。然而，尚不清楚这些影响是否与母体新冠病毒感染有关。

（二）儿童

儿童新冠肺炎发病多数与成人患者具有流行病学联系。与成人患者相比，儿童临床表现不典型，相对温和，多数感染儿童临床表现轻微，预后良好，大部分患儿在发病后 1 ~ 2w 内痊愈。感染新冠病毒的儿童可能无症状或有发热、干咳和疲劳，并伴有少数上呼吸道感染症状，包括鼻塞、流涕，可有胃肠道症状，如腹部不适、恶心、呕吐、腹痛和腹泻等。

最新研究表明，儿童和青少年持续出现一种罕见新兴炎性疾病，即小儿炎症性多系统综合征（paediatric inflammatory multisystem syndrome，PIMS），类似一种感染后表现，可能与新冠肺炎相关。据报道，该综合征与川崎病、中毒性休克综合征、细菌性脑膜炎和巨噬细胞活化综合征具有共同特征。常见特征包括腹痛、其他胃肠道症状、皮疹和心肌炎症。其中，胃肠道症状较为突出，一项队列研究显示，84％的患儿会出现该症状，70.5％的患儿伴皮疹。此外，异常心脏表现也很常见，在纽约开展的一项队列研究显示，16 例新冠肺炎合并类似 PIMS 的患儿中有 10 例（60％）出现非特异性 ST/T 波异常，约有 1/3 患儿入院后心电图表现出中重度心室功能障碍。另有一项研究发现，1/3 此类患儿左心室射血分数 <30％。少数病例出现死亡。

根据法国公共卫生局检测数据，156 例经通报的 PIMS 病例中有 95 例确诊新冠肺炎，估计其发生风险为 2/10000。同时 PIMS 病例的流行曲线遵循新冠肺炎的流行曲线，多在感染后 4 ~ 5w 出现，支持了新冠病毒感染与 PIMS 之间存在因果关系。另一家法国研究机构分析了在巴黎新冠肺炎大流行期间，21 例川崎样多系统炎症综合征患者的临床特征与新冠病毒感染的相关性，结果表明，约 90% 患者的新冠病毒分子或血清学检测呈阳性。从具有病毒性症状早期至川崎样疾病发作，中位时间为 45d。57% 的患者表现为川崎病休克综合征，76% 表现为心肌炎。所有患者病程早期均有胃肠道症状，且炎症标志物升高。

意大利贝加莫省的一项回顾性研究显示，在新冠肺炎流行的 1 个月内，川崎样疾病病例数量增加，发病率比过去 5 年增加了 30 倍。并且该项研究中患者所表现的临床和生化特征与以往川崎病患者的队列研究有差异，患者年龄较大，有呼吸道和胃肠道受累，以及脑膜刺激征和心血管受累的征兆，表明该综合征与新冠肺炎流行之间具有强关联性。

根据当前的证据，该综合征与新冠肺炎之间具有一定的关联，但尚不能明确其是否是以新冠病毒感染为诱因而导致的川崎病，或是其他综合征的叠加，仍须进一步研究。

第三节 中医药对新冠肺炎后遗症与并发症的认识及作用

未病先防、既病防变、瘥后防复是中医学"治未病"理论中的重要内容，对新冠肺炎患者的并发症及后遗症的预防及康复具有重要的指导意义。中医药可辨证施治，运用中药、针灸、推拿、养生功法、饮食起居调摄等多种手段，综合康复，鼓舞患者正气，清理机体内余邪，从而减少并发症与后遗症的发生，提高患者生活质量，改善疾病的预后。

所谓后遗症，是指疫病愈后或近愈之际，"由余邪未尽，或由失于调理，或不知禁忌"而出现的病症。中医认为新冠肺炎总属"湿毒疫"，病位以肺、脾两脏为主，但由于湿邪其性黏滞，故其致病常表现为病情缠绵难愈，病程较长，所以易生遗症。而毒邪传变迅速，变化多端，易损心、肝、肾等多脏腑，是新冠肺炎病情加重的重要原因。因此，湿与毒共为新冠肺炎并发症、后遗症发生的关键病理因素。

中医药在新冠肺炎并发症及后遗症中所发挥的作用，首先体现在预防方面。中医药可减少新冠肺炎患者并发症和后遗症的发生。对于恢复期的新冠肺炎患者，病毒核酸检测虽然已经转为阴性，但乏力、咳嗽、精神状态差等症状仍然存在，肺部还存在未完全吸收的炎症，属于正气不充、余邪未尽的状态。此时使用中药治疗可以扶助人体正气，调整机体阴阳平衡，促进肺部炎症的吸收，减少粘连，加快损伤脏器组织的病理修复，提高机体的免疫功能，减少并发症及后遗症的发生，使新冠肺炎患者尽早痊愈。

其次体现在治疗方面，对于遗留的肺功能障碍以及肺纤维化等疾病，中药具有多靶点治疗的优势，可针对"细胞因子风暴"合并的诸多"痰、瘀、热、毒、虚"等肺部后遗症，采取益气活血、养阴清热、燥湿化痰、软坚散结等方法，达到较好的疗效。既往研究已明确，具有益气活血功效的方药如补中益气汤、益气活血散等对肺纤维化疾病具有较好的疗效，可改善患者临床症状，提高生活质量，并促进肺部影像学表现、肺功能、氧分压等方面的恢复。而对于新冠肺炎患者的心理障碍，中医药的优势更为明显。临床研究已证实连花清瘟胶囊、金花清感颗粒、藿香正气胶囊等中药，对于新冠肺炎疑似及新确诊的病例，可起到缓解患者的恐惧、焦虑等心理障碍的作用。中医药治疗心理疾患，还注重因人施治、辨证调神，结合语言沟通、心理疏导，同时配合中药、针灸等治疗方法，共同起到形神兼治、身心并调，可有效改善新冠肺炎患者的心理障碍。

总体而言，中医药对于防治新冠肺炎的并发症与后遗症具有独特优势，且切实有效。对可能出现的并发症与后遗症，首先，应基于中医"治未病"的理论，抓住新冠肺炎的根本病机，治疗中及早采取相应措施，并针对病情的发展阶段和受损的脏腑而辨证调治，以减少并发症与后遗症的发生。其次，根据新冠肺炎患者的具体情况，适当改善其周围环境，合理调节其饮食、情志，并且结合汤药、艾灸、八段锦、太极拳等综合治疗手段，积极治疗新冠肺炎的并发症与后遗症，促进患者的康复。

为加强武汉新冠肺炎患者出院后的系统化康复治疗，发挥中西医结合的优势，湖北省中西医结合医院、武汉市中医医院建立了新冠肺炎患者康复门诊，并建立了全国新冠肺炎康复协作网络。该协作网络得到了全国数十家医疗机构的积极响应，康复门诊内涉及了肺功能、心理、饮食指导、体育疗法锻炼等多方面、全流程、多手段、广范围的网络体系。

第六章　中西医结合康复治疗

第一节　概　　述

新冠病毒传染性极强，人群普遍易感。由于新冠病毒对人体攻击范围广泛，新冠肺炎治愈患者虽然病毒核酸检测呈现阴性，但出院后往往存在不同程度的呼吸功能、躯体功能、心理及社会功能等障碍。北京地坛医院一项研究显示，新冠肺炎患者可合并 ARDS、心肌损害、凝血功能异常以及肾、肝损害等多脏器损害。一些新冠肺炎患者，鉴于其发病时的严重程度、病变脏器，在康复过程中难免会出现后遗症。武汉大学中南医院的随访研究发现，90% 危重型患者的肺部功能仍处于受损状态，患者的免疫系统也并未恢复常态；10% 的患者，其抗体检测结果出现异常；另有 20% ～ 50% 的患者，出现抑郁状态；全部随访者，或多或少存在病耻感。如采用恰当的康复干预，将有利于消除后遗症，促进患者心肺功能和体能的恢复，减轻焦虑等不良情绪。中西医结合康复具有独特优势，能促进患者早日恢复身心健康，早日回归岗位、回归社会。

为进一步加强出院患者主要功能障碍的康复治疗工作，在中央指导组的全程指导下，在中华中医药学会和中国康复医学会的支持下，由中央指导组专家组成员张伯礼院士、王辰院士等相关专家牵头组织，武汉抗疫一线的部分中医药专家以及华中科技大学附属协和医院和武汉市中医医院的相关专家共同起草了《新型冠状病毒肺炎恢复期中西医结合康复指南（第一版）》。该指南在认真学习国家中医药管理局制订的《新型冠状病毒肺炎恢复期中医康复指导建议（试行）》《湖北省新冠肺炎中西医结合康复诊疗方案（试行）》，中国康复医学会发布的《新型冠状病毒肺炎疫情期间康复诊疗工作综合指导意见（第二版）》《2019 新型冠状病毒肺炎呼吸康复指导意见（第一版）》基础上，结合武汉地区新冠肺炎患者恢复期临床表现及病证特点，基于中西医结合、支撑医学观察、便于实施、利于坚持等原则，参考了武汉部分医院患者康复实践而制订。并征求了国内中西医呼吸、中西医急诊、康复、心身等相关领域专家的意见后进行多次修订。由于目前对新冠肺炎康复规律的认识尚待进一步提高，加之编制时间紧张，指南中也有一些不足的地方，在康复实践中不断完善。《新型冠状病毒肺炎恢复期中西医结合康复指南（第一版）》已于 2020 年 4 月由中华中医药学会和中国康复医学会共同发表。

患者在康复驿站进行早期康复干预（图 6.1）。

图 6.1　患者在康复驿站进行早期康复干预

注：按照武汉市防控指挥部的统一部署，江夏普安山方舱医院在安排所有患者出院后，被改造成普安山康复驿站，该医院的功能也由专门接收新冠肺炎轻型患者转变为接收治愈的康复隔离患者。

第二节　管理目标和原则

一、康复的目标

对于新冠肺炎出院患者，康复的目标主要是改善呼吸困难症状和功能障碍，减少并发症，缓解焦虑抑郁情绪，降低致残率，最大程度恢复日常生活活动能力，提高生活质量。

二、康复的对象和场所

对象：符合《新型冠状病毒肺炎诊疗方案（试行第七版）》确诊病例的诊断标准，经治愈出院的新冠肺炎患者，存在呼吸功能、躯体功能、心理及社会功能障碍，且无康复治疗相关禁忌证。

场所：指定的出院后患者康复医疗机构、隔离场所、社区、家庭。

三、康复诊疗工作原则

（1）康复诊疗工作须严格按照国家卫生健康委员会发布的《医疗机构内新型冠状病毒感染预防与控制技术指南（第一版）》《新型冠状病毒感染的肺炎防控中常见医用防护用品使用范围指引（试行）》《新型冠状病毒肺炎防控方案》等文件要求做好各种防护。

（2）重视患者康复评估，制订具有针对性的、个体化的中西医结合康复方案，确保患者最大获益。

（3）重视康复科普宣教、心理咨询，可采取视频、微信、宣传手册等各种方式进行远程康复指导。

第三节　康复诊疗流程和评估

一、康复诊疗流程

（一）新冠肺炎患者住院康复流程

（1）康复医生接诊（会诊）并评估病情；治疗师接诊，评估患者功能状态。

（2）康复小组讨论，制订康复处方并执行。

（3）治疗后反馈。

（4）康复小组再讨论（1w后），调整临床康复治疗。

（5）出院前评估（2～3w后）。

（6）居家康复远程指导。

（二）新冠肺炎患者门诊康复流程

（1）门诊康复医生接诊并评估病情；治疗师接诊，评估患者功能状态。

（2）康复小组讨论，制订康复处方并执行。

（3）患者复诊。

（4）康复小组再讨论（1～2w后），调整临床康复治疗。

（5）患者随访。

（三）新冠肺炎患者居家康复流程

（1）出院前功能评估。

（2）制订居家康复处方，进行出院前健康宣教，并通过微信、视频监督指导执行。

（3）定期复诊。

（4）再评估（1～2w后），调整康复方案。

二、康复评估

（一）呼吸功能评估

1.呼吸困难量表

常用的有 Borg 评分量表、mMRC 量表等。

2.肺功能评定的主要测定指标

第 1 秒用力呼气容积（FEV_1）、一秒率（FEV_1/FVC）、用力肺活量（FVC）、最大通气量（MVV）、深吸气量（IC）、肺总量（TLC）。

3.呼吸评定的主要测定指标

最大吸气肌力指数（MIP）、吸气流速峰值（PIF）、吸气体积（VC）。

（二）徒手心肺功能评估

1.6分钟步行试验

间接反映受试者摄氧能力和机体耐力。

2. 两分钟踏步测试

间接反映受试者运动耐力。

（三）徒手肌力评估

1.30秒椅子站立试验

评估下肢的功能情况和大腿力量。

2.30秒手臂屈曲试验

评估上肢肌群力量。

（四）徒手柔韧性评估

1. 改良转体试验

测试躯干旋转的柔韧性。

2. 抓背试验

评价肩关节的柔韧性。

3. 座椅前伸试验

评估双下肢和下背部的柔韧性。

（五）徒手平衡评估

1. 单腿直立平衡实验

评估姿势的稳定性。

2.功能性前伸实验

评估老年人群的平衡能力。

（六）心理功能评估

1.贝克抑郁自评量表（PHQ-9）

评估患者抑郁心境的严重程度。

2.广泛焦虑量表（GAD-7）

评估患者焦虑心境的严重程度。

3.创伤后应激障碍检查表（PCL）

评估患者是否有创伤后应激障碍的情况。

（七）日常生活活动能力评估

根据改良 Barthel 指数进行评估。

（八）生存质量评估

世界卫生组织生存质量测定量表简表（WHOQ0L-Bref）或健康调查简表（SF-36）。

第四节　康复治疗

一、康复干预措施

（一）西医干预措施

1.健康教育

包括但不限于疾病的认识、康复的意义和重要性、生活方式的调整等。

2.呼吸训练

如果患者在出院后存在气促、喘憋、排痰困难等症状，应在临床医疗处理的基础上针对性安排以下训练。

（1）呼吸模式训练：包括体位管理、调整呼吸节奏、胸廓活动度训练等。

（2）吸气肌训练：如存在吸气肌功能障碍建议进行吸气肌训练，利用阈值呼吸肌训练器，50%MIP起始，每周增加5%，到70%维持，采用高强度间歇训练（HITT）方式。

部分ICU获得性虚弱的患者，可使用呼吸训练器进行吸气肌训练，初始负荷为最大吸气压的30%，每组5次吸气，吸气间隔不少于6s，每次训练做6组，组间休息1min，频率为每日1次。

（3）排痰训练：在清洁气道时可采用主动循环呼吸技术的方法帮助排痰，以减少咳嗽耗能；还可使用振动正压通气（OPEP）等器械辅助。

对于有痰液潴留且排痰困难的患者，鼓励患者先用体位引流的方式进行排痰，建议针对受累肺叶行体位引流，让患者保持健侧肺在下的侧卧位，保持气道清洁，延缓呼吸功能减退，改善呼吸功能。

3.运动处方

（1）有氧运动：有氧运动根据FITT（frequency，intensity，time，type）原则制订如下运动处方。

频率（F）：3～5次/w。

强度（I）：根据患者心肺运动功能循序渐进地调整运动强度，可从非常低强度[运动中心率<57%HRmax或心率上升<30%心率储备（HRR）或自感用力度（RPE）<9/20）]→低强度（57%HRmax<运动中心率<63%HRmax或30%HRR<心率上升<39%HRR或RPE：9/20～11/20）→中等强度（64%HRmax<运动中心率<76%HRmax或40%HRR<心率上升<59% HRR或RPE：12/20～14/20）。

时间（T）：10～30min/次，前3min为热身阶段，最后5min为整理阶段，为运动中强度的30%～40%（若采用间歇运动形式，计算累计的运动时间）。

类型（T）：持续或间歇的原地踏步、室内/室外步行、室内/室外踏车、太极等。

（2）力量训练：力量训练推荐使用渐进抗阻训练法，每个目标肌群的训练频率是2～3次/w，负荷为8～12RM（即每组重复8～12个动作），1～3组/次。

（3）平衡训练：合并平衡功能障碍的患者，应予以介入平衡训练，如康复治疗师指导下的徒手平衡训练、平衡训练仪等。

（4）中国传统功法：太极拳动作缓慢、平稳，讲究呼吸与动作配合。动作在起身、屈臂、手臂向内收、蓄劲时，采用吸气配合；动作在下蹲、伸臂蹬脚、手臂向外开、发劲时，采用呼气配合。简言之，动作外展为呼，内收为吸；动作沉降为呼，提升为吸；发劲时为呼，蓄劲时为吸。不管哪种呼吸，基本要领均为细、匀、深、长。太极拳锻炼中的节律性呼吸不仅能增强肺通气和换气功能，提高机体摄氧能力，同时能增强肢体运动能力，改善下肢肌肉力量和平衡能力等。24 式太极拳可早晚各练习 1 次。

八段锦是一套独立而完整的健身法。其中，"两手托天理三焦"通过上肢的运动可以带动肋骨上提，胸廓扩张，脊柱伸展，腹部肌肉牵拉，配合呼吸，有助于改善呼吸功能和消化功能。练习八段锦还可改善肢体的运动功能、平衡功能以及缓解焦虑紧张的情绪。八段锦每段可做 6 次。

八段锦图解：

1. 两手托天理三焦法

自然站立，两足平开，与肩同宽，含胸收腹，腰脊放松。正头平视，口齿轻闭，宁神调息，气沉丹田。双手自体侧缓缓举至头顶，转掌心向上，用力向上托举，足跟亦随双手的托举而起落。托举 6 次后，双手转掌心朝下，沿体前缓缓按至小腹，还原（图 6.2）。

2. 左右开弓似射雕法

自然站立，左脚向左侧横开一步，身体下蹲成"骑马步"，双手虚握于两髋之外侧，随后自胸前向上划弧提于与乳平高处。右手向右拉至与右乳平高，与乳距约两拳，意如拉紧弓弦，开弓如满月；左手捏剑诀，向左侧伸出，顺势转头向左，视线通过左手食指凝视远方，意如弓剑在手，等机而射。稍作停顿后，随即将身体上起，顺势将两手向下划弧收回胸前，并同时收回左腿，还原成自然站立。此为左式，右式反之。左右调换练习6次（图6.3）。

图 6.2　两手托天理三焦法　　图 6.3　左右开弓似射雕法

3.调理脾胃须单举法

自然站立，左手缓缓自体侧上举至头，翻转掌心向上，并向左外方用力举托，同时右手下按附应。举按数次后，左手沿体前缓缓下落，还原至体侧。右手举按动作同左手，唯方向相反（图6.4）。

4.五劳七伤向后瞧法

自然站立，双脚与肩同宽，双手自然下垂，宁神调息，气沉丹田。头部微微向左转动，两眼目视左后方，稍停顿后，缓缓转正,再缓缓转向右侧,目视右后方稍停顿,转正。如此6次(图6.5)。

图 6.4 调理脾胃须单举法 图 6.5 五劳七伤向后瞧法

5. 摇头摆尾去心火法

两足横开,双膝下蹲,成"骑马步"。上体正下,稍向前探,两目平视,双手反按在膝盖上,双肘外撑。以腰为轴,头脊要正,将躯干划弧摇转至左前方,左臂弯曲,右臂绷直,肘臂外撑,头与左膝呈一垂线,臀部向右下方撑劲,目视右足尖;稍停顿后,随即向相反方向,划弧摇至右前方。反复6次(图6.6)。

6. 两手攀足固肾腰法

松静站立,两足平开,与肩同宽。两臂平举自体侧缓缓抬起至头顶上方转掌心朝上,向上作托举劲。稍停顿,两腿绷直,以腰为轴,身体前俯,双手顺势攀足,稍作停顿,将身体缓缓直起，双手右势起于头顶之上，两臂伸直，掌心向前，再自身体两侧缓缓下落于体侧（图6.7）。

图6.6 摇头摆尾去心火法　　　图6.7 两手攀足固肾腰法

7. 攒拳怒目增气力法

两足横开，两膝下蹲，呈"骑马步"。双手握拳，拳眼向下。左拳向前方击出，顺势头稍向左转，两眼通过左拳凝视远方，右拳同时后拉。与左拳出击形成一种"争力"。随后，收回左拳，击出右拳，要领同前。反复6次（图6.8）。

8. 背后七颠百病消法

两足并拢，两腿直立，身体放松，两手臂自然下垂，手指并拢，掌指向前。随后双手平掌下按，顺势将两脚跟向上提起，稍作停顿，将两脚跟下落着地。反复6次（图6.9）。

图 6.8　攒拳怒目增气力法　　　图 6.9　　背后七颠百病消法

呼吸六字诀包括"嘘（xu）、呵（he）、呼（hu）、呬（si）、吹（chui）、嘻（xi）"，依次每个字 6s，反复 6 遍，腹式呼吸方式，吐故纳新，调整肝、心、脾、肺、肾、三焦等脏腑及全身的气机，锻炼呼吸肌，改善呼吸功能，和缓情绪，配合肢体动作还可以改善运动功能。建议每天 1 ～ 2 组，根据个人具体情况调整运动方式及总量（图 6.10）。

图 6.10　　江夏方舱医院内医护带领患者进行八段锦练习

传统中医功法可以参照上述有氧运动的处方进行，切不可过劳。热身和整理运动可以采用静养、站桩或上下肢轻缓活动。

注意事项：

（1）疼痛：当患者存在肌肉骨骼系统的疼痛症状时，应酌情调整运动处方。

（2）乏力：对于轻型患者，出院后可以在监测血氧的情况下循序渐进增加活动强度到中等强度；对于重型患者，建议强度调整的周期应更长。

（3）气促：运动过程前后及整个过程中须强化血氧及症状监测，出现气短、喘憋、胸闷等症状时需要了解患者的指氧水平，小于93%时应终止活动。

4. 日常生活活动（ADL）干预

（1）基础日常生活活动能力（BADL）干预（出院后2～4w内）。

对于轻型患者，在出院后2w内，康复焦点主要集中在对转移、如厕、洗澡等日常活动能力进行评估。评定的重点在于了解进行这些日常活动时是否存在疼痛、呼吸困难、肌力弱等因素而导致的日常活动能力障碍，并针对性地予以康复治疗。对于重型患者治疗期间因卧床制动等因素产生的挛缩、软组织损伤导致的疼痛以及关节活动受限的问题，可以通过药物、物理因子、支具及牵伸等方法进行综合治疗。对于肢体力弱导致的基础日常活动障碍，可以通过力量训练及作业治疗训练的方式进行干预。对于呼吸困难而导致的日常生活活动障碍，需要综合考患者呼吸功能、有氧活动能力、肢体力量等因素，也可以对患者采取节能技术训练或者节能辅助代偿的方式进行干预。

（2）工具性日常生活活动能力（IADL）干预（出院后 4w以上）。

对于轻型及重型患者，出院 1 个月以后需要关注社会参与度等较高级别的日常活动能力，建议运用工具性日常生活活动能力进行评定，并采取针对性治疗。工具性日常生活活动能力主要包括购物、外出活动、食物烹调、洗衣服、服用药物、通信设备使用、财务处理能力等内容。须综合考虑患者在完成这些活动时的心理及躯体功能能力，通过模拟实际场景的方式进行训练，寻找出任务参与的障碍点，建议在作业治疗师指导下进行有针对性的干预。

二、中医药康复

（一）中药治疗康复

1. 治疗原则

个体化治疗与综合调护相结合。针对恢复期的主要症状给予对症治疗，患者肺部炎性渗出未吸收完全，或肺间质病变，可加用马鞭草、夏枯草、三棱、莪术等；免疫功能紊乱的可用四君子汤加减；脏腑功能受损的根据症状进行脏腑功能辨治。

2.个体化治疗

（1）轻型、普通型患者恢复期

A.气阴两虚证

临床表现：热退，神疲乏力，气短汗出，自汗或盗汗，干咳痰少而黏，唇干纳差，舌质淡或红，苔少或苔薄少津，脉细或细数或细弱。

治法：补肺益气养阴。

推荐方药：生脉散合补肺汤加减。人参5g，麦门冬9g，五味子6g（打碎），黄芪20g，熟地12g，紫菀9g，桑白皮9g等。或具有同类功效的中成药。

B.肺胃阴亏证

临床表现：食欲不振，痰少质黏，潮热盗汗，口干咽燥，手足心热，舌红少苔，脉细数。

治法：滋养肺胃，清涤余邪。

推荐方药：沙参麦冬汤加减。沙参15g，玉竹10g，冬桑叶10g，麦冬15g，生扁豆10g，天花粉10g，生甘草6g等。或具有同类功效的中成药。

C.脾胃虚弱证

临床表现：纳少，脘腹胀满，食后尤甚，神倦乏力，少气懒言，大便溏薄，舌淡胖苔白，脉缓弱。

治法：补中益气，健脾和胃。

推荐方药：补中益气汤或人参归脾汤。黄芪15g，人参（党参）

15g，白术 10g，炙甘草 10g，当归 10g，陈皮 6g，升麻 6g，柴胡 12g，生姜 9 片，大枣 6 枚等。针对性缓解恢复期患者腹胀、乏力等主要症状。或具有同类功效的中成药。

（2）重型、危重型患者恢复期

A.痰热阻肺证

临床表现：咳嗽痰多，或色黄，喉间痰鸣，呼吸急促，发热烦躁，或口渴，舌质红，苔黄或黄腻，脉数或滑数。

治法：清肺化痰，化瘀通络。

推荐方药：千金苇茎汤合小陷胸汤加减，黄芩 15g，法半夏 15g，瓜蒌壳 15g，苇茎 30g，薏苡仁 20g，桃仁 15g，冬瓜仁 15g，鱼腥草 30g，浙贝母 15g，甘草 6g。或具有同类功效的中成药。

B.肺痹动喘证

临床表现：咳嗽，喘息，胸满，烦闷不安等，舌红苔黄，脉数。

治法：清热化瘀，宣肺平喘。

推荐方药：人参平肺散加减。人参（党参）9g，陈皮 15g，桑白皮 15g，知母 15g，炙甘草 10g，地骨皮 15g，五味子 6g（打碎），茯苓 12g，青皮 12g，天门冬 12g。或具有同类功效的中成药。

C.肺热津伤证

临床表现：口渴多饮，口舌干燥，尿频量多，烦热多汗，舌边尖红，苔薄黄，脉洪数。

治法：清热润燥，养阴生津。

推荐方药：清燥救肺汤加减。冬桑叶 10g，桑白皮 15g，杏仁 10g，麦冬 12g，阿胶珠 10g，枇杷叶 10g，沙参 15g，黑芝麻 15g，生石膏 30g（先下），石斛 10g 等。或具有同类功效的中成药。

D. 脾肾阳虚证

临床表现：咳嗽气喘，咳痰，色白清稀、量多，畏寒肢冷，面色白，神疲乏力，头晕，大便溏薄，舌淡苔白，脉沉弱或细缓。

治法：益气健脾，温补肾阳。

推荐方药：四君子汤合肾气丸加减。党参 9g，白术 9g，茯苓 9g，熟地黄 15g，山萸肉 15g，肉桂 10g，甘草 6g 等。或具有同类功效的中成药。

（二）中医理疗康复

1. 穴位贴敷

选取党参、炒白术、白芥子等研细末，加入少许生姜汁或蜂蜜调糊，敷于天突、大椎、风门、肺俞（双）、中府等穴位，约 2h 1 次，每日 1 次，7d 为 1 个疗程，具体贴敷时间依据患者皮肤反应而定，以患者耐受能力为度。

2. 灸法

选穴：神阙、气海、关元、大椎、肺俞（或风门）、膏肓。采用麦粒灸，3 ~ 5d 治疗 1 次，5 次为 1 个疗程；或予艾条灸，每日 1 次，每次 5 ~ 10min，以皮肤潮红为度，可和针刺配合应用。

3. 针刺

取穴：肺俞、列缺、太渊、三阴交，针用泻法。肾俞、脾俞、足三里用补法。咽喉肿痛加少商、尺泽；热重者加大椎、曲池、尺泽；痰热郁肺证，加尺泽、曲池、天突；肺阴亏虚证，加膏肓、太溪。实证针用泻法，虚证针用补法或平补平泻法。

4. 耳穴压豆

取穴：风溪、交感、神门、腹、胸、角窝中、肾上腺、咽喉、胃、十二指肠、小肠、大肠、肾、脾、心、气管、肺、三焦、内分泌等，取王不留行籽贴在 $0.7cm^2$ 的胶布中间，对准穴位贴敷。嘱患者每日按压 6 次，每次约 10min。7d 为 1 个疗程。

5. 推拿

取穴：少商、列缺、太渊、鱼际、大椎、风门、天突、肺俞、脾俞、丰隆、足三里、命门、膻中等穴，点压、按揉穴位，以酸胀感为宜。

6. 拔罐

取穴：大椎、风门、定喘、肺俞、脾俞、肺部阿是穴（按压时有酸、麻、胀、痛、沉等感觉和皮肤变化的穴位），留罐不超过 10min。

三、心理康复治疗

新冠肺炎患者面对疫情的不确定感和不可控制感会导致心理行为应激反应、心理问题甚至精神障碍，所以患者心理康复的目标是稳定情绪，消除负面行为，增强康复信心，提高生活质量。

（一）自我心理调节

（1）客观认识和评估新冠肺炎疫情，采取科学的防护措施，增加安全感，舒缓自己的恐惧情绪。

（2）识别接纳自己的情绪，忧虑、紧张、恐惧是绝大多数人面对疫情的正常反应，接受自己的负面情绪，重新建立新的生活规律，逐步排解负面情绪。

（3）接受家人、朋友和社会的支持和关心，逐渐恢复正常社会关系。

（4）主动获取心理健康知识和心理保健技巧，必要时主动寻求专业帮助。

（二）专业心理干预

（1）专业心理医生根据新冠肺炎不同时期和不同类型患者的特点制订有针对性的心理干预方案。

（2）心理干预前须进行心理评估，必要时由精神科医生进行诊断和专业量表评估，根据评估结果制订相应的干预方案。

（3）对有失眠、焦虑和抑郁等需要心理支持的患者进行专业的心理干预治疗，必要时予以相关药物干预。

（4）对有冲动、焦躁和自杀倾向等精神问题的患者及时提供精神科会诊，制订专业的心理－精神联合治疗方案。

（三）中医情志疗法

如五行音乐疗法、移情易性法等，调畅情志，避免不良情绪。

（四）居家康复指导

（1）保持室内空气清新，温度、湿度适宜，定时开窗通风。

（2）根据气温变化及时增减衣物，防止感冒。

（3）定期消毒，保证家中卫生；注意手卫生，预防感染及传染。

（4）保持居家隔离，避免去人员密集的公共场所，减少相互接触。

（5）根据专业康复医生制订的居家康复计划，循序渐进进行康复治疗，保证合理膳食及充足的睡眠时间。

（6）调整心理状态，恢复身体体能，逐步回归社会。

（7）关注重型患者可能遗留的后遗症，定期复查，制订有针对性的综合康复方案。

（8）中医康复预防方案：按摩、熏灸保健穴位，如大椎、关元、气海、中脘、足三里等；室内采用艾条熏灸或芳香利湿中药熏蒸，也可以制成香囊佩戴；也可进行中国传统功法锻炼。

（五）合理膳食

新冠肺炎康复期患者结合自身身体基础，拟定合理膳食：

（1）适当限制食量，控制肉类摄取，每天宜摄入优质蛋白质 150 ～ 200g。

（2）饮食宜温、宜软、宜少食多餐，宜食富营养而易消化的食物，烹调方法以蒸煮为佳。每天宜摄入谷薯类食物 250 ～ 400g，新鲜蔬果 500 ～ 700g。

（3）补充足量水分，1500 ～ 2000mL/d，宜多次少量饮用，以白开水或淡茶水为好。

（4）适当食用具有补气养阴、清肺化痰功效的食物，如山药、百合、莲子、红枣、银耳、梨、藕、荸荠、鸭肉、萝卜、陈皮、芦笋、蒲公英、鱼腥草、薏苡仁等。

四、注意事项

（1）通过体格检查、问卷量表、辅助检查等方法，全面、详细地评估患者的呼吸功能、躯体功能、日常生活能力、心理状态及社会参与等方面的障碍及严重程度，为制订康复方案提供依据。

（2）掌握康复治疗的适应证和禁忌证，遵循个性化原则，尤其针对高龄及存在多种基础疾病的患者，保障治疗安全性。

（3）康复治疗应注意对患者生命体征的监测，保障治疗的安全和有效，适当调整治疗周期，建议有条件的医院让患者佩戴指脉氧监测仪，进行相关评估和治疗。

（4）出院患者康复治疗应减少因不确定气溶胶生成，造成病毒扩散的风险，避免交叉感染。

（5）患者若为体质虚弱者，刺激不宜过强，康复运动以微汗为度，若有任何不适感立即终止治疗，上报康复医生，完善检查，及时处理。

第七章　预　　防

中医学强调"上工治未病"，对于疫疠之邪，主张未病先防，扶正避疫。《素问·刺法论》中就有"避其毒气"理论，以隔离为主，避免与病源接触。重视预防，但切忌恐慌，了解自身的健康状况，禁烟限酒，保证睡眠，因人而异进行持之以恒的体育锻炼，保持健康的生活方式，调节机体和心理状态才是预防的重点。

第一节　生活方式

一、注意个人防护，做到"两少两勤两通"

即少外出、少接触发热患者；勤洗手、勤喝水；室内通风、保证大便通畅。

1.减少外出活动

中医学预防强调"避其毒气"，要远离传染源，不与患者及疑似患者接触，避免走亲访友及聚餐。

避免乘坐地铁、公共汽车等公共交通工具，避免前往人群密集的场所，尤其是空气流动性差的地方，例如影院、网吧、商场、车站、机场、码头、展览馆等。避免去疫情高发区。

2. 勤洗手、勤喝水

外出回家、饭前便后、护理患者、抚触动物后要及时用肥皂（洗手液）和流水彻底洗手，整个过程持续30s，搓揉时间不少于15s，可采用七步洗手法（图7.1）。如无洗手设施，可用纸巾擦拭明显污物后，使用免洗洗手液或消毒湿巾等清洁用品代替，回家后尽快洗手。

3. 常戴口罩

外出时须戴口罩，可使用一次性医用外科口罩或一次性医用防护口罩，注意应及时更换。

4. 保持良好的卫生习惯

保持环境整洁，室内勤通风，每日至少开窗通风2次。冬季开窗时注意保暖，避免着凉。家庭成员不共用毛巾，保持家具、餐具清洁，勤晒衣被。

不随地吐痰，口鼻分泌物用纸巾包好，弃置于有盖垃圾箱内。咳嗽和打喷嚏时，尽量避开人群，使用纸巾或屈肘遮掩口鼻。咳嗽或打喷嚏后要立即清洗双手或使用免洗消毒液对手消毒。

二、保持健康的生活方式，增强自身抵抗力

1. 合理膳食，调畅情志

不要接触和食用野生动物，避免与牲畜接触。处理生食和熟食等的切菜板、刀具和其他用具要分开存放，处理生食和熟食之间要洗手。食物煮熟煮透，尤其是肉类、蛋类要彻底煮熟

后再食用。

七步洗手法

掌心搓掌心

手指交错，
掌心搓掌心

手指交错，掌心
搓手背，两手互换

两手互握，
互擦指背

指尖摩擦掌
心，两手互换

拇指在掌中
转动，两手互换

一手旋转揉搓另一
手的腕部、前臂，
直至肘部，交替进行

请注意：

1. 每步至少来回洗5次。
2. 尽可能使用专业的洗手液。
3. 洗手时应稍加用力。
4. 使用流动的洁水。
5. 使用一次性纸巾或已消毒的毛巾擦手。

图7.1　七步洗手法

中医认为："凡愤怒、悲思、恐惧，皆伤元气。"恐惧情绪会使气机逆乱，致使抵御外邪的能力下降；肝郁易克脾土，心情不畅也能弱化脾胃功能，造成抵抗力下降。因疫情扩散，紧张、焦虑、失眠、烦躁等症状也纷纷出现。因此在精神调摄方面要静心寡欲，以养元气。唯有保持良好的心志，消除恐惧焦虑情绪，方能达到"正气存内，邪不可干"。

2. 规律作息，适度锻炼

《黄帝内经》讲："饮食有节，起居有常，不妄作劳，故能形与神俱，而尽终其天年，度百岁乃去。"它认为起居作息有规律以及保持良好的生活习惯，能提高人体免疫力，从而避免发生疾病。生活作息要有规律，既要保证足够的睡眠，又要避免卧床过久。每天坚持适度锻炼，以外动四极，内养脏气，保持充沛的精力。运动强度以微微出汗为佳。根据自身情况选择适合的锻炼方式，如气功、五禽戏、太极拳、八段锦、瑜伽、缓慢深蹲、健身操等，充分拉伸身体的每个部位，从而起到疏通经络、调节气血、养心怡情的作用，有助于增强免疫力。同时，注意保暖，根据气温变化及时增减衣物。避免受凉、淋雨、劳累、酗酒、吸入刺激性及有毒有害气体。

三、健康监测，及时就医

1. 准备常用物资

家庭备置体温计、一次性口罩、家庭用的消毒用品等物资。

2. 主动做好个人与家庭成员的健康监测

自觉发热时要主动测量体温。

3.若出现可疑症状，应主动戴上口罩及时就近就医

若出现新冠病毒感染的可疑症状（包括发热、咳嗽、咽痛、胸闷、呼吸困难、轻度纳差、乏力、精神稍差、恶心呕吐、腹泻、头痛、心慌、结膜炎、轻度四肢或腰背部肌肉酸痛等），应根据病情，及时到医疗机构就诊。并尽量避免乘坐地铁、公共汽车等公共交通工具，避免前往人群密集的场所。就诊时应主动告诉医生自己的相关疾病流行地区的旅行居住史，以及发病后接触过什么人，配合医生开展相关调查。

第二节　中医综合预防

1.穴位贴敷

用灸热贴或代温灸膏等敷贴足三里、内关、气海、关元、肺俞、风门、脾俞、大椎等穴。

2.针灸疗法

常用穴位：中脘、气海、关元、大椎、肺俞、脾俞、足三里、三阴交等（图7.2），这也是常用保健强体穴位。艾灸，每穴灸 10 ~ 15min，以灸至局部皮肤潮红为度，切勿起泡，可和针刺配合应用。针刺平补平泻，每穴留针 20 ~ 30min。

图 7.2　常用穴位

3.耳针疗法

常用穴：支气管、风溪、交感、神门、枕、角窝中、胃、小肠、大肠、肾、艇中、脾、气管、肺、三焦、内分泌等（图 7.3），取王不留行籽贴在 0.7cm^2 的胶布中间，对准穴位贴敷。每次按压约 10min，每日按压 5 次左右。

4.推拿、刮痧疗法

（1）穴位按摩

常用穴：列缺、太渊、大椎、风门、天突、肺俞、脾俞、丰隆、足三里、命门、膻中、中府、肾俞、大肠俞、中脘等穴，点压、按揉穴位，以出现酸胀感为宜。也可以借助刮痧板、木梳等器具点按或刮、揉到皮肤微红，一般每个穴位 1 ~ 2min 即可。咳嗽、咽痒、干咳者，可加少商、尺泽等。可以借助按摩油、香油、橄榄油等，对皮肤起到润滑作用，切勿力道过大或时间过长，避免造成皮肤破损。

图 7.3　常用耳穴

（2）经络推拿

　　针对手太阴肺经、手阳明大肠经、足阳明胃经、足太阴脾经、足太阳膀胱经、任脉、督脉等，运用推、拿、按、摩、揉、捏等手法进行按摩或刮痧治疗，以疏通经络，调和气血。每次按摩 20min 为宜。

（3）拔罐疗法

常用穴：背俞穴为主，如大椎、肺俞、脾俞、肾俞、膏肓等，以及肺部阿是穴（按压时有酸、麻、胀、痛、沉等感觉和皮肤变化的穴位），留罐 10 ~ 15min 取下。

5. 传统功法

八段锦：练习时间 10 ~ 15min，建议每天 1 ~ 2 次，按照个人体质状况，以能承受为宜。

太极拳：建议每日 1 次，每次 30 ~ 50min 为宜。

五禽戏：建议每日 1 次，每次 10 ~ 15min 为宜。

其他方法根据个人体质状况，以能承受为宜。

6. 药膳疗法

中医素有"药食同源""寓医于食"的说法，《黄帝内经》中记载"空腹食之为食物，患者食之为药物"。许多食物可以被赋予药用价值，既具有营养价值，又可防病治病、强身健体、延年益寿。冬春交替之际，气候干燥，冷暖不定，饮食宜清淡，忌生冷、油腻、辛辣刺激之品，忌暴饮暴食，少食羊肉、海鲜等发性及高热量油腻食物，多吃清淡的绿叶蔬菜、新鲜水果，适量食鱼肉、鸭肉等，通过饮食清理内热，同时适当多饮水。多吃一些性偏温和的食物，如梨、山药、荸荠、薏苡仁、百合、银耳、红薯、豆腐、蜂蜜等，滋阴润燥，养阴补肺，健脾益精，但切记不可过食。也可以食用一些能够增强免疫功能的食物，如香菇、枸杞、灵芝粉、黑木耳等。

7.情志疏导

注意调节情志，可配合耳穴、艾灸、推拿、药膳、药茶、药浴、音乐等方法放松身心，缓解焦虑，帮助睡眠。

第三节　中药预防

中药预防注重整体调节提高免疫力，但不鼓励健康人群吃药来预防。对于有密切接触、经常到高风险地区的高危人群，可以服用中药预防，用药剂量也不能按照常规治疗用量，应适当减量，同时强调个体差异，重视辨证论治，最终目的为增强机体免疫力，从而抵御病毒。

一、汤剂或代茶饮

处方 1：生黄芪 10g，沙参 10g，桔梗 10g，生甘草 10g，连翘 10g，苍术 10g。

功效：清肺补气。

用法：煎汤代茶，每日 1 剂，共 7 剂。

适用范围：中老年人、肺气不足者。

处方 2：苏叶 6g，藿香叶 6g，陈皮 9g，草果 6g，生姜片 3 ~ 6 片。

功效：芳香化浊。

用法：煎汤代茶，每日 1 剂，共 7 剂。

适用范围：脾胃功能差、湿气较重者。

处方 3：藿香 10g，红景天 15g，金银花 10g，贯众 6g，虎杖 6g，芦根 15g。

功效：芳香化浊，益气解毒。

用法：煎水内服，1 日 2 ～ 3 次。

处方 4：藿香 10g，金银花 10g，白芷 6g，草果 6g，芦根 15g，白茅根 15g。

功效：化浊和中，利湿解毒。

用法：煎水内服，1 日 2 ～ 3 次。

处方 5：北沙参 10g，玉竹 20g，石斛 20g，贯众 20g，苍术 10g，石菖蒲 10g，泽兰 10g。

功效：养阴泄浊，解毒祛湿。

用法：水煎服，1 日 1 剂，分早中晚服用。10 岁以下儿童减半。

适用范围：适用于常规人群防疫。

注意事项：孕妇禁用，体质偏湿（舌苔厚腻）的患者慎用，在使用过程中如有任何不适立即停用。

处方 6：柴胡 10g，葛根 12g，穿心莲 6g，防风 12g，前胡 9g，苏梗 10g，党参 9g，青皮 6g，大枣 3g，生姜 1 片，西洋参 3g，黄芩 10g，肿节风 9g，藿香 3g。

功效：散寒和解，化湿导滞。

用法：水煎服，1 日 1 剂，分早中晚服用。10 岁以下儿童减半。

适用范围：适用于常规人群防疫，虚实体质皆可。

处方 7：苍术 10g，陈皮 5g，藿香 5g，紫苏 5g，银花 5g，贯众 5g，生黄芪 10g。

功效：芳香化浊，清热解毒，兼以固表。

适用范围：普通人群预防用药。

处方 8：生黄芪 15g，防风 10g，白术 10g，藿香 5g，紫苏 5g，银花 5g。

功效：益气固表，芳香化浊，兼以清热解毒。

适用范围：体弱人群。

二、外用方

1.中药泡脚

处方 1：艾叶 30g 或花椒 20 ~ 30g（足部皮肤有破损者慎用），水煎后加适量温水，泡足 15 ~ 30min，以额头微微出汗为度。单纯温水泡足，长期坚持，既有利于睡眠，又能改善足部微循环，提高免疫力。

处方 2：杜仲 30 ~ 45g，川断 30 ~ 45g，当归 15 ~ 20g，炙黄芪 30 ~ 45g，藿香 15 ~ 30g，生姜 15 ~ 20g。用法：加水 2000mL，水煎 45min，取汁，入桶中足浴。每天 2 次，每次 30min，以全身微微汗出为度。

2.室内熏药

熏艾条：可在房间内点燃艾条或艾绒熏，每次 1 根艾条（无烟艾条），每日 1 次。

熏蒸中药：单味药苍术 30g。或选用中药复方：板蓝根 10g，石菖蒲 10g，贯众 10g，金银花 15g。将药液加入洗净的家用空气加湿器中通电熏蒸。

3. 中药香囊

处方 1：苍术、艾叶、佩兰、菖蒲、荆芥、紫苏、辛夷、藿香、白芷等芳香类药物，取 2 ~ 3 种即可。取适量捣碎或研末，装于致密布袋中制成中药香囊，可随身佩戴，或挂于室内、置于枕边，5d 更换 1 次。

处方 2：藿香 20g，制苍术 20g，菖蒲 15g，草果 10g，白芷 12g，艾叶 10g，苏叶 15g，贯众 20g。

功效：燥湿化浊，芳香辟秽。

用法：水煎，室内熏蒸或研末制成香囊。

第四节　疫苗研制

（一）什么是疫苗？

传统疫苗是指用各类病原微生物制作的用于预防接种的生物制品。通俗地说就是将灭活病原体或其组分预先让人体细胞识别，当被病原体感染时，机体就会在病原体大量增殖之前将其杀死。

疫苗有不同的分类方法。按照疫苗是否存活可以分为活疫苗和"死疫苗"（灭活疫苗），常见活疫苗有卡介苗、脊髓灰质炎疫苗、麻疹疫苗等，常见的"死疫苗"有百日咳菌苗、伤寒菌苗、流脑菌苗等。疫苗按用途可分为预防性疫苗和治疗性疫苗。预防性疫苗主要用于疾病的预防，接受者为健康的个体或新生儿；治疗性疫苗主要用于患病的个体，接受者为患者。疫苗按照生产工艺可以分为传统的减毒/灭活疫苗，以及基因工程疫苗。重组基因工程疫苗（亚单位疫苗）、腺病毒载体疫苗、核酸疫苗（mRNA疫苗和DNA疫苗），以及减毒流感病毒载体疫苗等都属于广义的基因工程疫苗。

（二）我国新冠疫苗研发进展

疫苗是解决新冠肺炎疫情的根本举措，但疫苗研发非一日之功。新冠病毒是一个新病毒，对它的认识、探索需要一个过程，疫苗的研发也一样。疫情发生之初，国务院联防联控科研攻关组就将疫苗的研发作为主攻方向之一，设立了疫苗研发专班，布局了病毒的灭活疫苗、核酸疫苗、重组蛋白疫苗、腺病毒载体疫苗、减毒流感病毒载体疫苗五条技术路线。截至2020年3月17日，5大技术方向疫苗总体进展顺利，第一批确定的9项任务都已完成临床前研究（即动物有效性、安全性研究）大部分工作，大部分研发团队4月份基本完成临床前研究，并逐步启动临床试验。

据报道，截至2020年4月8日，全球共有115个候选的新冠疫苗处于不同开发阶段。其中，中国军事科学院军事医学研究院陈薇院士领衔的科研团队，成功研制出腺病毒载体重组新冠病毒疫苗，并于 3 月 16 日首个获批进入临床研究，已于 2020 年 3 月底完成了 I 期临床试验受试者的接种工作，并于 4 月 9 日开始招募 II 期临床试验志愿者，这是全球首个启动 II 期临床研究的新冠疫苗品种。截至 2020 年 5 月，腺病毒载体重组新冠病毒疫苗 II 期临床试验的 508 个志愿者已经注射完毕，处于观察期。据悉，II 期临床试验按照国际规范和国内相关法规，引入"双盲试验"，508 名志愿者分成 3 个研究组，即低剂量疫苗组、中剂量疫苗组和安慰剂对照组。在双盲试验结束后，需要进行试验药和对照药的安全性疗效比较，这个过程即"揭盲"。

2020 年 4 月 12 日，中国生物武汉生物制品研究所申报的新冠病毒灭活疫苗获临床试验许可，成为全球首家获得临床试验批件的新冠灭活疫苗。此次临床试验旨在评价新冠灭活疫苗在 18 ~ 59 岁健康受试者中，按照低、中、高剂量和（0d，14d）、（0d，21d）和（0d，28d）不同程序接种后的安全性和免疫原性，重点关注疫苗接种后的细胞免疫变化情况，探索了疫苗接种的免疫程序、免疫剂量、安全性、免疫原性及体内抗体水平的变化趋势。截至目前，I / II 期临床研究受试者共 1120 人，已全部完成 2 针次接种。揭盲结果显示，疫苗接种后安全性好，无一例严重不良反应。不同程序、不同剂量接种后疫苗组接种者均产生高滴度抗体。18 ~ 59 岁组中剂量按照（0d，14d）和（0d，21d）程序接种两剂后中和抗体阳转率

达 97.6%，按照（0d，28d）程序接种两剂中和抗体阳转率达
100%。在中国北京、武汉、阿联酋阿布扎比三地启动新冠灭活
疫苗临床Ⅲ期试验，标志着全球首个新冠灭活疫苗国际临床Ⅲ
期试验正式启动，同时也是中国原创的疫苗首次在国际上开展
Ⅲ期临床研究。

2020 年 4 月 13 日，北京科兴中维生物技术有限公司研制
的新冠病毒灭活疫苗获批临床，于 4 月 16 日在江苏启动成人组
（18 ～ 59 岁）Ⅰ/Ⅱ期临床研究。这项随机、双盲、安慰剂对
照的Ⅰ/Ⅱ期临床研究的目的是评价不同剂量的新冠病毒灭活
疫苗按照（0d，14d）程序或（0d，28d）程序接种后，健康受
试者的安全性、耐受性和免疫原性，确定疫苗的免疫程序和免
疫剂量。截至 2020 年 6 月 14 日，Ⅰ/Ⅱ期临床研究受试者共
743 人已全部完成接种，揭盲结果显示，疫苗具有良好的安全
性与免疫原性。（0d，14d）程序Ⅰ/Ⅱ期安全性数据显示，疫
苗不良反应以 1 级为主，主要表现为接种部位轻度疼痛，个别
受试者出现乏力及低热等，无严重不良反应报告。（0d，14d）
程序Ⅱ期临床研究免疫原性结果显示，全程免疫 14d 后中和抗
体阳转率均超过 90%。

2020 年 4 月 27 日，中国生物北京生物制品研究所研发的
新冠灭活疫苗获得国家药监局临床试验批件，于 4 月 28 日在河
南正式启动临床试验。这也是中国生物技术集团公司获批临床
的第二个新冠灭活疫苗。

至此，我国已有 1 个腺病毒载体疫苗和 4 个灭活疫苗正式获得国家药监局批准开展临床试验，占全世界开展临床试验疫苗总数的四成，预计近期其他技术路线研制的疫苗也有望相继获批开展临床试验。我国疫苗研发已形成特点鲜明、优势互补、梯次接续的梯队。

2020 年 5 月 7 日，北京协和医学院秦川及中国疾病预防控制中心病毒病预防控制所武桂珍共同以通讯作者在《自然》（*Nature*）在线发表题为 "The pathogenicity of SARS-CoV-2 in hACE2 transgenic mice" 的研究论文，该研究使用感染 SARS-CoV-2 的 hACE2 转基因小鼠研究病毒的致病性。在感染 SARS-CoV-2 的 hACE2 转基因小鼠中观察到了体重减轻和病毒在肺中复制。典型的组织病理学是间质性肺炎，肺泡间质中大量淋巴细胞和单核细胞浸润，肺泡腔内巨噬细胞聚集。在支气管上皮细胞、肺泡巨噬细胞和肺泡上皮细胞中观察到病毒抗原。在感染 SARS-CoV-2 的野生型小鼠（非 hACE2 转基因小鼠）中未发现该现象。该研究阐明了 hACE2 小鼠中 SARS-CoV-2 的致病性，并满足了 Koch 的假设，该小鼠模型可促进针对 SARS-CoV-2 的疗法和疫苗的开发。这也是首个全球新冠疫苗动物实验结果。

第八章　方舱医院中西医诊治规范

第一节　方舱医院概述

方舱医院由一系列具有不同医疗或技术保障功能的方舱组合而成，具有实施早期治疗的救治能力。方舱医院内不仅具备流动水手卫生设施、药品及无菌物品存储、器械消毒灭菌、持续的电源供应等条件，还可开展手术，进行检验、彩超、X 线等检查。由于它具有机动性好、展开部署快速、环境适应性强等诸多优点，因而能够参加突发的应急医学救援任务。

我国方舱医院先后参加了汶川地震、青海玉树地震等紧急医疗救援任务，接收灾区重型伤员，经实际应用检验，有效发挥了机动快速的替代医院作用。方舱医院在参演和执行各种保障任务中经受了全面考验。

2020 年 3 月 10 日，湖北省疫情防控指挥部官方发布消息，武汉市现有的 14 家方舱医院全部休舱。这一消息的发布，意味着曾经带给武汉疫情防控转折点的"生命方舟"基本完成了阶段性的历史使命。方舱医院的大量建设，在短期内迅速扩充了医疗资源，实现了对新冠肺炎患者"应收尽收"的目的，在防、治两个方面发挥了重要的、不可替代的作用，也为今后应对突发公共卫生事件、应对重大灾情疫情、迅速组织扩充医疗资源，创造了一种新的模式，在我国医学救援史上具有标志性的意义。

第二节　管 理 原 则

方舱医院运行的目的是集中隔离治疗各社区新冠肺炎确诊病例中的轻型、普通型患者，控制传染源，避免在社区产生交叉感染，统一进行疾病宣教、心理辅导，给予患者及时科学的治疗观察，防止病情进展加重，降低病重率和病死率。

病例管理原则：定向收治、集中隔离、单元式分区管理、标准化治疗、双向转诊。

运行管理原则：根据《中国共产党章程》和上级党组织有关规定，结合工作实际，经上级党组织批准成立方舱医院临时党委。各医疗队成立临时党支部，并按班次成立 2～3 个党小组。方舱医院入住的党员患者以诊疗单元为单位，每个诊疗单元成立 2～3 个临时党小组，实施患者自治管理模式，充分发挥方舱医院内各级党组织和党员的战斗堡垒作用和先锋模范作用，推动方舱医院建设和运行管理制度化、规范化、流程化。方舱医院党委书记应由地方政府党政主要负责人担任，院长由依托医院负责人担任，副院长由各医疗队有管理经验的领队担任，后勤副院长必须由地方政府党政负责人担任。

第三节　患者收治及预检分诊标准

一、方舱医院患者收治标准

按照《新型冠状病毒肺炎诊疗方案（试行第六版）》有关定义结合实际情况，新冠肺炎确诊病例须同时满足以下入舱条件：

（1）轻型（临床症状轻微，影像学未见肺炎表现）、普通型（具有发热、呼吸道等症状，影像学可见肺炎表现）。

（2）有自主生活能力，可以自主行走。

（3）无严重慢性疾病，包括高血压、糖尿病、冠心病、恶性肿瘤、结构性肺病、肺心病以及免疫抑制等。

（4）无精神疾病史。

（5）静息状态下，手指血氧饱和度（SpO_2）> 93％，呼吸频率 < 30 次/min。

（6）需要特殊说明的其他情况。

二、方舱医院入住流程

（1）每天 10AM 之前，由各区负责人（护士长）根据空余床位情况，上报可转入患者数量至院办主任，院办主任与分管院长对接确定当日拟接收患者数量，上报指挥部。

（2）指挥部根据方舱医院提供的空余床位数及拟接收患者

数量，确定转至方舱医院的患者数量并将患者名单及基本信息（包括：患者身份信息、联系电话、病情信息、用药信息等），发送给方舱医院。

（3）方舱医院组织专家组根据入院标准对患者进行审核，确定当日拟收治患者名单及分配病区与床位号，并为每位患者开具转入证明，上报指挥部。

（4）指挥部打印每位患者的资料（资料上写患者编号）连同转入证明一并交患者随身携带。

（5）指挥部负责统筹安排患者转运，协调救护车调度、随车人员、随车资料等，发车时发送车号及患者编号给方舱医院。

三、方舱医院的预检分诊

方舱医院安排医务人员对收治患者进行初步预检分诊。对符合收治标准的患者，医务人员负责指引其及时入住方舱。预检评估后，对于不符合收治标准的患者，如发现病情较重病例，应遵循先收再转的原则。为保障医疗安全，应优先安置到舱内重型观察救治区域，给予及时治疗和严密监护，并及时联系安排转定点医院。

第四节　治疗措施

一、密切监测生命体征及氧饱和度

（1）测量体温并记录，每天 4 次，时间分别为 8AM、

12AM、4PM、8PM。

（2）记录呼吸频率，每天2次，时间分别为8AM、8PM。

（3）测量心率、手指血氧饱和度，每天2次，时间分别为8AM、8PM。

血氧饱和度是呼吸循环系统的重要生理参数，正常人低于95%即可判定供氧不足。每天至少测量手指血氧饱和度2次，时间分别为8AM、8PM。当患者自我感觉不适时，可使用手指夹式血氧仪进行经皮血氧饱和度检测，如低于95%，应及时对其病情进行评估。对于病情较重的患者，需要持续对其血氧饱和度（SpO_2）监测，直至病情缓解或转院。

（4）实验室检测及影像学检查由责任医生根据患者病情决定。

（5）特殊检查由责任医生根据患者病情决定。

二、一般治疗

卧床休息，合理饮食，对症、支持治疗。如患者出现发热，建议物理降温，如体温 > 38.5℃，酌情使用药物（如布洛芬）降温。加强心理疏导。要求所有患者住院期间一直戴口罩，每人每天配发 1 ~ 2 只口罩。

三、氧疗

经责任医生评估后，对于血氧饱和度低于95%的患者应给予鼻导管吸氧。

四、药物治疗

1.抗病毒治疗

参照《新型冠状病毒肺炎诊疗方案（试行第六版）》中抗病毒治疗原则执行。可选择的药物如下：

（1）洛匹那韦/利托那韦（每粒200mg/50mg，每次2粒，每日2次，疗程不超过10d）。

（2）磷酸氯喹（针对新冠肺炎治疗，适用于18～65岁成人。体重50kg以上者每次500mg，每日2次，疗程7d；体重50kg及以下者第1d、第2d每次500mg，每日2次，第3～7d每次500mg，每日1次，疗程7d）。

（3）阿比多尔（成人每次200mg，每日3次，疗程不超过10d）。

2.抗生素治疗

当患者有明显咳痰或怀疑合并细菌感染时使用，可采用以下4种药物中的1种，疗程5～7d。

（1）头孢地尼，每次0.1g，口服，每日3次。

（2）莫西沙星（18岁以上），每次0.4g，口服，每日1次。

（3）左氧氟沙星（18岁以上），每次0.5g，口服，每日1次。

3.输液支持治疗

（1）输液指征：满足以下任何一条。①安静时呼吸频率大于20次/min；②活动后心率大于100次/min；③手指血氧饱和度小于95%；④患有基础疾病；⑤体重指数（BMI）大于30；

⑥外周血淋巴细胞计数低于 $1.0 \times 10^9/L$。

（2）输液方案：①异甘草酸镁 150 ~ 200mg 或复方甘草酸苷 160 ~ 200mg 加入 5% 葡萄糖 250mL 内，静脉滴注，每日 1 次，7 ~ 14d 为 1 个疗程；②维生素 C 注射液 2.0g 加入 5% 葡萄糖 250mL 内，静脉滴注，每日 1 次，7 ~ 14d 为 1 个疗程。

（3）输液禁忌：①对甘草酸制剂过敏者；②严重低钾血症患者；③糖尿病患者慎用；④控制不佳的高血压患者。

（4）配液基本要求：根据院感基本要求，结合实际情况，在清洁区设置独立区域开展配液工作，具体要求如下。①有流动水洗手设施；②具有紫外线灯管或空气消毒机等空气消毒设施；③有配液台；④具有基本分区；⑤有治疗车。

4. 中药治疗

（1）乏力伴胃肠不适：藿香正气胶囊（丸、水、口服液）。

（2）乏力伴发热：金花清感颗粒、连花清瘟胶囊（颗粒）、疏风解毒胶囊（颗粒）。

（3）恶寒发热或无发热，干咳，咽干，倦怠乏力，胸闷，脘痞，或呕恶，便溏。舌质淡或淡红，苔白腻，脉濡。

推荐处方：

清肺排毒汤：麻黄 9g，炙甘草 6g，杏仁 9g，生石膏 15 ~ 30g（先煎），桂枝 9g，泽泻 9g，猪苓 9g，白术 9g，茯苓 15g，柴胡 16g，黄芩 6g，姜半夏 9g，生姜 9g，紫菀 9g，冬花 9g，射干 9g，细辛 6g，山药 12g，枳实 6g，陈皮 6g，藿香

9g。

服用方法：传统中药饮片，水煎服。每天 1 剂，早晚各 1 次（饭后 40min），温服，3 剂为 1 个疗程。

如有条件，每次服完药可加服大米汤半碗，舌干津液亏虚者可多服至 1 碗。（注：如患者不发热则生石膏的用量要小，发热或壮热可加大生石膏用量）若症状好转而未痊愈则服用第 2 个疗程，若患者有特殊情况或其他基础疾病，第 2 个疗程可以根据实际情况修改处方，症状消失则停药。

（4）发热，乏力，周身酸痛，咳嗽，咳痰，胸紧憋气，纳呆，恶心，呕吐，大便黏腻不爽。舌质淡胖齿痕或淡红，苔白厚腐腻或白腻，脉濡或滑。

推荐处方：生麻黄 6g，生石膏 15g，杏仁 9g，羌活 15g，葶苈子 15g，贯众 9g，地龙 15g，徐长卿 15g，藿香 15g，佩兰 9g，苍术 15g，云苓 45g，生白术 30g，焦三仙各 9g，厚朴 15g，焦槟榔 9g，煨草果 9g，生姜 15g。

服用方法：每日 1 剂，水煎 600mL，分 3 次服用，早中晚各 1 次，饭前服用。

（5）低热或不发热，微恶寒，乏力，头身困重，肌肉酸痛，干咳痰少，咽痛，口干不欲多饮，或伴胸闷脘痞，无汗或汗出不畅，或见呕恶纳呆，便溏或大便黏滞不爽。舌淡红，苔白厚腻或薄黄，脉滑数或濡。

推荐处方：槟榔 10g，草果 10g，厚朴 10g，知母 10g，黄芩 10g，柴胡 10g，赤芍 10g，连翘 15g，青蒿 10g（后下），苍术 10g，大青叶 10g，生甘草 5g。

服用方法：每日 1 剂，水煎 400mL，分 2 次服用，早晚各 1 次。

（6）发热，咳嗽痰少，或有黄痰，胸闷气促，腹胀，便秘不畅。舌质暗红，舌体胖，苔黄腻或黄燥，脉滑数或弦滑。

推荐处方：生麻黄 6g，苦杏仁 15g，生石膏 30g，生薏苡仁 30g，茅苍术 10g，广藿香 15g，青蒿草 12g，虎杖 20g，马鞭草 30g，干芦根 30g，葶苈子 15g，化橘红 15g，生甘草 10g。

服用方法：每日 1 剂，水煎 400mL，分 2 次服用，早晚各 1 次。

（7）低热，身热不扬，或未发热，干咳，少痰，倦怠乏力，胸闷，脘痞，或呕恶，便溏，舌质淡或淡红，苔白或白腻，脉濡。

推荐处方：苍术 15g，陈皮 10g，厚朴 10g，藿香 10g，草果 6g，生麻黄 6g，羌活 10g，生姜 10g，槟榔 10g。

服用方法：每日 1 剂，水煎 400mL，分 2 次服用，早晚各 1 次。

五、重型患者的管理

重型患者是指入院时已是重型以及轻型患者住院期间病情加重者。要求各病区为重型患者设置相对独立的观察救治区，配置氧气瓶、抢救车、抢救药品、简易呼吸器、监护抢救设备，有条件的可配备无创呼吸机、转运平车等，专人负责，加强和优先配置医护人员。

1. 重型患者的观察救治区应具备的救治手段

配备有心电监护、吸氧、除颤仪、抢救车（含必要的抢救药物）。

建议尽可能备用急救药物：生物合成人胰岛素注射液（针对高血糖）、硝酸甘油（针对心肌梗死）、50% 葡萄糖溶液（针对低血糖）、肾上腺素（针对过敏性休克）、去甲肾上腺素（针对休克）、多巴胺（针对休克）、地西泮注射液（针对癫痫急性发作）、地塞米松（针对过敏）、胺碘酮针剂（针对心律失常）、去乙酰毛花苷注射液（针对心力衰竭）、洛贝林针剂（针对呼吸衰竭）、尼可刹米注射液（针对呼吸衰竭）、沙美特罗替卡松气雾剂（针对哮喘急性发作）。

2. 启动会诊、转入重型观察救治区的指征

如出现以下情况，则启动会诊、转入重型观察救治区，具体指征如下。

（1）自觉症状持续不缓解，或有加重趋势。

（2）若体温 38℃以内给予口服温开水、物理降温无缓解，而后体温高于 38.5℃。

（3）RR ≥ 30 次 /min，予以吸氧不缓解。

（4）手指血氧饱和度 ≤ 93%。

（5）心率（HR）≥ 100 次 /min，血压（BP）≥ 140/90mmHg：有高血压者，予以日常口服降压药治疗；无高血压史者，予以吸氧；退热后血压仍高者。

3. 抢救流程

（1）用轮椅或平车将患者转至重型观察救治区域。

（2）评估患者病情，开放静脉通道，实施救治。

（3）对患者实施生命支持和监护。

（4）按照转运流程上报指挥部请求将患者转至定点医院。

（5）记录情况上报。

第五节 转院及出院标准和流程

一、方舱医院重型患者转院标准

符合以下其中 1 项即达到转院标准：

（1）呼吸窘迫，RR ≥ 30 次 /min。

（2）静息状态下，手指血氧饱和度 ≤ 93%。

（3）动脉血氧分压（PaO_2）/ 吸氧浓度（FiO_2）≤ 300mmHg。

（4）肺部影像学显示 24 ~ 48h 内病灶明显进展 > 50% 者。

（5）合并严重慢性疾病，包括高血压、糖尿病、冠心病、恶性肿瘤、结构性肺病、肺心病以及免疫抑制等。

（6）其他特殊紧急原因需转出者。

二、重型患者转院流程

患者在方舱内治疗期间，病情发生变化时，经方舱区域内会诊小组会诊后符合转出标准的患者，参照以下转运流程执行。

（1）责任医生经查体评估后请方舱区域内上级医生会诊。

（2）经会诊后符合重型标准的患者立即上报指挥部，请求转至定点医院救治。

（3）填写转院登记表，等待指挥部转运指示。

（4）接到指示后协助完成患者的交接工作，并配备医护人员护送转运，做好登记报表，上报信息。

三、出院标准

须同时满足以下条件：

（1）体温正常达 3d 以上。

（2）呼吸道症状明显好转。

（3）肺部影像学显示炎症明显吸收。

（4）连续 2 次呼吸道病原体核酸检测阴性（采样时间间隔至少 24h）。

满足以上条件的患者，尚需经病区和医院两级专家会诊，一致认为达到出院条件后，方可出院。

四、出院流程

（1）责任医生完成出院标准相关检查后，请方舱区域内上级医生会诊。

（2）经会诊后符合出院标准的患者，上报指挥部医疗组。

（3）填写转运登记表，等待指挥部转运指示。

（4）接到指示后协助指挥部完成患者的交接及转运工作，并做好登记报表，上报信息。

（5）居家隔离注意事项：单人单间戴口罩隔离，尽量不要外出。居家隔离期间，每天都要测体温，隔离时间为14d。如无居家隔离条件的，指挥部应安排集中隔离。当患者再次出现发热、咳嗽等症状，或原有症状加重，立即报告社区相关负责人，并到附近指定医院就医。

五、出院患者的消毒处理流程

（1）当天出院患者携带个人用品，在病区出舱口，予以75％的乙醇喷雾消毒着装上衣、裤子，使其用脚踩踏含有氯消毒剂（2000mg/L）的脚垫，用手消毒液消毒双手。

（2）适合淋浴洗澡的出院患者（需评估），换下来的衣物及生活用品用75％的乙醇喷雾消毒，建议作为医用垃圾处理，交给保洁人员集中焚烧销毁。不愿意销毁者，消毒后打包（二层垃圾袋），自行带回居处。

（3）为每个出院患者准备1只清洁口罩，戴口罩从舱外污染区进入舱外清洁区，在清洁区出口处，再次予以75％的乙醇喷雾消毒着装上衣、裤子，使其用脚踩踏含有氯消毒剂（2000mg/L）的脚垫，用手消毒液消毒双手。

（4）将患者用过的床单、被褥等物品消毒后销毁。对患者用过的床垫、床头柜、椅子、开水瓶等，进行表面消毒，备新患者使用。为新入院患者提供新的被褥和床单等。

第六节　江夏方舱医院中医模式介绍

一、组织架构与管理模式

武汉江夏方舱医院是为了应对 2020 年 1 月起武汉市新冠肺炎严重疫情而紧急组建的"紧急救援医院",为"临时医院""战时医院"。征用武汉市江夏区大花山户外运动中心 A 馆和 B 馆地面 1～2 层改建而成。医务人员以国家中医药管理局派遣的第三批国家中医医疗队等为主(5 个省市中医医疗队,共计 300 多名医护人员,来自江苏、天津、河南、湖南、陕西),中央指导组专家、中国工程院院士、天津中医药大学校长张伯礼任名誉院长、总顾问,中央指导组专家、北京中医医院院长刘清泉任院长,江夏区委书记王清华任党委书记,江夏区人民政府副区长张湖林任党委副书记兼副院长,天津、江苏、河南、陕西、湖南等省市领队、队长任党委委员兼副院长,所有的医护人员均来自各省市中医医疗机构。医院救治具有中西医结合的特色,床位 719 张,可根据实时需求调整。

江夏方舱医院是集中隔离、治疗江夏区各社区、武汉协和医院江南医院(江夏区第一人民医院)、江夏区中医医院及武汉市其他区域转来的确诊新冠肺炎轻型病例的临时医院,目的是最大限度地控制传染源,切断传播途径,避免在社区造成交叉感染,从而最终控制新冠肺炎的流行。同时给予及时、规范的密切观察和治疗,防止病情进一步加重,降低病重率和病死率。

注重在疫情防控工作中积极发挥中医药作用，并进行科学的健康教育、心理疏导、人文关怀；还具备一定的社区管理特点。

同时，江夏方舱医院规划了中医治疗区，便于开展中西医结合治疗。如在护士站旁边，配备开展中医适宜技术诊疗的设备，如艾灸用具、穴位贴敷治疗盘、耳穴压豆物品、热疗仪等；还在舱内安装宽屏电视，播放中医功法锻炼的视频、微电影等。

江夏区人民政府设立综合协调组（内外联络）、医疗保障组（医护人员、药品、设施、检验、防护物资）、后勤服务组（物业管理、水电气保障、办公用品、后勤）、安保组（院内外治安）、设施设备组（设施设备保障）、服务保障组（负责住宿、供餐、出行、住处个人防护）。各组设立负责人对接方舱医院各项事宜。

医院设置院感委员会，由医院院长，分管医疗、护理、院感、后勤的副院长，病区行政主任，病区护士长组成，定期召开例会。由分管院感的副院长牵头设立院感工作小组，人员包括病区护士长、院感医生、院感护士，负责日常院感防控工作。

医疗救治按照医疗队进行模块化管理。组建成 5 个病区，为"天一、豫二、陕三、湘五、苏六"病区，并实行科主任、护士长管理体制。建立中医师每日巡诊制度，要求各病区的中医师每日必须巡诊 1 次，进行中医药辨证论治，观察中医药的不良反应，并日报。从制度层面保障了中西医结合的临床救治。

此外，江夏方舱医院制订各项规章制度十余则，包括出入院管理制度、会诊制度、感染管理制度、突发应急事件预案等；

定期开展医护人员先进个人评比；针对患者开展"三好舱友"评选；成立患者临时党支部等，充分发挥党员患者的带头作用。

二、治疗方法

（一）中医综合治疗手段丰富多样、全程覆盖

首先，江夏方舱医院在整体层面进行统一部署，由院部统一给每位患者发放中药汤剂——"新冠 2 号"（宣肺败毒汤）、"新冠 3 号"（清肺排毒汤）。其次，进行分门别类，分层指导，在充分梳理轻型新冠肺炎患者临床特征的基础上，院部专家组拟定了 4 张分别针对"发热""咳嗽""无特殊症状""焦虑失眠"的中药协定处方，形成院部第二层面的治"疫"利器，由各省队所辖病区中医专家查房，对证使用，不但发挥了中医辨证论治的优势，而且是对前期统方群治有力的补充。

除此之外，江夏方舱医院还运用中医药个性化诊疗手段来缓解患者的痛苦，具体体现在区别症情的分层处置方面。

第一，一线值班医生遇到患者有特殊痛苦反应和特殊突发病症时，由各病区中医专家发挥各自主观能动性和特长，根据患者的不同病症，灵活选用针灸、外治、温灸、耳压、经络拍打等手段，以快速解决患者的病痛。

第二，对于多次核酸阳性难以转阴，或胸部 CT 提示病变吸收不良的患者，针对性采用具有清化解毒、化湿祛瘀等作用的中药进行治疗。

（二）大医精诚，视患如亲，身心共治

中医素有七情致病之说，而新冠肺炎患者大多处于焦虑、担忧、恐惧之中，这对于患者的恢复是极为不利的。而江夏方舱医院的中医医护人员用细心慈善、温暖如春式的诊疗方式，很大程度上消除了新冠肺炎患者的恐慌与焦虑，促进了疾病的恢复，也同时发扬了中医人"大医精诚、仁心仁术"的精神。

（三）分层施教养生功法，发挥中医促康复特长

江夏方舱医院各病区根据新冠肺炎患者的病情、年龄、体质状况，分层使用具有中医特色的锻炼项目。例如，对于年轻、体质较好、病情较轻的患者，由值班医护适时教授太极拳、八段锦；对于病情较为复杂、年龄偏大、体质较弱的患者，适时教授"太极六气功法"和"呼吸吐纳功法"等运动量较小的锻炼项目，以愉悦心情，减轻焦虑，促进病情恢复；对于符合出院条件的患者，给予具扶助正气、清理余邪作用的中药，以达到瘥后防复的效果。

三、疗效总结

江夏方舱医院共计床位 719 张，自 2020 年 2 月 14 日至 2020 年 3 月 10 日共接诊 564 名患者，其中男性 273 例，女性 291 例，年龄 7 ~ 77 岁，平均年龄 46.44 岁。治疗上均给予中医药为主的中西医结合治疗。以宣肺败毒汤和清肺排毒汤为主，少数人配合颗粒剂随证加减，多数患者辅以太极、八段锦和穴位贴敷等。经治疗后，患者体温控制良好。99% 患者体温低于

37℃。患者 CT 影像学表现在治疗后显著改善。患者咳嗽、发热、乏力、喘促、咽干、胸闷、气短、口苦、纳呆等临床症状较治疗前也明显改善，整个过程中没有一例患者转为重型。而武汉另一家方舱医院所收治的 330 例轻型和普通型患者，没有在中医师指导下规范使用中医综合治疗，有 32 例患者转成重型，转重比例近 10%，相比之下可以说明江夏方舱医院在防止新冠肺炎患者病情转重方面有着明显的优势。

江夏方舱医院中医模式，在武汉抗击新冠肺炎疫情中起到了巨大作用，实属"中国创举"，其治防结合（治疗与预防结合）、中西结合（中医与西医结合）、医患结合（医护与患者配合，由被动接受转变为主动配合）、内外结合（内服与外治结合），针法、灸法改善症状的效果快捷，配合情志安抚，促进病愈康复，节省医疗资源，独具特色。江夏方舱医院在运行的 26d 的时间里，共收治 564 例患者，治愈出院 394 例，无一例转为重型，并达到"六个零"的好业绩：零死亡、零转重、零复阳、零回头、零感染（包括医护人员、后勤安保人员）、零投诉，为中国传染病公共防控体系建设起到了示范作用。

方舱医院情况见图 8.1～图 8.10。

图 8.1　江夏方舱医院外景

图 8.2　江夏方舱医院正门

图 8.3　张伯礼院士（左五）、刘清泉教授（左六）
与诸位专家合照

图 8.4　江夏方舱医院内部构造

图 8.5　医护人员为患者诊脉（图片来源：人民网）

图 8.6　医护人员为患者诊察舌象（图片来源：人民网）

图 8.7 医护人员为患者发药

图 8.8 医护人员查房

图 8.9　张伯礼院士与天津中医药大学医疗队关舱留影（1）

图 8.10　张伯礼院士与天津中医药大学医疗队关舱留影（2）

第九章　临床药物研究介绍

　　新冠肺炎疫情，给我国乃至全球的公共卫生事业带来了巨大的冲击，尽管目前国内疫情已经得到了基本控制，但在全球范围内疫情仍呈蔓延的趋势，尽快遏制新冠肺炎疫情的发展已变得刻不容缓。因此，广大医务工作者在与新冠病毒斗争的过程中不断总结经验，积极探索新冠肺炎治疗的有效药、特效药，包括开展老药新用，对多种已上市抗病毒药物进行治疗新冠肺炎的再评价。我国拥有中医和西医两套医学体系，得益于制度的优势，使得我国在抗击新冠肺炎疫情中取得了全球瞩目的成绩。尤其是中医师在本次疫情过程中积极参与，整建制组织国家中医医疗队，承包方舱医院、定点医院病区等；采用中药汤剂、中成药，配合针灸、按摩、穴位贴敷、耳穴压豆等治疗方法；并组织轻型、普通型患者集体参加太极拳、八段锦等体疗活动，取得了良好的疗效，积累了宝贵的经验，成为中国方案的亮点，受到海内外的关注。同时，大疫出良方，筛选出"三药三方"，并进行评价和研究。目前为止，已有多项关于治疗新冠肺炎的药物临床研究正在实施，并且相关研究成果已陆续发表。本章节根据中国《新型冠状病毒肺炎诊疗方案》和世界卫生组织推荐应用的部分药物，并结合当前最新的药理和临床相关研究成果，介绍如下。

第一节　中　药

辨证论治虽为中医药理论的重要组成部分，但在面对新冠肺炎这类疫病时，必须将辨病论治与辨证论治相结合。辨病论治是针对此次疫病的病因及其根本病机，拟定相对固定的"通治方"来及时有效地控制疫情，并在有需要时结合患者当前的症状和体征，以辨证论治为指导，进一步针对性治疗，给予患者最好的治疗效果。随着现代医学及科学技术水平的进步，中成药作为拥有稳定疗效的药物，发挥了中医药辨病论治优势，为临床治疗提供了便利。在本次新冠肺炎疫情期间，张伯礼院士团队根据病毒性肺炎致病特点，从抑制病毒复制、抑制机体过度炎症反应、调节免疫平衡、调节肺纤维化等角度出发，筛选出了一批用于治疗新冠肺炎的有效中成药，为临床提供了参考，并分析了已上市中成药在冠状病毒性肺炎治疗效果方面的相对优势。国家中医药管理局在中央指导组指示下根据在新冠肺炎临床治疗中所积累的经验，推出行之有效的抗击新冠肺炎的中成药和方剂，代表药物为"三药三方"：连花清瘟胶囊、金花清感颗粒、血必净注射液三种中成药和清肺排毒汤、宣肺败毒方、化湿败毒方三个创新方剂，被《新型冠状病毒肺炎诊疗方案》采用并推荐在临床使用。

一、已上市中成药筛选

根据已发表的文献，系统整理具有抗病毒作用的中成药及其可能的作用机制，筛选出可能对新冠肺炎有效的药物。通过计算机辅助虚拟筛选结合细胞及动物实验快速筛选中成药。

构建了包含 180 种药材、3410 个化合物、725 个组分的信息数据库，同时构建了新冠病毒 Plpro、RDRP、3CLpro、Spike 四个关键蛋白计算模型，通过计算机辅助虚拟筛选抗病毒中成药。结果发现连翘解毒片、连翘解毒丸、芎菊上清丸、牛黄清心丸局方、防风通圣丸、利咽解毒颗粒、清瘟解毒片、清瘟解毒丸等中成药具有较好的抗病毒作用。

通过脂多糖（LPS）诱导 RAW264.7 细胞，建立体外炎症损伤模型，用 Griess 法检测细胞上清液中一氧化氮（NO）生成量，用酶联免疫法检测细胞因子 TNF-α、IL-1β、IL-2、IL-6、IL-10 分泌量，对收集的已上市中成药开展抑制炎症因子释放的研究。发现牛黄清心丸局方、藿香正气软胶囊、牛黄解毒丸、穿心莲内酯滴丸等中成药对 LPS 诱导 RAW264.7 细胞生成 NO 及细胞因子分泌均有显著抑制作用，提示这四种中成药能够抑制炎症因子活性。

基于肺成纤维细胞的抗胶原沉积药物筛选，发现已收集的中成药中有 19 种中成药在细胞水平上对胶原沉积有改善作用，分别是藿香正气水、清喉利咽颗粒、清瘟解毒片、清开灵注射液、痰热清注射液/胶囊、八宝丹胶囊、香薷饮、复方芩兰口服液、止嗽定喘丸、清金止嗽化痰丸、连翘败毒片、通宣理肺片、牛黄清心丸局方、牛黄解毒丸、复方一枝黄花喷雾剂、清热灵颗粒、清热解毒口服液、蒲地蓝消炎片。

通过快速筛选，系统总结中成药在病毒复制、"细胞因子风暴"、肺纤维化等环节的作用，分析其应用于病毒性肺炎临床治疗的可行性，可为中成药在新冠肺炎的临床使用中提供重要的依据和参考。

二、诊疗方案推荐的"三药三方"

（一）金花清感颗粒

金花清感颗粒由金银花、石膏、麻黄（蜜炙）、苦杏仁、黄芩、连翘、浙贝母、知母、牛蒡子、青蒿、薄荷、甘草等组成，具有疏风宣肺、清热解毒的功效，是用于治疗甲型 H1N1 流感的中成药。金花清感颗粒推荐用于新冠肺炎医学观察期以乏力伴发热为临床表现的患者。

药理作用：金花清感颗粒能够明显降低患者血清中各细胞因子水平，增强免疫功能。网络药理学与分子对接技术预测发现该药物中的芒柄花黄素、豆甾醇、β-谷甾醇、去甲脱水淫羊藿黄素为潜在的抗新冠肺炎活性成分，高亲和力结合 SARS-CoV-2 3CL 水解酶和 ACE2，作用于 PTGS2、HSP90AB1 和 HSP90AA1 等靶点，调节多条信号通路，发挥抗 SARS-CoV-2

作用。另一项运用网络药理学及高通量分子对接技术的研究，筛选金花清感颗粒中与人类新冠病毒 3CL 水解酶及 ACE2 受体蛋白结合活性较好的有效化合物。结果发现，金花清感颗粒共筛选有效活性化合物 276 种，涉及靶标基因 325 个，"药物 – 活性化合物 – 靶标"网络图中筛选出关键化合物 11 个。研究认为金花清感颗粒中 3– 甲氧基光甘草定、粗毛甘草素 C、甘草查尔酮 B 等活性成分与人类新冠病毒 3CL 水解酶及 ACE2 受体蛋白结合活性较强，并且通过多种生物学途径及通路发挥干预新冠肺炎的作用。

临床研究：一项金花清感颗粒治疗轻型新冠肺炎患者的随机对照试验（RCT），将 123 例新冠肺炎患者随机分组，其中治疗组为金花清感颗粒联合常规治疗，对照组为常规治疗，用药 5d，观察临床症状消失率、中医证候量表评分、住院率、汉密尔顿焦虑量表评分和门诊满意度评分，以及不良反应发生率。结果发现对于临床发热、咳嗽、乏力、咳痰症状消失率、中医证候量表评分、汉密尔顿焦虑量表评分，治疗组较对照组明显降低，且差异有统计学意义。提示金花清感颗粒能显著减轻轻型新冠肺炎患者的发热、咳嗽、乏力、咳痰等临床症状，缓解患者心理焦虑。

一项回顾性研究显示，首都医科大学附属北京佑安医院 2020 年 1 月 24 日至 2 月 17 日确诊的 80 例新冠肺炎病例均接受对症和支持治疗，其中治疗组 44 例患者在入院 24h 内服用金花清感颗粒，对照组 36 例患者不服用或服用时间小于 2d，比较了两组患者的病毒核酸检测时间和肺炎吸收改善情况。结果发现治疗组病毒核酸检测平均时间为（7±4）d，对照组为（10±4）d（P=0.010）；治疗组 7d 病毒清除率明显高于对照组（P=0.009）；胸部 CT 结果显示治疗组肺炎恢复时间为（8±4）d，明显短于对照组（10±5）d（P=0.021）。提示金花清感颗粒可有效缩短病毒核酸转阴时间，促进肺部炎性渗出液吸收，并且无明显不良反应。

（二）连花清瘟胶囊（颗粒）

连花清瘟胶囊（颗粒）是应用于流行性感冒，属热毒袭肺型的中成药制剂，由银翘散合麻杏石甘汤化裁而来，其组成包括：连翘、金银花、炙麻黄、炒苦杏仁、石膏、板蓝根、绵马贯众、鱼腥草、广藿香、大黄、红景天、薄荷脑、甘草。推荐用于新冠肺炎医学观察期以乏力伴发热为临床表现的患者。

药理作用：连花清瘟胶囊（颗粒）具有清瘟解毒、宣肺泻热的功效。经网络药理学分析得知连花清瘟胶囊（颗粒）治疗新冠肺炎涵盖共同靶点 55 个，其作用机制可能与广谱抗病毒、抑菌退热、止咳化痰、调节免疫等作用有关。钟南山院士团队对其抗病毒能力及机制进行初探，结果显示连花清瘟胶囊（颗粒）虽然对 SARS-CoV-2 病毒抑制作用较弱（IC50=411.2μg/mL），却能够显著降低炎症因子 TNF-α、IL-6、CCL-2/MCP-1 和 CXCL-10/IP-10 的 mRNA 水平，起到抗 SARS-CoV-2 引起的肺部炎症的作用。

临床研究：回顾性分析武汉市 3 家医院 102 例新冠肺炎普通型患者（51 例连花清瘟颗粒联合常规治疗患者 vs. 51 例常规治疗患者），发现连花清瘟颗粒能改善患者临床症状，降低普通型转重型的发生率，促进核酸转阴。另外一项针对连花清瘟胶囊（颗粒）联合常规疗法治疗新冠肺炎疑似病例（63 例）的回顾性研究发现，它可明显改善疑似病例发热、咳嗽、乏力、气促等症状。

除上述两项试验，由钟南山、李兰娟、张伯礼三位院士参与指导的、全国 9 省份 23 家医院共同完成的连花清瘟胶囊治疗新冠肺炎的前瞻性、随机、对照、多中心临床研究结果已发布。该研究纳入 284 名患者，随机分为治疗组（连花清瘟胶囊或连花清瘟胶囊联合常规治疗）和对照组（常规治疗）各 142 例。结果发现治疗组患者缓解率为 91.5%，显著高于对照组 82.4%（P=0.022）。且治疗组发热、疲劳和咳嗽的症状时间缩短了 1d、3d 和 3d。在全分析集下，治疗组患者的肺部 CT 影像学表现改善率达 83.8%，而对照组为 64.1%；治疗组的总体临床治愈率为 78.9%，对照组为 66.2%。然而，两组在转化为重型病例和病毒核酸检测结果方面无显著性差异（P>0.05）。结果提示连花清瘟胶囊可改善新冠肺炎患者临床症状，且安全性良好。

（三）血必净注射液

血必净注射液由红花、赤芍、川芎、丹参、当归五味中药提取物组成，是基于我国著名中西医结合急救专家王今达教授的"四证四法"中医治则及"菌毒炎并治"理论研制而成。血必净注射液于 2004 年被批准为国家二类新药，是我国唯一被批准治疗脓毒症（sepsis）、全身炎症反应综合征（SIRS）和多器官功能障碍综合征的中成药。《新型冠状病毒肺炎诊疗方案》推荐用于全身炎症反应综合征和（或）多器官功能障碍综合征的患者。

药理作用：血必净注射液可通过"多成分－多靶点－多通路"作用机制发挥抗炎、调节凝血、血管内皮保护、免疫调节等作用。广州呼吸健康研究院杨子峰课题组观察血必净注射液对 SARS-CoV-2 的体外抗病毒药效，初步发现血必净注射液具有一定的体外抗病毒作用，能显著抑制 SARS-CoV-2 诱导的炎症因子 IL-1β、IL-6、MCP-1 mRNA 的过度表达，并呈剂量依赖关系。

临床研究：一项由复旦大学中山医院牵头，联合 33 家医院完成的血必净注射液与安慰剂对照治疗重型肺炎疗效的随机对照试验，纳入了 710 例重型肺炎患者。结果显示，血必净注射液联合常规治疗组肺炎严重指数（PSI）8d 内改善率较安慰剂组高（60.78% vs. 46.33%），且血必净注射液能显著降低重型肺炎患者 28d 病死率（15.87% vs. 24.63%），缩短机械通气时间（11.0d vs. 16.5d）和 ICU 住院时间（12d vs. 16d）。提示血必净注射液具有降低重型肺炎病死率的临床价值。

一项纳入 44 例普通型新冠肺炎患者的回顾性研究，分为血必净联合常规抗病毒治疗的治疗组 22 例和常规抗病毒治疗的对照组 22 例。发现在常规抗病毒治疗基础上，联合应用血必净注射液能够促进新冠肺炎普通型患者肺部病灶吸收并提高疗效，减少重型病例的发生，但在改善炎症指标及促进病毒核酸转阴方面疗效并不明显。另一项由广州医科大学附属第一医院负责，由钟南山、邱海波等专家牵头启动的"血必净治疗新冠肺炎疗效的前瞻性队列研究"，截至 2020 年 3 月 20 日，共有 28 家医院参加，累计纳入重型病例 166 例，目前研究结果尚未公开发表。

（四）清肺排毒汤

清肺排毒汤为国家卫生健康委员会和国家中医药管理局推荐的处方，其来源于张仲景《伤寒杂病论》，包括麻杏石甘汤、射干麻黄汤、小柴胡汤、五苓散等经典方剂。《新型冠状病毒肺炎诊疗方案》推荐使用于确诊病例中轻型、普通型患者，而重型、危重型患者需结合实际情况使用。

药理作用：清肺排毒汤具有宣肺透邪、清热化湿、健脾化饮的功效。网络药理学分析发现，清肺排毒汤有 217 个中药成分靶点，51 个与新冠肺炎相关靶点，对 TNF 信号通路、IL-17 信号通路、NF-κB 信号通路及 Th17 细胞分化等 30 多条信号通路进行调控，抑制炎症反应，调节免疫功能，减轻肺损伤，保护神经功能，从而达到治疗新冠肺炎的目的。

临床研究：据国家中医药管理局网站消息，2020 年 1 月 27

日，国家中医药管理局以临床急用、实用、效用为导向，紧急启动"防治新型冠状病毒感染的肺炎中医药有效方剂筛选研究"专项，在山西、河北、黑龙江、陕西四省试点开展清肺排毒汤救治新冠肺炎患者临床疗效观察。重点观察确诊患者乏力、发热、咳嗽、咽痛、纳差等症状及影像学表现变化情况，旨在迅速找到针对本次疫病有良好疗效乃至特效的核心方药。截至 2020 年 2 月 5 日，4 个试点省份运用清肺排毒汤救治确诊病例 214 例，3d 为 1 个疗程，总有效率达 90% 以上，其中 60% 以上患者症状和影像学表现改善明显，30% 患者症状平稳且无加重。在一项纳入 60 例患者的清肺排毒汤加减方联合抗病毒药物治疗新冠肺炎的回顾性研究中，清肺排毒汤联合常规治疗组和常规治疗组各 30 例，3d 为 1 个疗程，经治疗后联合用药组治愈率为 90%，对照组治愈率为 83.33%。结果提示清肺排毒汤加减方联合抗病毒药物能显著缩短新冠肺炎患者住院时间、临床症状好转时间及肺部 CT 影像学表现改善时间。

（五）化湿败毒方

化湿败毒方由中国中医科学院医疗队在国家诊疗方案推荐的方剂基础上，结合武汉市金银潭医院临床救治情况总结而成。其组成包括生麻黄、杏仁、生石膏、甘草、藿香、厚朴、苍术、草果、法半夏、茯苓、生大黄、生黄芪、葶苈子、赤芍共 14 味中药，《新型冠状病毒肺炎诊疗方案》新增推荐用于重型疫毒闭肺证患者。

药理作用：化湿败毒方具有解毒化湿、清热平喘的功效。中国中医科学院运用本方治疗冠状病毒感染的实验小鼠，发现其能降低肺部病毒载量 30%。另外，生物信息学研究发现，本方包含的 14 味药中有 10 味药与病毒的 Mpro 及 Spike 蛋白有结合力，其余 4 味中药的作用主要体现在对免疫、炎症及相关信号通路的影响。化湿败毒方含槲皮素、木犀草素和山奈酚等多种活性成分，可能通过作用于多个靶点、多种通路，从抗炎、抗病毒、抗氧化、调节免疫等方面治疗新冠肺炎。

临床研究：化湿败毒颗粒已通过多次临床试验验证，初步结果提示其有助于缩短核酸转阴时间，改善患者症状。此方于 2020 年 3 月 18 日获得国家药品监督管理局新药临床试验批件，这也是国家药品监督管理局批复的首个治疗新冠肺炎的中药临床批件。

（六）宣肺败毒方

宣肺败毒方由天津中医药大学张伯礼教授和北京中医医院刘清泉教授共同拟方，从麻杏石甘汤、麻杏薏甘汤、千金苇茎汤和葶苈大枣泻肺汤等多个经典名方中优选方药结合组分中药筛选研制而成。宣肺败毒方适用于轻型、普通型患者，在本次疫情中发挥了重要作用。

药理作用：宣肺败毒方具有宣肺化湿、清热透邪、泻肺解毒的功效。通过网络药理学预测，宣肺败毒方 13 味中药有 10 味归肺经，其主要化学成分的 1224 个潜在靶标中有 326 个与新冠肺炎相关，其中 109 个重要靶标富集在与病毒感染和肺部损伤相关的疾病通路中。这些重要靶标调控的主要通路涉及病毒感染、能量代谢、免疫炎症、细菌感染等方面。通过对炎症因子 IL-6、IL-8 以及相关 T 细胞（Th17、Th1、Th2）等的调控，有助于抑制"细胞因子风暴"和过度免疫的激活，加速轻型患者恢复，预防转重。另一项有关宣肺败毒方的网络药理学研究，发现该方主要化学成分协同调控 286 个关键靶点和 21 条信号通路，其中包含 28 个呼吸道病毒感染相关基因、68 个白介素细胞因子活化基因以及 17 个肺部损伤相关基因，具有避免或缓解"细胞因子风暴"、保护肺脏等器官的作用。研究显示，宣肺败毒方主要通过黄酮类和植物甾醇类活性成分与 SARS-CoV-2 的 ACE2 和 3CLPro 受体结合，抑制病毒入侵及病毒复制，在病毒感染细胞后可能通过调节 IL-6、MAPK3、MAPK1、IL-1β、CCL2、EGFR、NOS2 等关键靶点发挥抗炎、抗"细胞因子风暴"、抗氧化、调节机体免疫的作用来治疗新冠肺炎。

临床研究：宣肺败毒方在武汉市中医医院、湖北省中西医结合医院、武汉大花山方舱医院等单位开展了临床研究，结果显示宣肺败毒方在改善轻型、普通型新冠肺炎患者临床症状，改善肺部影像学表现，降低转重率等方面具有一定优势。

三、推荐的其他中成药

（一）藿香正气胶囊（丸、水、口服液）

藿香正气散出自《太平惠民和剂局方》，其组成包括：大腹皮、白芷、紫苏、茯苓、半夏、白术、陈皮、厚朴、苦桔梗、藿香、甘草。通过现代制剂技术，现已经开发水剂（口服液）、丸剂及胶囊剂，便于临床选择。藿香正气胶囊（丸、水、口服液）常用于新冠肺炎医学观察期以乏力伴胃肠不适为临床表现的患者。

药理作用：藿香正气胶囊（丸、水、口服液）具有解表化湿、理气和中的作用。运用网络药理学与分子对接法探索藿香正气口服液预防新冠肺炎的活性化合物，发现药材 – 化合物 – 靶点网络包含了 10 种药材、123 个化合物，相应靶点基因 257 个。藿香正气口服液中的化合物能通过与 ACE2 结合作用于 PTGS2、HSP90AB1、AR、CAMSAP2 等靶点，调节多条信号通路，从而发挥对新冠肺炎的防治作用。

临床研究：由成都中医药大学附属医院牵头的新冠肺炎疫情期间预防性给予藿香正气口服液联合金蒿解热颗粒的研究，结果显示其可有效预防社区居民感冒等呼吸道疾病的发生。

（二）疏风解毒胶囊

疏风解毒胶囊用于风热型急性上呼吸道感染。其组成包括：虎杖、连翘、板蓝根、柴胡、败酱草、马鞭草、芦根、甘草。推荐用于新冠肺炎医学观察期以乏力伴发热为临床表现的患者。

药理作用：疏风解毒胶囊具有广谱抗病毒作用。网络药理学研究发现，疏风解毒胶囊中的化学成分可通过与关键靶蛋白 IL–6、ALB、MAPK3 等结合，干预多种生物学过程及通路，治疗新冠肺炎患者。另一研究使用网络药理学方法发现疏风解毒胶囊中有符合条件的化合物 176 个、蛋白靶点 237 个。疏风解毒胶囊防治新冠肺炎的潜在靶点有 48 个，关键靶点有 IL-10、IL-6、PTGS1、PTGS2、GSK3B、STAT-1 等，潜在信号通路有 IL-17 信号通路、HIF-1 信号通路、Toll-like 受体信号通路、T 细胞受体信号通路、VEGF 信号通路。提示疏风解毒胶囊可通过调控关键靶点和潜在信号通路防治新冠肺炎，发挥解热、抗炎、平衡免疫、抗病毒等作用。

临床研究：疏风解毒胶囊是临床常用药物，对慢性阻塞性肺疾病、社区获得性肺炎、过敏性鼻炎均有效。两项关于疏风解毒胶囊联合阿比多尔治疗新冠肺炎的临床疗效评价已经发布，其中一项显示联合用药可缩短发热、干咳、鼻塞、流涕、咽痛、乏力和腹泻等临床症状消失时间和病毒转阴时间。另外一项对西医常规检查指标进行分析，发现联合用药可显著升高白细胞、淋巴细胞水平，提高肺部感染灶吸收率，且不良反应相对较少。

（三）喜炎平注射液

喜炎平注射液主要成分为穿心莲内酯磺化物，可用于治疗支气管肺炎、腮腺炎等。《新型冠状病毒肺炎诊疗方案》推荐用于重型患者。

药理作用：喜炎平注射液抗病毒机制主要体现如下。①占据病毒复制 DNA 与蛋白质结合位点，阻止蛋白质对 DNA 片段的包裹，从而使病毒不能正常复制。②抑制病毒包膜表面糖基蛋白荧光肽的裂解，阻止病毒入侵细胞。③影响病毒诱导的视黄酸诱导基因Ⅰ样受体（RLRs）信号通路。

临床研究：通过对喜炎平注射液联合奥司他韦治疗流行性感冒的Meta分析发现，联合用药可缩短退热时间和住院时间，总有效率优于单用奥司他韦组。另外，喜炎平注射液治疗小儿支气管肺炎的临床观察发现，其在咳嗽、气促、发热、啰音消失时间和改善肺功能上均优于利巴韦林组，说明喜炎平注射液具有较强的抗炎、止咳、提升机体免疫力作用。

（四）热毒宁注射液

热毒宁注射液由青蒿、金银花、栀子组成，具有清热、疏风、解毒的功效，适用于外感风热所致感冒、咳嗽等。《新型冠状病毒肺炎诊疗方案》推荐用于病毒感染或合并轻度细菌感染的患者。

药理研究：运用网络药理学及分子对接方法探索热毒宁注射液治疗新冠肺炎的活性化合物与潜在作用机制，发现热毒宁注射液中有50种活性成分、231个作用靶点，与新冠肺炎重合的靶点有43个，主要涉及炎症、细菌感染、病毒感染等。分子对接结果表明芹菜素、木犀草素、槲皮素、山奈酚等核心成分与推荐的抗新冠肺炎药物亲和力相近。结果提示热毒宁注射液防治新冠肺炎的潜在作用机制可能与调节免疫、抗病毒、抑菌等方面有关系。

临床研究：一项热毒宁注射液联合甲泼尼龙治疗重型新冠

肺炎的回顾性研究中，热毒宁注射液联合甲泼尼龙组 21 例，甲泼尼龙组 26 例，结果发现热毒宁注射液联合甲泼尼龙组患者在治疗后白细胞、IL-6、IL-17、CRP 水平明显降低（$P<0.05$），IL-4 水平明显升高（$P<0.05$），且住院时间、入住 ICU 时间明显缩短（$P<0.05$）。

（五）痰热清注射液

痰热清注射液含有黄芩、熊胆粉、山羊角、金银花、连翘等。《新型冠状病毒肺炎诊疗方案》推荐用于病毒感染或合并轻度细菌感染的患者。

药理作用：通过网络药理学和分子对接方法研究痰热清注射液治疗新冠肺炎的潜在作用机制，筛选得到痰热清注射液中的 54 个类药性良好的活性成分，对应靶点 287 个，其中共同靶点 54 个、关键靶点 34 个。分子对接结果显示山柰酚、槲皮素、黄芩素、木犀草素和汉黄芩素与 SARS-CoV-2 3CL 水解酶具有较好的亲和力。结果提示痰热清注射液的核心化合物可通过与 SARS-CoV-2 3CL 水解酶结合，发挥抗病毒作用。

临床研究：痰热清注射液临床多用于治疗流行性感冒、急性化脓性扁桃体炎、咽炎、肺炎、支气管炎等多种疾病。一项关于痰热清注射液治疗慢性支气管炎急性发作期的 Meta 分析纳入 23 个随机对照试验，涉及 1901 名患者，发现痰热清注射液联合西药治疗慢性支气管炎急性发作期较仅使用西药有更好的疗效，在改善临床症状上更具有优势。

（六）醒脑静注射液

醒脑静注射液含有麝香、郁金、冰片、栀子等，具有清热解毒、凉血止血、开窍醒脑的功效。《新型冠状病毒肺炎诊疗方案》推荐用于高热伴意识障碍患者。

药理作用：运用网络药理学方法筛选出醒脑静注射液中的105个活性成分、928个药物靶点、741个冠状病毒靶点、611个神经保护靶点。药物-疾病共同靶点83个，核心成分12个，关键靶点7个，涉及乙型肝炎通路、致癌通路、TNF、HIF-1及VEGF信号通路等。醒脑静注射液中的核心成分绿莲皂苷元、山奈酚等可能通过作用于PARP1、PTGS2、MMP9、CDK2、ADORA2A、ALOX5、GSK3B等关键靶点，干预多种信号通路，调控炎症反应、细胞凋亡、氧化应激、血管生成等过程，改善SARS-CoV-2对神经系统的损害，还可能与3CLMpro、ACE2和complex结合以抑制病毒复制及对宿主细胞的感染。

临床研究：醒脑静注射液临床用于治疗脑血管疾病、重型脑外伤、急性中毒、血管性认知障碍、病毒性脑炎、小儿外感高热等。一项醒脑静注射液治疗脑卒中合并意识障碍的Meta分析，纳入22个随机对照试验，共2051例患者。结果提示联合应用醒脑静注射液较单纯常规治疗可更明显地提高患者格拉斯哥昏迷评分，改善脑卒中后意识障碍患者的意识水平，且不良反应少，安全性较好。另外，醒脑静注射液联合纳洛酮治疗脑血管病意识障碍在总有效率、意识转清时间、巴塞尔（Barthel）

指数、格拉斯哥昏迷评分、血肿量、不良反应发生率等方面均优于对照组，疗效显著。

第二节　化学药品

自进入 20 世纪以来，病毒成为导致重大流行性传染病发生的主要原因之一，如人类免疫缺陷病毒（HIV）、SARS 病毒、甲型 H1N1 流感病毒、埃博拉病毒，以及引起本次疫情暴发的新冠病毒。在此次新冠肺炎疫情期间，我国通过体外试验筛选了包括瑞德西韦、磷酸氯喹、法匹拉韦等多种具有抗病毒活性的药物，并开展了相关临床试验，取得了一定的成果。在世界范围内，世界卫生组织也积极开展了"Solidarity"试验，以评价干扰素、氯喹 / 羟氯喹、瑞德西韦和洛匹那韦 / 利托那韦四种药物抗新冠病毒临床疗效。

一、抗病毒药物

（一）干扰素

干扰素（IFN）是细胞因子的一种，具有广谱抗病毒、抗肿瘤及免疫调节的作用。其中，IFN-α 是由人体白细胞产生的具有较强广谱抗病毒作用的干扰素，临床常用注射用重组人 IFN-α 2b。

药理作用：IFN 是细胞在感受病毒感染时产生的具有免疫保护作用的糖蛋白。它可与细胞表面的 IFN 受体结合，激活络氨酸家族蛋白 JAK1 和 TYK2 激酶，磷酸化 STAT1-STAT2 二聚体，并与干扰素调节因子 9（IRF-9）结合形成干扰素刺激基因因子 3（ISGF3）。ISGF3 作为转录因子进入细胞核结合 IFN 刺激反应元件，激活干扰素刺激基因（ISGs，如 MxA、OAS 和 PKR 等）表达，发挥抗病毒作用。

临床研究：IFN 能有效治疗 SARS-CoV 和 MERS-CoV 感染，为其治疗 SARS-CoV-2 感染提供了借鉴参考。华中科技大学同济医学院附属协和医院呼吸与重症医学科纳入 77 例患者评价了 IFN-α2b、阿比多尔以及两药联合治疗中度新冠肺炎患者，结果提示，IFN-α2b 单用及联合阿比多尔均显著缩短了上呼吸道病毒感染时间并降低炎症标志物 IL-6 和 CRP 血清水平，提示 IFN 不仅仅可以改善新冠肺炎患者症状，且可通过抑制炎症指标加速病毒清除。

（二）法匹拉韦

法匹拉韦（favipiravir），主要成分为法维拉韦，化学分子式为 $C_5H_4FN_3O_2$，摩尔质量为 157.1g/mol。法匹拉韦是一种 RNA 依赖的 RNA 聚合酶（RdRp）抑制剂类广谱抗病毒药物，用于治疗成人新型或复发流感。

药理作用：法匹拉韦在体内转化为法匹拉韦核苷三磷酸形式。法匹拉韦核苷三磷酸通过模拟鸟苷三磷酸竞争性抑制病毒 RNA 依赖的 RNA 聚合酶，抑制病毒基因组复制和转录而发挥抗病毒作用。法匹拉韦核苷三磷酸还可渗入病毒基因，通过诱发致命性的突变发挥抗病毒作用。

药代动力学：法匹拉韦经口吸收良好，生物利用度高，人单次口服 400mg 的生物利用度大于 90%。法匹拉韦人血清蛋白结合率为 53.4% ~ 54.4%，分布于包括呼吸系统在内的全身组织，主要靶器官为造血组织、肝脏及睾丸。法匹拉韦主要通过肝脏代谢，主要从肾脏排泄，少量从胆汁排泄。

临床研究：作为广谱抗病毒药物，法匹拉韦对包括埃博拉病毒在内的多种病毒均有抑制作用，本次新冠肺炎疫情也对本药有效性进行评价。深圳第三人民医院对比观察法匹拉韦与洛匹那韦/利托那韦分别联合雾化吸入 IFN 治疗新冠肺炎患者，结果显示，相比于洛匹那韦/利托那韦联合 IFN 组，法匹拉韦联合 IFN 可更好地改善新冠肺炎患者疾病进展，缩短病毒清除时间达 7d（4d vs. 11d），提高肺部 CT 影像学表现改善率（91.4% vs. 62.2%），且不良反应发生率低。另外一项预发表 RCT 比较了法匹拉韦与阿比多尔的临床疗效，以 7d 恢复率为主要结局指标，以发热、咳嗽、辅助氧疗（AOT）和无创机械通气（NIV）应用比为次要结局指标，并收集安全性数据。最终发现与阿比多尔相比，虽然 7d 恢复率并无明显差异，但法匹拉韦在改善发热、咳嗽症状方面效果更佳。但值得注意的是，法匹拉韦易引起患者尿酸升高。

（三）阿比多尔

阿比多尔（arbidol），化学分子式为 $C_{22}H_{25}BrN_2O_3S \cdot HCl \cdot H_2O$，

摩尔质量为 531.9g/mol。阿比多尔主要用于治疗 A、B 型流感病毒等引起的上呼吸道感染。还可用于治疗其他多种病毒感染疾病，如乙型肝炎、丙型肝炎、出血热等。常用剂型包括胶囊、颗粒及片剂。

药理作用：阿比多尔是一种合成的小分子吲哚衍生物，既可以与细胞膜结合，又可以与芳香族氨基酸残基结合，作用于病毒融合蛋白，使病毒无法与宿主细胞融合，影响病毒复制、聚集以及释放，从而发挥直接抗病毒活性或增强宿主靶向抗病毒活性。

药代动力学：健康受试者单剂量口服阿比多尔 200mg，约 1.63h 后血浆中阿比多尔浓度达峰值（417.8±240.7）ng/mL，阿比多尔半衰期为（10.55±4.01）h。绝对生物利用度为 35.6%，肝脏中浓度最高，其次为胸腺、肾脏。给药后 48h，40% 药物以原型排出体外，其中粪便中排出 38.9%，尿中排出不足 0.12%。

临床研究：中山大学附属第五医院开展的一项回顾性队列研究，观察了 16 例服用阿比多尔联合洛匹那韦 / 利托那韦治疗的新冠肺炎患者，以及 17 例洛匹那韦 / 利托那韦单药治疗的新冠肺炎患者。经过诊断后随即用药 7d，阿比多尔联合洛匹那韦 / 利托那韦治疗组 12 名（75%）患者核酸转阴，而单用洛匹那韦 / 利托那韦治疗组仅 6 名（35%）患者核酸转阴；用药 14d，联合治疗组 15 名（94%）患者核酸转阴，单药组 9 名（52.9%）患者核酸转阴。CT 影像结果也提示联合治疗组效果更优。广州第三人民医院对比了两种药物的有效性及安全性，发现尽管两组在退热时间上没有差别，但是阿比多尔组在入院后第 14d，所有患者体内病毒核酸转阴，而洛匹那韦 / 利托那韦组仍有 44.1% 患者病毒核酸阳性，两组均无不良反应发生。

（四）利巴韦林

利巴韦林（ribavirin），化学分子式为 $C_8H_{12}N_4O_5$，摩尔质量为 244.21g/mol。利巴韦林是临床常用抗病毒药物，用于治疗呼吸道合胞病毒感染及丙型肝炎，首次发现于 20 世纪 70 年代。临床常用剂型有注射液、颗粒、片剂等。

药理作用：作为一种嘌呤核苷类似物，利巴韦林通过抑制肌苷酸 -5- 磷酸脱氢酶合成，阻断肌苷酸转变为鸟苷酸，减少病毒复制的原材料，阻断病毒 RNA 或 DNA 合成而发挥广谱抗病毒作用。经分子对接预测其与 RdRp 存在相互作用，提示其具有抗新冠病毒作用，但是，体外试验发现利巴韦林抗 SARS-CoV-2 的半数效应浓度（EC50）为 109.5μM，半数细胞毒性浓度（CC50）>400μM，选择指数仅大于 3.65。

药代动力学：口服吸收迅速，生物利用度约 45%，少量可经气溶胶吸入。口服后 1.5h 血药浓度达峰值，为 1 ～ 2mg/L。药物在呼吸道分泌物中的浓度大多高于血药浓度，能进入红细胞内，且蓄积量大。长期用药后脑脊液内药物浓度可达同时期血药浓度的 67%。本品可透过胎盘，也能进入乳汁，在肝内代谢，主要经肾排泄。72 ～ 80h 尿排泄率为 30% ～ 55%。

临床研究：香港大学袁国勇教授主持一项覆盖香港 6 家医院的前瞻性、随机开放的 Ⅱ 期临床试验，比较洛匹那韦 / 利托那韦单用与洛匹那韦 / 利托那韦联合利巴韦林和干扰素治疗新冠肺炎的有效性及安全性，共观察 127 名患者。结果发现联合用药组较单药组核酸转阴时间缩短了 5d（7d vs. 12d），且不良反应仅限于腹泻与呕吐，两组并无差异。但是此项研究并不能说明利巴韦林的有效性，所以仍需更多的临床研究来证实。

二、抗疟疾药物

（一）氯喹

氯喹（chloroquine），化学分子式为 $C_{18}H_{26}ClN_3$，摩尔质量为 319.9g/mol，早在 20 世纪 40 年代开始用于抗疟疾治疗，是青蒿素问世前抗疟疾主力之一，在"非典"期间证实了其抗病毒作用。磷酸氯喹是氯喹的磷酸盐。

药理作用：氯喹的抗病毒活性除了可升高核内体等多个细胞器的 pH 外，也可干扰宿主细胞表面 ACE2 受体糖基化，从而阻止病毒入侵及复制。除此之外，氯喹的亲溶酶体和免疫调节特性为其发挥抗病毒活性提供了强有力的支撑。经体外实验验证，氯喹可有效抑制 SARS-CoV-2 复制，EC50 值为 1.13μM。

药代动力学：氯喹具有较好的口服吸收率，口服液和片剂的生物利用度可分别达到 78% 和 89%，含镁制酸剂可降低其吸收率。其终末半衰期可达数天甚至数周，初始半衰期仅 1.6d。在 2 ～ 15mg/kg 范围内，药物代谢动力学曲线呈线性相关关系，大部分经 N- 脱烷基化作用在肝脏内代谢，经 CYP450 家族蛋白降解为去乙基氯喹和双去乙基氯喹，仍可发挥其抗疟疾作用。

临床研究：钟南山院士和单鸿教授团队在 12 家医院完成的一项针对新冠肺炎的前瞻性研究纳入磷酸氯喹治疗组〔500mg，每日 1 次（qd）或每日 2 次（bid）〕197 名以及对照组 176 名患者。结果显示磷酸氯喹可缩短病毒核酸转阴时间（均数 =6d）和发热持续时间，且无严重不良反应发生。中山大学在 2020 年 2 月初对磷酸氯喹治疗新冠肺炎也进行了试验研究，其中 10 例患者（3 例重型，7 例普通型）使用磷酸氯喹 500mg，qd，连续服用 10d，初始用药第 13d，所有患者核酸转阴，且能加速肺部影像学表现恢复，缩短住院时间。这期间虽有不良用药反应，但均不严重，主要有呕吐、腹痛、恶心等。

虽然国内临床试验结果较好，但是巴西学者进行的一项平行、双盲、随机、Ⅱb 期临床试验纳入 81 例患者，比较高剂量（600mg，bid）与低剂量（450mg，bid）磷酸氯喹治疗重型患者的安全性，高剂量组有较高的致死率（39% vs. 15%），和大于 500ms 的长 QT 间期（18.9% vs. 11.1%）等不良反应，由此该研究团队不推荐使用高剂量磷酸氯喹治疗新冠肺炎患者。

根据以上临床结果，虽可选择磷酸氯喹治疗新冠肺炎患者，但仍需进一步评价，且在使用时必须严格监控患者病情，特别注意 QT 间期延长的发生，禁止与大环内酯类药物联用，具体可参考由《中华结核和呼吸杂志》刊发的《磷酸氯喹治疗新型冠状病毒肺炎的专家共识》。

（二）羟氯喹

羟氯喹（hydroxychloroquine）是氯喹的衍生物，化学分子式为 $C_{18}H_{26}ClN_3O$，摩尔质量为 335.9g/mol，具有与氯喹相似的药理作用及药物代谢动力学。

临床研究：针对羟氯喹治疗新冠肺炎的一项系统评价及Meta 分析纳入 7 项研究、1358 名患者，其中仅 2 项研究显示可加速体温恢复，1 项研究提示可缩短咳嗽持续时间，而在病毒治疗、死亡率、预后及安全性方面并无获益，虽然与阿奇霉素（大环内酯类）联用一定程度上疗效优于对照组，但仍旧不可避免地发生 QT 间期延长等不良反应。《英国医学杂志》发表的一篇针对羟氯喹治疗新冠肺炎的开放随机对照试验纳入 150 名患者，其中 75 名患者服用羟氯喹联合标准治疗，75 名仅使用标准治疗，结果提示两组的 28d 核酸转阴率并无明显差异，且羟氯喹治疗组不良反应发生率为 30%，远高于对照组 9%，因此可以判定羟氯喹治疗新冠肺炎患者并无获益。

鉴于氯喹和羟氯喹的安全性问题，美国食品药品监督管理局（Food and Drug Admistraton，FDA）于 2020 年 4 月 30 日发出警告，提醒患者不要在医院外或临床试验监护外使用其治疗新冠肺炎。并于 2020 年 6 月 15 日，撤销了氯喹和羟氯喹的紧急使用权。随后，世界卫生组织发起的"Solidarity"试验中羟氯喹分支试验也在 2020 年 6 月 17 日宣布终止。综合以上分析，磷酸氯喹虽可在临床严密监控下选择应用，但须警惕药物间相互作用及不良反应的发生，并须进一步评价该药临床获益度。而羟氯喹则应按照世界卫生组织建议，不再继续应用于新冠肺炎治疗。

三、抗 HIV 药物

（一）洛匹那韦 / 利托那韦

洛匹那韦 / 利托那韦（lopinavir/ritonavir，LPV/r），化学分子式为 $C_{74}H_{96}N_{10}O_{10}S_2$，摩尔质量为 1349.7g/mol，LPV/r 属于蛋白酶抑制剂，是临床治疗艾滋病的一线用药，于 2005 年上市。临床有片剂和口服液两种剂型。

药理作用：LPV/r 是一种联合制剂。洛匹那韦是细胞色素 CYP3A4 和 P 糖蛋白的敏感底物，可以阻断 Gag-Pol 聚蛋白的分裂，导致新生病毒颗粒不成熟而无感染力。利托那韦是一种针对 HIV-1 和 HIV-2 天冬氨酰蛋白酶的活性拟肽类抑制剂，抑制 HIV 蛋白酶使其无法分解 Gag-Pol 聚蛋白前体，致使生成的 HIV 病毒颗粒为非成熟状态，另外，它可以抑制 CYP3A 介导的洛匹那韦代谢，从而提高洛匹那韦的浓度，产生协同作用。体外试验表明，LPV/r 可有效抑制 SARS-CoV，与 IFN-α 联合亦可有效抑制 MERS-CoV。

药代动力学：洛匹那韦基本上全部由肝脏 CYP3A 代谢，利托那韦抑制洛匹那韦的代谢，从而提高洛匹那韦的血药浓度。洛匹那韦 / 利托那韦的抗病毒活性主要由洛匹那韦产生，用药

4h 后洛匹那韦血药浓度达峰值，为（12.3 ± 5.4）μg/mL。洛匹那韦有 98% ~ 99% 与血浆蛋白结合，被肝细胞色素 P450 系统广泛代谢，超过 12h 给药间隔的洛匹那韦半衰期（从波峰到波谷）平均为 5 ~ 6h。

临床研究：浙江省瑞安市人民医院观察了 LPV/r 联合其他肺炎相关辅助药物治疗 42 例新冠肺炎患者，结果发现可加速退热，一定程度降低 CRP、白细胞浓度，加速核酸转阴且肝酶异常比例较小。然而，上海市公共卫生临床中心观察了 LPV/r 治疗 52 例普通型新冠肺炎患者，并未发现其临床症状得到改善，并且存在较高不良反应。曹彬教授针对 LPV/r 治疗重型患者进行了随机对照开放试验，在 LPV/r 治疗的 99 名患者中并未发现其可改善临床症状、降低死亡率，且 LPV/r 组存在相关胃肠道不良反应。因此，从上述数据可以看出 LPV/r 临床获益较低，其是否能有效治疗新冠肺炎，仍需进一步评价。

（二）达芦那韦

达芦那韦（darunavir），化学分子式为 $C_{27}H_{37}N_3O_7S$，摩尔质量为 547.7g/mol，是选择性 HIV-1 蛋白酶抑制剂，可以选择性抑制受感染细胞中 HIV 编码的 Gag-Pol 多聚酶的裂解，从而阻断成熟病毒颗粒的形成，用于治疗艾滋病。通过深度学习药物－靶标相互作用发现，达芦那韦对 SARS-CoV-2 解旋酶的 Kd 浓度仅 90.38nM，从中可以看出其抗新冠病毒作用。但是，其临床使用浓度下（EC50>100μM）并未起到抗 SARS-CoV-2 的作用，且通过观察部分平时服用达芦那韦治疗 HIV 的新冠肺炎患者，发现其并未起到预防新冠肺炎和改善肺功能的作用。

四、抗菌药

阿奇霉素

阿奇霉素（azithromycin），化学分子式为 $C_{38}H_{72}N_2O_{12}$，摩尔质量为 749g/mol。阿奇霉素是大环内酯类抗生素，现广泛应用于细菌感染引起的支气管炎、肺炎等下呼吸道感染的治疗。

药理作用：阿奇霉素通过和 50S 核糖体的亚单位结合及阻碍细菌转肽过程，从而抑制细菌蛋白质的合成。Didier 教授通过体外试验证明了羟氯喹和阿奇霉素协同作用可显著抵抗 SARS-CoV-2 感染，其机制可能在于上调 I 型和 III 型干扰素水平，发挥抗病毒效应。

药代动力学：阿奇霉素口服后广泛分布于全身，生物利用度为 37%，2～3h 后血药浓度达峰值。血浆终末消除半衰期与 2～4d 时的组织消除半衰期密切相关。约 12% 的静脉给药剂量在 3d 内以原型从尿中排出，且大部分在最初 24h 内排出。阿奇霉素口服后主要以原型经胆道排出。

临床研究：阿奇霉素多与羟氯喹联合应用于新冠肺炎的治疗，具体内容见羟氯喹一节。

五、免疫治疗药物

（一）托珠单抗

托珠单抗（tocilizumab），化学分子式为 $C_{6428}H_{9976}N_{1720}$-

$O_{2018}S_{42}$，相对分子质量为 148ku（仅多肽部分）。托珠单抗是一种重组人源化抗人白介素 –6（IL–6）受体单克隆抗体，主要用于抗感染（包括严重感染）治疗。

药理作用：托珠单抗是免疫球蛋白 IgG1 亚型的重组人源化抗人 IL–6 受体单克隆抗体。托珠单抗特异性结合可溶性及膜结合的 IL–6 受体（sIL–6R 和 mIL–6R），并抑制 sIL–6R 和 mIL–6R 介导的信号传导。IL–6 是一个多功能细胞因子，由多种类型的细胞产生，具有局部的旁分泌功能，可以调节全身的生理和病理过程，如诱导分泌免疫球蛋白、激活 T 细胞、诱导分泌肝脏急性反应蛋白及刺激红细胞生成。

药代动力学：托珠单抗的药代动力学参数不随时间而改变。每 4w 给予托珠单抗 4mg/kg 和 8mg/kg，其曲线下面积（AUC）和最低血药浓度（C_{min}）呈超剂量成比例增加，最大血药浓度随剂量成比例增加。稳态时，预测 8mg/kg 组的 AUC 和 C_{min} 分别比 4mg/kg 组高 2.7 倍和 6.5 倍。托珠单抗静脉注射后，通过血液循环进行双相清除。托珠单抗的总清除率呈浓度依赖性，包括线性和非线性清除。在低托珠单抗浓度时，浓度依赖的非线性清除发挥了主要作用；一旦非线性清除通路达到饱和，在高托珠单抗浓度时，主要表现为线性清除。

临床研究：同济医院李娟教授评价了托珠单抗的临床效果，其中 10 名（共 15 名）患者在接受托珠单抗治疗后，IL–6 水平呈现升高后降低的趋势；所有患者接受治疗后，CRP 水平迅速降低；对于 IL-6 升高的重型患者，可重复使用托珠单抗。另外，中国科技大学第一附属医院评价了 21 名运用托珠单抗治疗的重型新冠肺炎患者的临床疗效，用药 1d 发热症状均好转，其他相关症状也逐渐改善；5d 后，75% 患者氧气摄入量降低，90.5%患者肺部影像学表现也得到改善，CRP 降低，且未发现明显不良反应。

（二）糖皮质激素——甲泼尼龙

甲泼尼龙作为一种中效的糖皮质激素，在临床各科得到了广泛使用。在治疗此次新冠肺炎中，它可以减轻肺的渗出、损伤和后期的肺纤维化，并改善肺的氧合功能。但糖皮质激素的过量使用也给患者造成了身体负担，因此，国家在 2011 年印发《糖皮质激素类药物临床应用指导原则》以规范临床应用。

药理作用：糖皮质激素具有抗炎、免疫抑制、抗毒素和抗休克等作用，同时对糖、蛋白质和脂肪具有调节作用，可调节钾、钠和水代谢，并能维持体内外环境平衡。

药代动力学：甲泼尼龙经小肠吸收后，与白蛋白及皮质激素转运蛋白形成弱的、可解离的结合性甲泼尼龙。主要在肝脏代谢，形成 20β - 羟基甲泼尼龙和 20β - 羟基 -6α - 甲泼尼龙，最终以葡萄糖醛酸、硫酸盐和非结合型化合物形式随尿液排出。

临床研究：回顾性分析武汉金银潭医院收治的 201 例新冠肺炎患者，发现对于发生 ARDS 的患者，虽然运用甲泼尼龙降低了患者死亡率（46% vs. 61.8%），但是其死亡率仍然较高。

董念国教授回顾性分析了华中科技大学同济医学院附属协和医院收治的 46 名重型患者，其中 26 名患者额外使用低剂量甲泼尼龙，仅有 2 例死亡病例，使用甲泼尼龙可缩短患者辅助氧疗时间，迅速降低 CRP 和 IL-6 水平，缩短 ICU 住院时间，提高肺部病灶吸收率。若早期、及时、足量使用抗生素和免疫调节剂，可预防继发感染的发生。所以推荐早期，在 ARDS 发生前，低剂量使用甲泼尼龙，可改善预后。

第十章 国际进展

第一节 国际流行概况

我国新冠肺炎疫情已取得阶段性胜利,但新冠肺炎疫情在全球其他200多个国家和地区继续蔓延,截至2020年6月30日,全球新冠肺炎累计确诊数超过1016万,造成了超50万人死亡。

一、西班牙流感与此次疫情对比

1918—1920年的西班牙流感,导致全球超过5000万人死亡。在1年多的时间内引发了全球三波流行,第一波是在1918年春夏,具有广泛的传染性,但死亡率低。而9—12月第二波时,病毒可能出现了变异,毒力明显增强,疫情严重,从法国向全球广泛传播。次年,由欧亚向大洋洲蔓延,出现第三波,疫情依然严重。波间间隔时间短,却几乎无病例发生。而前两波发生在北半球的流感非流行期,在夏季向全球广泛蔓延,第三波发生在流感流行期间,在北半球、南半球均有疫情,这些流行特点前所未见。

全球对于这次流感大流行的病死率并无确切的数据。有文献认为此次大流行的病死率达2.5%~5%。从历史记录文献中可以看出该病病死率非常高。有 1/3 的美国民众感染发病，平均寿命从 1917 年的 51 岁降低到 1919 年的 39 岁。在部分偏远地区，病死率高达 70%，可能与人群缺乏免疫力有关。这次流行同样波及中国，包括北京、上海、广州、温州、香港等大城市及云南农村。第一波时，以 11～20 岁男性患者突然发病为特征；1918 年 10 月第二波时，病例集中在 11～15 岁年龄组。临床症状有气管炎、肺炎、出血等，病死率在 1.9%～3.2%。

目前所获得的 1918 年流感病毒病原体信息主要来源于第二波、第三波病毒标本，病毒是否发生突变、流行特点、同病原体间的相关性还不清楚。第三波中的病死率低于前两波，可能同获得免疫力有关，但在第一波感染中，人群是否获得免疫力并不明确。

在 2020 年 4 月，我国新冠肺炎疫情成功遏制，累计确诊病例超过 8 万。据目前研究资料显示，海外疫情从 2 月开始，亚洲、欧洲、北美等陆续发现病例，进入 3 月则大规模暴发，截至 6 月底，全球累计确诊病例超过 1000 万例。由于各国采取的防控措施不同，医疗救治思路不同，疫情发展阶段不同，因而病死率也明显不同，大部分在 1%～13.4%。4 月 13 日，世界卫生组织总干事谭德塞表示，新冠肺炎致死率是 2009 年甲型 H1N1 流感的 10 倍。

与西班牙流感相比，尚不能确定新冠病毒感染是否会出现病毒变异引起的第二波、第三波疫情。

二、海外疫情流行时间轴

根据公开报道的信息,海外疫情自 2020 年 1 月 13 日开始,在泰国、日本、韩国等亚洲国家散点暴发,1w 后美国公布首例确诊患者,此后疫情陆续在北美洲、欧洲、大洋洲蔓延。2 月以来,"钻石公主号""新天地教会"两个重要事件对全球疫情起到了推波助澜的作用。3 月由于意大利疫情的蔓延,欧洲成了全球疫情的"震中"。随着疫情蔓延,确诊病例人数飙升,美国成了新的"震中"(表 10.1)。

表 10.1 海外疫情流行时间轴

时间	事件
1 月 13 日	泰国报告了首例确诊病例
1 月 16 日	日本宣布确诊该国首例感染病例
1 月 19 日	韩国宣布确诊该国首例感染病例
1 月 21 日	美国确诊第一例新冠肺炎病例,为北美洲首例确诊病例
1 月 24 日	法国确诊 2 例新冠肺炎病例,为欧洲首例确诊病例
1 月 25 日	澳大利亚宣布确诊该国首例新冠肺炎病例,为大洋洲首例
1 月 26 日	世界卫生组织在每日发布的新冠肺炎疫情报告中,首次将疫情全球范围风险上调至"高风险"
1 月 30 日	世界卫生组织宣布此次疫情为"国际关注的公共卫生紧急事件"
2 月初	停靠在日本横滨港的"钻石公主号"邮轮暴发集体感染,最终该船共有 712 人确诊感染新冠肺炎,7 人死亡
2 月 19 日	韩国"超级传播事件"。新天地教会成员参加千人礼拜活动造成新冠肺炎感染集体暴发并传播,使得韩国新冠病毒感染者人数一路飙升

时间	事件
2 月 19 日	伊朗首次宣布出现 2 例新冠肺炎确诊病例
2 月 21 日	意大利确诊首例公民感染病例，次日出现首例死亡病例，意大利疫情由此开始升级，成为首个新冠肺炎疫情大规模暴发的欧洲国家
2 月 23 日	韩国总统文在寅决定将疫情预警上调至最高级别
2 月 25 日	韩国对大邱和庆尚北道地区采取最大程度的封锁措施
2 月 26 日	全球新冠肺炎疫情发展重要转折点——中国以外国家上报的新增病例首次超过中国国内
2 月 28 日	谭德塞宣布，将新冠肺炎全球风险级别提高为"非常高"
3 月 11 日	谭德塞宣布，新冠肺炎疫情已构成"全球性大流行"
3 月 13 日	欧洲已成为新冠肺炎大流行的"震中"
3 月 16 日	海外累计报告病例 92528 例，首次超过中国，且感染人数增长迅猛
3 月 19 日	意大利新冠肺炎累计死亡 3405 例，成为全球病亡人数最多的国家
3 月 20 日	中国之外全球累计感染病例超 18 万例，死亡 8756 例
3 月 27 日	美国确诊 82404 例，成为世界上新冠肺炎确诊病例数最多的国家
4 月 13 日	中国之外已有 212 个国家和地区有确诊病例，累计确诊 1703615 例，全球累计确诊病例破万的国家已有 21 个
4 月 20 日	中国之外全球累计感染病例超 223 万例，死亡超 16 万例
5 月 20 日	中国之外全球累计感染病例超 472 万例，死亡超 31 万例
6 月 20 日	中国之外全球累计感染病例超 841 万例，死亡超 45 万例
6 月 30 日	中国之外全球累计感染病例超 1008 万例，死亡超 50 万例

三、各地疫情控制情况

截至 2020 年 6 月 30 日，海外疫情仍未得到控制，每日新增病例超 10 万例，且有上升趋势。美国、巴西、俄罗斯、印度等国属于疫情较为严重地区，美国累计确诊病例超过 272 万例，居全球之首（图 10.1 和图 10.2）。

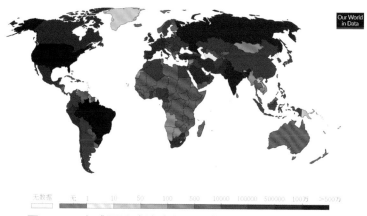

图 10.1　全球累计确诊病例数分布图（截至 6 月 30 日）

图 10.2　部分国家疫情新增确诊病例趋势图（截至 6 月 30 日）

图 10.1 和图 10.2 均来源于 our world in data 网站。

由于各国疫情暴发时间、气候、地理环境以及防控措施不同，疫情蔓延情况存在差异。各国新冠肺炎新增确诊病例数量的变化可一定程度上反映出疫情控制情况。意大利、法国、德国、西班牙等欧洲国家的疫情在 3 个月内已经基本得到了控制。

截至 2020 年 6 月 30 日，美国、巴西、俄罗斯、英国的疫情尚未得到有效控制，尤其是美国、巴西，平均每日新增病例超过 2 万例。

按照新冠肺炎患者的病死率（6 月 30 日数据）来看，也门共和国累计确诊 1132 例，死亡 305 例，病死率 26.94%，排名第一，其后依次是法国（18.10%）、比利时（15.86%）、意大利（14.45%）、英国（13.98%）。累计确诊病例数最多的美国，病死率为 4.84%；累计确诊病例数第二的巴西，病死率为 4.23%。

（一）北美洲疫情

美国、加拿大、墨西哥为北美洲疫情最为严重的国家，截至 2020 年 6 月 30 日，美国累计确诊超过 272 万例，墨西哥超过 22 万例，加拿大超过 10 万例。其中，加拿大每日新增病例有所下降，从最多的 5 月 3 日新增 2760 例，下降到每日新增 500 例以下；墨西哥每日新增病例 4000 例以上，且仍呈上升趋势。

美国 3 月 19 日报告累计确诊病例首次超过 1 万例，3 月 21 日即超过 2 万例，此后疫情进展迅猛，每日新增病例超过 1 万例，3 月 27 日累计确诊病例超过 10 万例，4 月 1 日超过 20 万例，4 月 4 日超过 30 万例，4 月 8 日超过 40 万例，4 月 11 日超过 50

万例，4 月 14 日超过 60 万例，4 月 27 日超过 100 万例，6 月 8 日超过 200 万例。

（二）南美洲疫情

南美洲疫情严重的国家主要包括巴西、智利、秘鲁，截至 2020 年 6 月，累计病例均超过 20 万例，其中巴西最为严重，超过 100 万例，疫情已经持续将近 4 个月，并未得到控制，且仍有上升趋势。智利、秘鲁两国疫情每日新增病例均在 3000 例以上，仍呈上升趋势。

（三）非洲疫情

6 月 11 日，世界卫生组织非洲区域办事处主任马奇迪索·莫埃缇表示，非洲国家进入大流行的时间很晚，因此感染病例的数量可能会增加，新冠肺炎疫情在非洲越来越严重。

非洲疾病预防控制中心 6 月 29 日发布的数据显示，截至当日，非洲累计新冠肺炎确诊病例达 383747 例，累计死亡 9691 例。

截至 2020 年 6 月 30 日，非洲 54 个国家已全部出现新冠肺炎疫情，南部非洲受疫情影响最为严重，其次是北部非洲。疫情最严重的 3 个国家依次是南非、埃及和尼日利亚。南非累计确诊病例数将近 15 万例，每日新增 6000 例以上，并呈上升趋势。埃及和尼日利亚分别超过 6.5 万例和 2.5 万例。

（四）欧洲及亚洲疫情

欧洲以及中、日、韩等亚洲国家的疫情基本得到了有效控制。中国自 2020 年 1 月底至 3 月初，用大约 1.5 个月的时间控制住了疫情。日本、韩国在 2 个月内基本控制住了疫情的蔓延。但印度、俄罗斯、伊朗、巴基斯坦疫情仍然严峻。俄罗斯每日新增病例自 3 月底开始显著增加，1 个月后达到每日 1 万例左右，之后呈缓慢下降趋势，但仍每日新增 7000 例以上，目前累计确诊超过 59 万例。印度公布的确诊病例，自 3 月底开始显著增加，至 6 月中旬达到每日新增 1 万例以上，且新增病例数仍在攀升，截至 2020 年 6 月 30 日，累计确诊病例超过 57 万例。伊朗累计确诊病例超过 22 万例，巴基斯坦超过 20 万例，疫情均未得到控制。

（五）疫情控制措施

世界卫生组织给出 10 项针对新冠肺炎的个人预防措施的基本建议：

第一，定期用含酒精成分的免洗洗手液洗手或用肥皂和水洗手。手接触受污染的物品表面或患者后再触摸面部是病毒传播的途径之一，因此清洁双手可以降低病毒传播风险。

第二，定期用消毒剂清洁物品表面，例如厨房桌椅和办公桌等。

第三，自学新冠肺炎相关知识，但要确保信息来自国家或地方公共卫生机构、世界卫生组织网站、地方卫生专业人员等，为可靠来源。对大多数人来说，感染新冠病毒后一开始的症状是发热和干咳，而不是流涕。大多数感染者为轻型，无须任何特殊照顾即可好转。

第四，在发热或咳嗽期间避免旅行，如在飞行途中生病，应立即通知机组人员。回家后应立即与医卫人员联系，并告知他们自己去过哪里。

第五，咳嗽或打喷嚏时用衣袖遮挡或使用纸巾。纸巾用完应立即扔进封闭垃圾箱，然后洗手。

第六，60岁以上或有心血管疾病、呼吸系统疾病、糖尿病等基础疾病者，感染新冠病毒后出现重型的风险可能更高。这类人群应采取额外的预防措施，比如避免前往人多的场所或可能与患者有互动的场所。

第七，一旦感觉不适，请待在家中，并打电话给医生或当地医疗人员，他们会询问你的症状、去过哪里、和谁有过接触。这将有助于获取正确的建议或根据指引前往正确的医疗卫生机构，并可预防感染他人。

第八，生病时应待在家里，吃饭和睡觉与家人分开，使用不同的餐具。

第九，如出现呼吸急促，应立即就医。

第十，疫情期间感到焦虑是正常的，也是可以理解的，尤其是当生活在一个受疫情影响的国家或社区时。请了解本社区防控疫情的举措，并就如何在学校等公共场所保障安全，展开讨论。

世界卫生组织总干事谭德塞指出，为了减缓疫情的蔓延，许多国家采取了前所未有的防控措施，包括关闭学校、暂停商业活动和体育赛事、限制人员流动，付出了非常大的社会和经济代价。限制人员流动为疫情防控争取了时间，也减少了医疗系统的压力。但这些措施还不足以消灭新冠肺炎疫情。他呼吁现在采取严厉封锁措施的国家，利用这段时间来遏制病毒，并提出了6大关键的防控建议：扩大、培训和部署卫生保健和公共卫生人力资源；建立社区级的疑似病例排查体系；加大检测设备产量、提高检测能力和扩大检测范围；明确、改造可用于治疗和隔离患者的设施，并配备更多设备；制订针对密切接触者进行隔离的明确计划和流程；重新把整个政府的工作重心放到抑制和控制疫情上来。

受疫情影响，日本政府和国际奥委会于2020年3月24日决定推迟举办2020年东京奥运会。

早在2月初，美国疾病控制与预防中心（Centers for Disease Control，CDC）即公布了《CDC给医院防控疫情的工作清单，针对可疑和确诊患者》《CDC给医院员工的防控建议工作清单》《CDC在本阶段暂用的感染患者筛查标准》《CDC在本阶段暂用的对医疗机构防控疫情的建议》《CDC在本阶段暂用的给临床医生的工作指南》等一系列防控措施。随着疫情的加重，美国多个州的公立学校宣布停课，关闭健身房、影院，禁止在餐厅堂食，暂停商业活动，推迟总统预选活动，同时呼吁提高新冠病毒检测量、扩展远程医疗服务等。

但是美国政府在疫情防控方面存在明显不足，如延误时机、混乱无序、美国 CDC 被边缘化等，受到了美国各界的持续批评。

德国、法国、韩国等要求学校全面停课，民众佩戴口罩，严格实施居家隔离等有效的隔离措施；意大利在全国范围内实施封城，并采取了学校停课、推迟选举活动、佩戴口罩等措施。

英国抗疫计划遵循着"遏制、延缓、缓解、研究"四个阶段推进。从 3 月 20 日起关闭餐馆、酒吧、电影院、健身房等营业场所，中小学陆续停课，要求所有民众尽量留在家里，避免非必要外出。在英国首相约翰逊感染新冠肺炎且病情恶化后，英国采取了更加严格的社交疏离强制措施，限制民众出行，关闭所有销售非必需品的商店。

经济损失是妨碍各国采取有效防控措施的重要考虑因素。为了降低疫情对经济的负面影响，逐步解除封锁禁令，在疫情未控制的情况下复工复产，必将增加病毒传播的风险，对疫情的蔓延起到推波助澜的作用。

第二节　国际援助

新冠肺炎疫情暴发以来，国际社会相互支持和帮助，为共同抗击疫情做出了贡献。

在中国疫情防控最为严峻的时候，国际社会给予了大力援助。77 个国家和 12 个国际组织为中国提供医用口罩、防护服、护目镜、呼吸机等急用医疗物资和设备。84 个国家的地方政府、企业、民间机构、人士向中国提供了物资捐赠。金砖国家分别向中国提供紧急贷款。世界银行、亚洲开发银行向中国提供国家公共卫生应急管理体系建设等贷款支持。

中国也积极同国际社会分享疫情信息和抗疫经验，及时向国际社会通报疫情信息、交流防控经验，为全球防疫提供了基础性支持。疫情发生后，中国第一时间向世界卫生组织、有关国家和地区组织主动通报疫情信息，分享新冠病毒全基因组序列信息和新冠病毒核酸检测引物探针序列信息，定期向世界卫生组织和有关国家通报疫情信息。中国与东盟、欧盟、非盟、亚太经合组织、加共体、上海合作组织等国际和地区组织，以及韩国、日本、俄罗斯、美国、德国等国家，开展70多次疫情防控交流活动。国家卫生健康委员会汇编诊疗和防控方案并翻译成3个语种，分享给全球180多个国家、10多个国际和地区组织参照使用，并与世界卫生组织联合举办"新冠肺炎防治中国经验国际通报会"。国务院新闻办公室在武汉举行两场英文专题发布会，邀请张伯礼院士等相关专家和一线医护人员介绍中国抗疫经验和做法。中国媒体开设"全球疫情会诊室""全球抗疫中国方案"等栏目，为各国开展交流搭建平台。中国智库和专家通过多种方式开展对外交流。

截至5月31日，中国共向27个国家派出29支医疗专家组，已经或正在向150个国家和4个国际组织提供抗疫援助；指导长期派驻在56个国家的援外医疗队协助驻在国开展疫情防控工作，向驻在国民众和华侨华人提供技术咨询和健康教育，举办线上线下培训400余场。其中，由世界中医药学会联合会组织的中医药抗疫专家经验全球直播，邀请张伯礼院士等专家介绍了中国中医药治疗新冠肺炎的经验，受到广泛关注，共计有63个国家和地区的90000多人在线观看。

地方政府、企业和民间机构、个人通过各种渠道，向150多个国家、地区和国际组织捐赠抗疫物资。例如，通过中国红十字会总会，援助意大利和伊拉克的医疗队分别携带连花清瘟胶囊10万盒和12万盒；通过国家中医药管理局，捐赠连花清瘟胶囊给伊朗、中国香港和澳门用于新冠肺炎疫情防控。

中国在满足国内疫情防控需要的基础上，想方设法为各国采购防疫物资并提供力所能及的支持和便利，打通需求对接、货源组织、物流运输、出口通关等方面堵点，畅通出口环节，有序开展防疫物资出口；采取有力措施严控质量、规范秩序，发布防疫用品国外市场准入信息指南，加强防疫物资市场和出口质量监管，保质保量向国际社会提供抗击疫情急需的防疫物资。3月1日至5月31日，中国向200个国家和地区出口防疫物资，其中，口罩706亿只、防护服3.4亿套、护目镜1.15亿个、呼吸机9.67万台、检测试剂盒2.25亿人份、红外线测温仪4029万台，出口规模呈明显增长态势，有力地支持了相关国家和地区疫情防控。1月至4月，中欧班列开行数量和发送货物量同比分别增长24%和27%，累计运送抗疫物资66万件，为维持国际产业链和供应链畅通、保障抗疫物资运输发挥了重要作用。

科技部、国家卫生健康委员会、中国科学技术协会、中华医学会联合搭建了"新型冠状病毒肺炎科研成果学术交流平台"，供全球科研人员发布成果、参与研讨，截至 5 月 31 日，共上线 104 种期刊、970 篇论文和报告。国家中医药管理局联合上海合作组织睦邻友好合作委员会召开"中国中西医结合专家组同上海合作组织国家医院新冠肺炎视频诊断会议"，指导世界中医药学会联合会和世界针灸学会联合会开展"中医药抗疫全球直播""国际抗疫专家大讲堂"等活动。中国科学院发布"2019 新型冠状病毒资源库"，建成"新型冠状病毒国家科技资源服务系统""新型冠状病毒肺炎科研文献共享平台"，截至 5 月 31 日，3 个平台为全球超过 37 万用户提供近 4800 万次下载、浏览和检索服务。建立国际合作专家库，同有关国家开展疫苗研发、药品研发等合作。充分发挥"一带一路"国际科学组织联盟作用，推动成员之间就新冠病毒研究和新冠肺炎治疗开展科技合作。中国医疗机构、疾控机构和科学家在《柳叶刀》《科学》《自然》《新英格兰医学杂志》等国际知名学术期刊上发表数十篇高水平论文，及时发布新冠肺炎首批患者临床特征描述、人际传播风险、方舱医院经验、药物研发进展、疫苗动物实验结果等研究成果。同有关国家、世界卫生组织以及流行病防范创新联盟（CEPI）、全球疫苗免疫联盟（GAVI）等开展科研合作，加快推进疫苗研发和药物临床试验。

中国还为疫情应对能力薄弱的国家和地区提供了帮助，如向 50 多个非洲国家和非盟交付医疗援助物资、派出 7 个医疗专家组。

第三节 新冠病毒特点研究

为了尽快揭示新冠病毒致病特点，迅速找到对抗病毒的有效药物，各国科研工作者从病毒结构、疫苗研发、检测手段、传播力、药物研究与筛选等多角度开展了大量工作。

一、病毒的结构

冠状病毒的刺突糖蛋白（spike glycoprotein，S glycoprotein）是疫苗、治疗性抗体的研发以及临床诊断的关键靶点。美国杰森·S.麦克莱伦（Jason S. McLellan）研究组利用冷冻电镜技术分析了新冠病毒表面 S 蛋白的近原子结构。通过生物物理以及结构方面的证据发现，SARS-CoV-2 的 S 蛋白结合人体宿主细胞受体血管紧张素转化酶 2（ACE2）的亲和力要远高于 SARS-CoV 的 S 蛋白，解释了新冠病毒传染性之强的主要原因。

新冠病毒利用高度糖基化的同源三聚体 S 蛋白进入宿主细胞。S 蛋白经过结构变化将病毒融合进入宿主细胞的细胞膜。此过程包括病毒的 S1 亚基结合到宿主细胞受体上，引发三聚体不稳定性的发生，进而造成 S1 亚基脱落，S2 亚基形成高度稳定的融合后结构。

为了对新冠病毒的 S 蛋白预融合的结构进行解析，研究者对蛋白进行了 3D 结构重组，获得了 3.5 Å 分辨率的"向上"蛋白质结构。

新冠病毒为了接近宿主细胞受体，S1 亚基中的受体结合结构域（receptor-binding domain，RBD）会经历类似铰链的构象移动，用以隐藏或者暴露受体结合的关键位点。"向下"结构代表了受体不可结合状态，而"向上"结构则代表了受体可结合状态，"向上"结构处于较为不稳定的状态。通过对该结构分析，研究者发现 S1 亚基中的 RBD 经历铰链类似运动，此移动特点与 SARS-CoV 以及 MERS-CoV 均非常相似，但新冠病毒中的 RBD 结构则更靠近三聚体的中央部位，其 S 蛋白中 3 个 RBD 中的 1 个会向上螺旋突出，从而让 S 蛋白形成能够轻易与宿主受体 ACE2 结合的空间构象。这也说明，新冠病毒机制虽然与其他的冠状病毒科的病毒机制异曲同工，但传染性更强。

除了 SARS 病毒之外，新冠病毒与蝙蝠冠状病毒 RaTG13 在 S 蛋白中的序列同源性高达 96%。但新冠病毒 S 蛋白中最显著的变化是具有 S1/S2 蛋白酶切割位点的"RRAR"（弗林蛋白酶识别位点）氨基酸序列，而不是像 SARS 病毒中仅具有单个精氨酸。这一现象在流感病毒中较为普遍，其中在高毒力禽流感病毒和人流感病毒中，流感血凝素蛋白的关键位置上存在多聚弗林蛋白酶位点的氨基酸插入。除了在 S1/S2 连接处的氨基酸残基差异外，新冠病毒和 RaTG13 S 蛋白还存在 29 个氨基酸残基的差异，其中 17 个位于受体结合的 RBD 部位。研究者通过动力学方面的检测，发现新冠病毒结合 ACE2 的亲和力要远高于 SARS 病毒的亲和力，进一步解释了该病毒能够快速人传人的原因。

尽管新冠病毒与 SARS 病毒之间的结构具有同源性，两病毒 RBD 之间的结构高度相似，但是研究者发现 SARS 病毒的 RBD 单克隆抗体与新冠病毒并没有明显的结合，两者不具有交叉反应。该结果为利用新冠病毒 S 蛋白设计未来抗体分离与治疗方案提供了重要的参考。

二、病毒突变

中国科研团队的最新发现显示：新冠病毒已产生了 149 个突变点，并演化出了两个亚型，分别是 L 亚型和 S 亚型。研究发现，在地域分布及人群中的比例方面，这两个亚型表现出了很大的差异。在 103 个病毒株中，有 101 个属于两个亚型之一。具体而言，两个亚型的区别在于病毒 RNA 基因组的第 28144 位点，L 型是 T 碱基（对应亮氨酸，Leu），S 型是 C 碱基（对应丝氨酸，Ser）。通过与其他冠状病毒比较，发现 S 型新冠病毒与蝙蝠来源的冠状病毒在进化树上更接近，从而得出 S 型相对更古老的结论。两种新冠病毒亚型在时间和空间分布上存在明显差异。

研究人员发现，相对古老的 S 型新冠病毒并没有因为在人群中传播的时间更长，而感染更多的人。基因组数据表明，感染 S 型的比例为 30%，相对年轻的 L 型新冠病毒的感染比例为 70%，而且每个 L 型病毒株比 S 型携带了相对更多的新生突变。研究者推测，L 型病毒传播能力更强，或者在人体内复制更快，因此可能意味着其毒力也更大。通过比较 2020 年 1 月 7 日前后 S 型和 L 型所占比例的变化，研究者发现 L 型在病毒株中的比例下降，S 型的比例上升。由此推测，可能是因为感染 L 型病毒的患者更容易表现出症状，因而更容易受到人工干预，从而使 L 型新冠病毒受到的负选择压力更大，感染的人数由此变少。

2 月 26 日，巴西出现首例确诊病例。当地科学家与英国科学家合作，紧急对该名 61 岁的巴西患者进行"冠状病毒基因定序"，结果发现这株巴西"Brazil/SPBR1/2020"病毒的基因组跟中国此前公布的 "Hu-1 参考菌株"有 3 处不同。这些突变中，有 2 处与德国慕尼黑群聚传染事件中提取的病毒"德国 / BavPat1/2020 菌株"非常接近。结果表示，在欧洲传播的新冠病毒已经跟原本在中国传播的病毒有所不同，病毒在传播过程中已经发生突变。

三、病毒起源的探究

关于病毒起源，众说不一，但越来越多的证据表明，病毒并非起源于中国，在暴发于中国之前，新冠病毒已经在世界各地传播。

暴发于 2019 年 9 月底的季节性流感已经致使美国至少有 3400 万人感染，35 万人住院治疗，死亡人数达 2 万人。美国

CDC 主任于 3 月 11 日在听证会上承认，确实有原本被诊断为流感但实际上却是感染新冠病毒而死亡的情况。

意大利高等卫生研究院在 2019 年 12 月 18 日取样的米兰市和都灵市废水中，以及 2020 年 1 月 29 日取样的博洛尼亚市废水中都检测到了新冠病毒核酸。世界卫生组织表示，病毒可能于 2019 年 12 月已经在意大利北部传播。

西班牙巴塞罗那大学研究小组在 2019 年 3 月 12 日、2020 年 1 月 15 日采集的巴塞罗那废水样本中均检测出了新冠病毒，但西班牙本土首例新冠肺炎确诊病例于 2020 年 2 月 25 日才被报告。

日本对 2019 年 1—3 月间采集并保存的 500 人献血标本进行新冠病毒抗体检测，2 人血样检测结果呈阳性。

我国研究团队收集了覆盖四大洲 12 个国家的 93 个新冠病毒样本的基因组数据（截至 2 月 12 日），发现这 93 个病毒样本包含 58 种单倍型。单倍型演化关系显示，单倍型 H13 和 H38 是比较"古老的"单倍型，通过一个中间载体——mv1（可能是祖先单倍型，也可能来自中间宿主或"零号病人"）与蝙蝠冠状病毒 RaTG13 关联，并通过单倍型 H3 衍生出单倍型 H1。研究发现，与华南海鲜市场有关联的患者，其样品单倍型都是单倍型 H2、H8 ～ H12，仅有的一份武汉样品单倍型 H3，也就是父辈单倍型 H3，还与华南海鲜市场无关。

据此，结合病患发病时间和种群扩张时间，研究团队推断：

华南海鲜市场的新冠病毒是从其他地方传入，在市场中发生快速传播，蔓延到市场之外。华南海鲜市场不是病毒发源地。

美国研究人员发现，新冠病毒并不具有"之前使用的病毒主干结构"，因此并非人类创造，可能是一种蝙蝠体内的病毒和另一种穿山甲携带的病毒结合发展而成。

新冠病毒与在蝙蝠中发现的冠状病毒有 96% 的类似性，正是 4% 的变异解释了为何它有如此高的传染性。表面蛋白的突变可能是触发这次大流行的原因。在积累到目前情况之前，这种病毒的较弱版本已经在人群中传播了数年，甚至几十年。

因此，认为该病毒起源于中国武汉华南海鲜市场的观点是错误的。

第四节 药物、疫苗及其他疗法

一、药物研发

目前，尚未有治疗新冠肺炎的最新药物上市，各国在防治新冠肺炎过程中所使用的药物，多为已经上市且在临床上治疗其他疾病的药物。大体分为 3 类，包括化学药物、中药和生物制剂。

化学药物如瑞德西韦、磷酸氯喹、法匹拉韦、阿比多尔、利巴韦林等都曾在临床上被推荐应用。中药在新冠肺炎的防治上取得了较大肯定，清肺排毒汤、金花清感颗粒、连花清瘟胶囊、疏风解毒胶囊以及一些中药处方在本次病毒抗击中得到了非常广泛的应用,特别是在轻型患者的防治上取得了巨大胜利。生物制剂应用的种类很多,包括单克隆抗体、血浆、胸腺肽、干扰素、干细胞、NK细胞等,这些生物制剂也在本次新冠肺炎的防治中发挥了重要作用。

二、干细胞疗法

干细胞来源于中胚层和外胚层(如骨髓、脂肪、脐带组织),具有免疫调控、低免疫原性、旁分泌、对损伤组织的定向趋化性、易获取、损伤修复功能、体外扩增效率高、多向分化潜能、无毒副作用以及无伦理争议等优点。

现有的临床诊断已经证实许多新冠肺炎患者死于"细胞因子风暴",那么,调节炎症就是重点治疗方向之一。研究发现,干细胞具有优秀的炎症"双向调节"功能。一方面,干细胞可以通过分泌抑炎因子抑制病毒导致的机体过度免疫应答反应;另一方面,干细胞又可通过趋化作用,归巢于受损组织,激活调节性免疫细胞的功能,提高免疫应答的针对性。可以说,干细胞是一种治疗新冠肺炎的理想的炎症调节剂。

此外,干细胞经过静脉注射后会首先归巢于肺部,进而分泌多种生长因子改善肺部细胞微环境,起到对肺部的保护和修复作用;而且,干细胞本身具有很强的病毒抵抗力,因此,局部抗病毒作用也非常明显。

三、疫苗的研发

有研究表明，如果人群中有 70% 以上的人接种了相应的疫苗，就有可能有效地阻断病毒在人群中的传播。因此，疫苗对于阻断新冠病毒的暴发和流行意义重大。多数科学家认为疫苗是解决新冠肺炎大流行的唯一办法。据不完全统计，已有超过 20 家国内外机构和企业正在进行针对新冠病毒疫苗的研发。

DNA 疫苗通常是将编码目的抗原的真核表达元件插入质粒而成的，用于针对各种人类病原体，如艾滋病毒、流感病毒、疟原虫等。2020 年 4 月 6 日，美国某制药公司宣布，FDA 已接受该公司针对 INO-4800 的研究新药申请，已入组了 40 名健康受试者，正开展 Ⅰ 期临床试验。这是目前世界上第 1 个进入 Ⅰ 期人体临床试验的新冠病毒 DNA 疫苗。

值得注意的是，在开发疫苗的多种路径中，mRNA 疫苗技术较为年轻，优势在于可以快速构建候选疫苗、试制样品。其工作原理可以理解为携带细胞制造抗原蛋白指令的 mRNA 进入人体后被细胞吞噬，细胞内的蛋白质"制造工厂"便根据指令，将抗原蛋白制造出来，从而激活免疫系统，引起特异性的免疫反应。mRNA-1273 是一种针对新冠病毒的 mRNA 疫苗，编码新冠病毒的表面关键蛋白——刺突糖蛋白，由美国某公司研发。在该疫苗 Ⅰ 期临床试验中，研究团队共招募了 45 名 18～55 岁的健康志愿者。他们按计划被分为 3 组，分别间隔 28d 接受 2 次 mRNA-1273 疫苗注射，然后接受为期 12 个月的随访。2020

年 7 月 14 日《新英格兰医学杂志》线上版公布了该疫苗的Ⅰ期试验的初步结果，mRNA-1273 能够在所有志愿者体内诱导免疫应答，总体上安全，且具有较好耐受性，相关试验数据支持进行后期临床试验。

此外，由美国另一家公司及其合作伙伴德国某公司联合开发的 mRNA 疫苗（BNT162b1），于 2020 年 7 月 3 日公布了其Ⅰ期和部分Ⅱ期的临床试验数据。研究结果显示，45 名受试者的中和抗体血清滴度比新冠肺炎康复患者高 1.8 ~ 2.8 倍，提示疫苗的保护效果良好，并未报告有严重副作用，支持了该疫苗进行更大规模的试验。但该研究结果尚未接受同行互审。此外，该疫苗的最新试验将在 60 名年龄在 18 ~ 55 岁的患者中开展，后期还计划开展针对多达 3 万名志愿者的Ⅱ b/ Ⅲ期试验。

病毒载体疫苗，是使用活病毒作为载体，将编码外源性抗原的基因通过病毒载体呈递到宿主细胞，使得抗原在宿主中进行表达并诱导产生相应的免疫应答。由英国牛津大学与某制药公司合作研发的 AZD1222 疫苗是基于黑猩猩腺病毒载体研发的，其研究团队在 2020 年 4 月 23 日至 5 月 21 日招募了 1077 名受试者开展Ⅰ期、Ⅱ期临床试验。根据《柳叶刀》公布的研究结果，受试者平均在注射疫苗 14d 后，体内特异性抗刺突蛋白的 T 细胞水平达到顶峰，而抗刺突蛋白 IgG 抗体会在注射疫苗 28d 后上升。通过加强补种第二针疫苗，IgG 水平还会进一步升高。同时，在单次疫苗注射后，绝大多数受试者体内都产生了针对新冠病毒的中和抗体反应，通过补种第二针，所有受试者都产生了中和抗体反应。此外，受试者没有产生严重的副作用。从目前的结果来看，AZD1222能够在产生抗体和杀伤性T细胞两个方向同时引起免疫反应，其保护效果可维持2个月以上。AZD1222目前正在英国、美国、巴西和南非对数万人进行试验。

随着新冠肺炎疫情在全球的不断蔓延，世界各地的数十个研究小组正在积极研制疫苗。利用mRNA这样的新技术开发的疫苗不仅生产速度比传统疫苗更快，而且可能更有效。一些研究人员甚至瞄准临时疫苗，比如每次注射后的保护时间为1~2个月，同时争取时间开发出更持久的保护疫苗。通常，一个疫苗从研发到上市，至少要经过8年甚至20多年漫长的研发历程。若通过传统研发方式进行疫苗研发，仅仅筛选毒株、毒株减毒、进行毒株对培育细胞基质适应及传代过程中的稳定性研究、建立动物模型等临床前研究步骤，就需要长达5~10年的时间。加上临床试验、报批、生产，更需要长年累月的研究和大量资金支持。2020年3月27日，世界卫生组织总干事谭德塞表示，新冠肺炎疫苗研制至少还需要12~18个月，所有个人和国家不要使用未经证明有效的治疗方法。因此，科学家们开始考虑如何加快新冠肺炎疫苗的临床试验过程。

为了加快新冠肺炎疫苗的研发，美国罗格斯大学、哈佛大学陈曾熙公共卫生学院和伦敦卫生与热带医学院等机构的研究人员于 2020 年 3 月份提出一项临床研究，将大约 100 名健康年轻人暴露于新冠病毒之下，以此观察接受了候选疫苗的人是否能够避免感染。然而此举引发了社会对伦理问题的激烈讨论。

四、血浆疗法

血浆疗法的应用历史较早。德国科学家贝林于 1891 年报告了第一例使用含白喉抗毒素的血清治愈的病例，他也凭此杰出贡献获得 1901 年诺贝尔奖。在此后的 100 多年间，康复期血浆疗法使用于脊髓灰质炎（1916）、西班牙流感（1917—1919）、麻疹、阿根廷出血热、水痘、巨细胞病毒、艾滋病、MERS、SARS（2002—2003）、甲型 H1N1 流感（美国 2009）等传染性疾病暴发期的治疗。

在 2003 年的 SARS 疫情中，多项研究均观察到接受康复期血浆治疗的患者临床结局好转。一项回顾性研究发现，血浆疗法组的死亡风险降低 23%。

3 月 27 日，《美国医学会杂志》刊发了一项关于血浆治疗新冠肺炎患者的研究成果。研究显示在对 5 位新冠肺炎重型患者使用康复者的血浆进行治疗后，他们的病情都出现了不同程度的好转。

不过，该研究中病例数量比较少，缺乏相关对照组，不能排除患者自行恢复、其他药物发挥作用等可能，血浆疗法的具体情况还有待进一步临床观察。尽管如此，这项研究成果还是让人看到了血浆疗法在治疗新冠肺炎重型患者方面的潜力。

同时该研究团队还成功从新冠肺炎患者血液 B 淋巴细胞中，分离出 206 株抗新冠病毒的单克隆抗体，其中有 2 株抗体表现出强大的抗新冠病毒能力，可以将新冠病毒 S 蛋白受体结合域（RBD）与人的血管紧张素转化酶 2 的结合降低 99.2% 和 98.5%。

据报道，为遏制纽约州新冠肺炎疫情，该州将进行血浆疗法试验，利用新冠肺炎康复者的血浆来治疗其他确诊患者。纽约州是美国首个进行此类试验的州。

五、传统医药的应用情况

2020 年 3 月 30 日，世界卫生组织传统、补充与整合医学部（WHO/TCI）召开了关于传统、补充与整合医学在抗击新冠肺炎疫情中的作用专题国际网络研讨会。来自中国、美国、意大利、德国、瑞士、伊朗、泰国、日本、韩国等国家和地区，10 多个传统、补充与整合医学相关国际组织、学术机构和卫生部门的 30 余人出席了会议，并就各自的抗疫经验进行了报告交流。世界中医药学会联合会（简称"世中联"）副主席张伯礼院士代表世中联向世界卫生组织汇报，在本次抗疫工作中，经过 7 万多确诊病例的临床观察验证，中医药能够有效缓解症状，能够减少轻型、普通型向重型发展，能够提高治愈率、降低病亡率，能够促进恢复期人群机体康复，总有效率达到 90% 以上。中医与西医结合使用，发挥了积极作用，在疫情防治中能迅速帮助轻型患者改善临床症状，帮助缩短住院时间，是切实有效的医疗手段。在全球抗疫的大环境下，一切能够有效防治疫情的手段都应当被广泛应用，建议世界卫生组织向世界各国推荐应用中医药，以遏制疫情发展，维护人类健康。

中医药成功抗击新冠肺炎疫情的经验已经分享给世界卫生组织以及世界各国，中国也派驻医疗队赴伊朗、意大利等国进行了实地援助。中国的"三药三方"推荐给世界，并为世界各地的华人华侨送去了包括连花清瘟胶囊、金花清感颗粒在内的健康包。

第五节　新冠肺炎的临床治疗

英国一项初步临床试验结果表明，皮质类固醇地塞米松对新冠肺炎危重患者有救命作用。根据与世界卫生组织分享的初步研究结果，对于使用呼吸机的患者，这种治疗方法可将死亡率降低约 1/3；对于仅需要氧气治疗的患者，死亡率可降低约 1/5。这种治疗效果只出现在患有新冠肺炎的重型患者中，而没有在轻型患者中看到。

地塞米松是一种类固醇，自 20 世纪 60 年代以来一直用于减轻一系列疾病的炎症，包括炎性疾病和某些癌症。自 1977 年以来，这一药物的多种剂型已经被列入世界卫生组织基本药物标准清单，目前在大多数国家都没有专利限制且能够以合理价格获得。

一、"细胞因子风暴"

我国研究人员在《柳叶刀》上发文指出，在感染了新冠病毒的重型患者中，发现了高水平炎症细胞因子表达——"细胞因子风暴"。在 ICU 接受治疗的重型患者与症状较轻的患者相比，炎症细胞因子的水平明显升高，说明被新冠病毒感染的重型患者，其免疫系统出现了"细胞因子风暴"现象。"细胞因子风暴"与患者感染的严重程度之间可能存在相关性。2月15日，中国科学院院士周琪表示，新冠肺炎患者身体里出现"细胞因子风暴"，实际是新冠肺炎患者从轻型向重型和危重型转化的一个重要节点，同时也是当前重型和危重型患者死亡的一个原因。

我国学者李太生提出，"细胞因子风暴"是免疫系统在病原菌诱发下，持续大量产生炎症细胞因子，激活免疫细胞并引导其前往感染处，被激活的免疫细胞又会继续产生更多细胞素，形成正反馈循环，而当同一部位聚集过多免疫细胞时便会引起组织充血、发热，进而引起高死亡率的急性呼吸窘迫综合征。为尽早遏制这一反应的发生，同时也避免后期大量使用激素可能造成的免疫系统功能下降与后遗症，应当在患者病情加重的早期即给予足量的免疫球蛋白 $[0.3 \sim 0.5\text{g}/(\text{kg} \cdot \text{d})]$。与此同时，在新冠肺炎患者淋巴细胞计数明显下降、阻碍抗体生成的情况下，注射免疫球蛋白还可以增强患者免疫力，结合覆盖所有可能病原体的抗菌治疗，降低合并细菌、真菌感染的风险。

细胞因子是单核细胞、T 细胞、B 细胞、上皮细胞等受到免疫原、丝裂原或其他因子刺激产生的可溶性低分子量蛋白质，具有控制细胞增殖和分化、血管发生、调节固有免疫应答和适应性免疫应答等功能，对细胞间的互相作用和通信有特殊影响。通过细胞因子这个"信使"，人体的免疫系统能够正常发挥识别、抵抗和清除病原微生物和体内衰老、坏死细胞的功能。如果机体受到严重感染，细胞因子促进的促免疫和抗免疫机制的平衡失衡，那么结果就可能导致"细胞因子风暴"。简单来说，"细胞因子风暴"就是机体对感染发生的过度反应。

"细胞因子风暴"有可能引发：

（1）病毒败血症，病毒过度复制，造成不受控制的全身炎症。

（2）在病毒性肺炎中，"细胞因子风暴"反应主要发生在肺部的血管壁内皮细胞，感染可能会导致大量免疫细胞向肺部集中，同时使肺部血管通透性增大，可导致肺炎、急性呼吸窘迫综合征、呼吸衰竭、休克、器官衰竭、继发性细菌性肺炎等，严重者可能导致死亡。

《柳叶刀》报道的一项研究检测了 Th1 与 Th2 相关的 27 个细胞因子，如 IL-1b、IFN-γ、诱导蛋白 -10（IP-10）、单核细胞趋化蛋白（MCP-1）、粒细胞集落刺激因子（G-CSF）、巨噬细胞炎性蛋白 -1α（MIP-1α）与 TNF-α 在患者与正常人之间、重型患者与轻型患者之间的差异，发现这些细胞因子在患者中升高，并且重型患者的部分因子会更高，这个变化与"细胞因子风暴"发生的临床表现密切相关。2月19日，中国科学技术大学对外宣布，该校联合攻关团队在新冠肺炎"细胞因子风暴"机制和临床治疗方面取得了重要进展。其科研团队发现，IL-6和粒细胞巨噬细胞集落刺激因子（GM-CSF）是引发新冠肺炎患者"细胞因子风暴"的2个关键炎症因子。

由于新冠病毒是一种全新的冠状病毒，目前还没有较好的治疗方法来对抗"细胞因子风暴"的发生。随着研究的深入，在3月3日国家卫生健康委员会发布的第七版诊疗方案中首次强调了对新冠肺炎引发"细胞因子风暴"的应对，加入了免疫治疗与血液净化治疗两项方案。在重型、危重型病例治疗方面，新增血液净化治疗。血液净化系统包括血浆置换、吸附、灌流、血液/血浆滤过等，能清除炎症因子，阻断"细胞因子风暴"，从而减轻炎症反应对机体的损伤，可用于重型、危重型患者"细胞因子风暴"早中期的救治。

二、病情发展预判

我国研究者提出，淋巴细胞计数、炎症细胞因子、凝血指标的加速变化往往预示着患者病情的加重，且早于呼吸系统症状出现变化，这些应作为判断患者病程的重要标准之一。如果仅依据呼吸系统变化进行对症治疗，而忽视上述指标的变化，那么便很可能出现患者症状突然加重的现象，再给予相应治疗为时已晚。

研究者根据淋巴细胞计数、凝血指标与炎症指标将病程划分为病毒血症、肺炎和康复/重型三个阶段，其中发病后7～14d的肺炎阶段的发展对患者预后有着重要意义，并建议对有高风险因素的患者尽早使用静脉注射免疫球蛋白（IVIG）联合低分子肝素治疗。

重型患者若合并感染同样十分凶险。除了未及时进行抗凝治疗、插管太晚等，北京协和医疗队所在病区许多重型患者最终都是在发病2～3w后，死于气管插管等开创过程中造成的细菌感染，尤其是在前期治疗中曾大量使用激素，进一步降低患者免疫力的情况下。李太生等强调应用免疫球蛋白的窗口期，为患者发病7d左右（淋巴细胞计数持续下降，炎症因子广泛升高），如果等到第3w，患者已经插管上机、合并各种细菌真菌感染，则很难起到效果。

临床发现，尽早在窗口期开始给药对抗凝治疗至关重要。新冠病毒会攻击血管内皮细胞，导致凝血指标发生显著变化，使血液处于高凝状态，乃至发展为全身组织遍布血栓的弥散性血管内凝血。通过观察早期患者D-二聚体、血小板计数、纤维蛋白原等凝血相关指标，发现部分尚不危重的患者血液已经处于高凝状态，如果不及时干预，后期很可能会恶化为弥散性血管内凝血，同时导致出现多器官损伤、凝血因子消耗后全身性出血倾向的表现，具有极高致死率。在治疗方面，建议采用3～5d的抗凝治疗，出现高凝时（D-二聚体高于正常高值4倍）

给予低分子肝素 100U/kg，每 12h 1 次，更重时给予低分子肝素 + 冻干血浆。

三、群体免疫与 ADE

群体免疫（herd immunity，group immunity），是指人群或牲畜群体对传染病的抵抗力。群体免疫水平高，表示群体中对传染病具有抵抗力的动物百分比高。因为，疾病发生流行的可能性不仅取决于动物群体中有抵抗力的个体数，而且与动物群体中个体间接触的频率有关。如果群体中有 70% ~ 80% 的动物有抵抗力，就不会发生大规模的暴发流行。

2020 年 3 月 13 日，英国政府首席科学顾问帕特里克·瓦兰斯表示，将需要大约 60% 的英国人口感染新冠病毒以获得"群体免疫力"。

由此可见，群体免疫就是让足够多的人感染新冠病毒，最后形成群体免疫力。该观点是否能够有效应对新冠肺炎疫情尚存争议。

在冰岛的新冠肺炎患者当中，出现了同时感染 2 种病毒的案例，其中感染的第二株病毒是原始新冠病毒的突变株。这可能是这种双重感染病例的首次记录。双重感染病例导致的问题医学上称之为抗体依赖的增强作用（antibody dependent enhancement，ADE）。

2020 年 4 月 1 日，美国长岛北岸医院 ICU 主任周秋萍介绍，从其他各国得到的数据显示，危重型的病例当中，老年患者居多，并且绝大多数人都有基础疾病，但纽约的特别之处就在于，美国纽约医院的 ICU 里多是 20～60 岁的人，这些人没有基础疾病，很多人在进入急诊室 24h 之内，病情急剧恶化，随着病情的变化会发生多器官功能障碍。

这些现象引起了人们的关注，快速恶化的病例符合 ADE 效应。

ADE 是指某些病毒特异性抗体（一般多为非中和抗体）与病毒结合后，结合了病毒的抗体再通过其 Fc 段与某些表面表达 FcR 的细胞结合，从而介导病毒进入这些细胞，增强了病毒的感染性。

许多病毒的感染存在此种效应，如登革病毒、人类免疫缺陷病毒、柯萨奇病毒、埃博拉病毒、丙型肝炎病毒等。ADE 现象在 1964 年由霍克斯（Hawkes）首次提出，他指出将病毒置于高度稀释的同源抗体中可能有利于多种虫媒病毒在鸡胚中的繁殖，包括日本脑炎病毒、墨累山谷脑炎病毒、格塔病毒。直至 1977 年，霍克斯特德（Halstead）将 ADE 现象与登革病毒引起的严重疾病联系起来。有证据表明细菌和寄生虫也能产生 ADE。

ADE 表面模型及其体外实验可作为基准，用于谨慎评估新一代流感疫苗或靶向药物，但这些靶向药物无法阻断病毒与受体结合，因此不仅可能介导病毒中和，还可能加剧病毒感染。

有研究认为可能是多种冠状病毒抗原表位异质性而导致此

次疫情出现 ADE，同时也是造成湖北地区与其他地区新冠病毒感染患者病情的严重程度以及病死率存在差异的原因。

现有证据表明新冠病毒已经出现变异，随着感染者基数增大，病毒变异的种类逐渐增多，这些变异的毒株互相融合，发生大规模的 ADE 效应是大概率事件。

四、其他临床发现

英美两国耳鼻喉专业组织相继发布声明称，嗅觉丧失是新冠病毒感染的重要症状之一，应考虑对这些患者进行自我隔离和检测。美国耳鼻咽喉头颈外科学会（AAO-HNS）还建议将嗅觉丧失和味觉障碍纳入新冠病毒感染的筛查清单。

2020 年 3 月 21 日，英国鼻科学会（British Rhinological Society）主席霍普金斯（Claire Hopkins）与英国耳鼻喉科协会（ENT UK）主席库玛（Nirmal Kumar）在 ENT UK 官网上发布联合声明称，有新的证据表明嗅觉丧失是新冠病毒感染的症状之一。

"在韩国、中国和意大利，有充足的证据表明大量已确诊的新冠病毒感染者出现嗅觉缺失和嗅觉减退的症状。"声明介绍，德国超过 2/3 的确诊病例出现嗅觉缺失。在新冠病毒检测更为普遍的韩国，30% 的阳性患者（均为轻型病例）以嗅觉缺失为主要症状。

"此外，越来越多的报告显示，在没有其他症状的情况下出现嗅觉缺失的患者数量显著增加。"例如，伊朗的孤立性嗅觉缺失病例突然增加，美国、法国和意大利北部的许多医生也有同样的发现。

声明认为，嗅觉缺失的患者可能是一些迄今为止隐藏的新冠病毒载体，造成了新冠病毒的快速传播。

除此之外，皮肤病变也是新冠病毒感染的表现之一。一项来自美国的研究显示，2020 年 4 月 8 日至 2020 年 5 月 2 日，医学专业人员报告了 505 例与新冠肺炎相关的皮肤病患者。在确诊或疑似新冠肺炎的病例中，有 318 例（63%）出现了冻疮样皮肤病变。45% 的冻疮样皮肤病变患者有其他新冠肺炎症状。84% 的冻疮样皮肤病变只发生在足部，5.1% 的病例发生在手部，10% 的病例同时出现在手足部。症状包括肢端青紫、肢端脱屑。值得注意的是，29% 的患者生活在 2020 年 3 月平均气温高于 10℃ 的地理区域，在这种温度下，出现特发性的冻疮样皮肤病变的可能性较小。

1 例核酸阳性病例的皮肤病理学显示：轻度液泡界面皮炎伴有浓重的浅表和深层淋巴细胞炎症，与多年生结缔组织病和结缔组织病一致，但没有发现血栓。

其他 6 份来自未经实验室确认的患者的病理报告显示，其结果与冻疮样皮肤病变一致：①轻度海绵状病 1 例，空泡界面改变，表皮角质形成细胞凋亡少，血管周围和表皮周围淋巴样浸润；②3 例报告浅表和深部血管周围、表皮周围淋巴细胞或淋巴组织细胞浸润，无血管炎的证据；③1 例报告皮下水疱伴小血管淋巴细胞性血管炎，无微血栓形成；④1 例报告淋巴细胞性血管炎，罕见微血栓形成，上覆表皮坏死。

大多数新冠肺炎患者的预后较好，但仍有少数严重的后遗症不容忽视。部分新冠肺炎患者，尤其是有基础疾病的患者，预后可能会存在不同程度的后遗症，如疲乏、呼吸困难、心肌损伤、肺功能减退等。

第六节　新冠肺炎的相关临床研究

抗病毒药物是现代医学用于治疗新冠肺炎的首要考虑。因此，疫情发生后，抗病毒药干预新冠肺炎临床研究注册与日俱增。通过检索中国临床试验注册中心网站（www.chictr.org.cn）和美国临床试验注册中心网站（www.clinicaltrials.gov）发现，截至 2020 年 2 月 20 日 24 时，共有 42 项研究、28 家研究单位，以湖北、浙江、广东等地医院为主。研究设计以随机平行对照试验为主（38 个研究）。研究预期总样本量为 7463 例，单个研究样本量从 10 例到 600 例。22 个研究明确受试者临床分型，其中 14 个研究纳入轻型或普通型患者，8 个研究纳入重型患者。42 个研究试验组选择了 18 种抗病毒药物，其中选择洛匹那韦 / 利托那韦（11 个研究）、（磷酸）氯喹、（硫酸）羟氯喹和干扰素（各有 8 个研究）以及阿比多尔（6 个研究）的较多。纳入研究多为 2 组比较（26 个研究），试验组选择 2 种抗病毒药

/结合方式治疗最多（26 个研究）。主要疗效指标以新冠病毒核酸转阴（时间 / 率）、临床症状缓解（时间 / 率 / 评分）、胸部影像学表现改善为主。

临床药物研究——瑞德西韦

瑞德西韦最初是为抗击埃博拉病毒而生，它能够通过抑制一种关键的酶——RNA 依赖的 RNA 聚合酶（RdRP），从而阻止病毒的复制。2015 年，美国食品药品监督管理局曾授予该药物"孤儿药"资格，用于抗击埃博拉病毒。尽管瑞德西韦在埃博拉病毒的实验中并无显著疗效，但是却对 SARS-CoV 和 MERS-CoV 显示出较好的抗病毒活性。

自新冠肺炎疫情暴发以来，瑞德西韦就被视为最具潜力的在研药物。

2020 年 1 月 10 日，北卡罗来纳大学拉尔夫·巴里克（Ralph Baric）领导的一项小鼠研究发表在国际学术期刊《自然 – 通信》，对"瑞德西韦与蛋白酶抑制剂洛匹那韦 / 利托那韦治疗 MERS 冠状病毒哪一个疗效更好"进行了研究。结果表明：与洛匹那韦 / 利托那韦联合 IFN-β 相比，瑞德西韦在体外细胞培养以及动物实验中的表现都要更优，并且是实验中唯一能够改善肺组织病理损伤的治疗药物。动物实验表明，预防性和早期使用瑞德西韦能够明显降低 SARS-CoV、MERS-CoV 感染小鼠的肺组织病毒载量水平，同时改善肺功能、缓解症状。细胞学实验也证明瑞德西韦比洛匹那韦 / 利托那韦效果更好。动物实验更证明瑞德西韦可以显著抑制MERS冠状病毒复制和改善肺部损伤。研究团队认为它也可能用于治疗新冠肺炎。

1月31日,《新英格兰医学杂志》在线发表了研究论文"First Case of 2019 Novel Coronavirus in the United States"。该论文描述了美国第一例确诊新冠肺炎病例的流行病学和临床特征。该患者最初症状轻微,在发病第9d进展为肺炎,随后用尚未获批的药物——瑞德西韦治疗,结果显示治疗有效,但后续仍继续住院观察。

4月11日,《新英格兰医学杂志》发布了瑞德西韦首份临床结果。试验结果显示,使用瑞德西韦后,53名重型和危重型新冠肺炎患者中,68%的患者症状得到缓解,死亡率为13%。

值得注意的是,该研究在同情用药情况下展开,因此并无对照组,不能评价瑞德西韦与患者症状改善的直接关系。虽然试验结果释放出一定的积极信号,但同情用药的数据存在局限性,所以还需谨慎看待。

目前,两项名为SIMPLE的瑞德西韦Ⅲ期临床研究在新冠肺炎高发的国家开展。由于中国疫情得到有效控制,符合方案要求的病例很少,入组人数低,故在中国进行的针对重型患者的研究已提前终止。

由于中美两国临床数据存在分歧,瑞德西韦的有效性一度引起争议。5月22日,一项瑞德西韦与安慰剂对照治疗1063例新冠肺炎患者的随机对照试验结果发表,结果显示其治疗新冠肺炎有效，能够缩短病程，降低死亡率。

目前，美国、日本、印度、英国等先后批准瑞德西韦用于新冠肺炎的治疗。

（一）药物的安全性

药物安全性也是筛选有效药物时必须要考虑的问题之一。

有学者为鉴别应用利巴韦林和 α 干扰素两种抗病毒药物治疗新冠肺炎过程中出现的临床症状 / 体征和实验室检查异常是药物引起还是疾病本身所致，系统收集了 2004 年 1 月 1 日至 2019 年 12 月 31 日美国食品药品监督管理局不良事件报告系统（FAERS）中的相关数据，采用报告比值比（ROR）法对利巴韦林和 α 干扰素进行数据挖掘。设定时段内 FAERS 数据库共收到 7582463 份药物相关的有效不良事件（adverse event， AE）报告，其中与利巴韦林相关的有 31775 份，与 α 干扰素相关的有 2345 份。分析结果显示，在呼吸系统、胸及纵隔得症状 / 体征中可能与利巴韦林具有相关性的 AE 有鼻充血、咳嗽、喉疼痛、咽部水肿、咳痰和呼吸困难，可能与 α 干扰素具有相关性的 AE 有喉疼痛和咯血；在其他系统器官分类中可能与利巴韦林和 α 干扰素均具有相关性的 AE，包括发热、寒冷感、疲乏、恶心、呕吐、腹泻、头痛、关节痛、肌痛和皮疹。在实验室检查异常中，与利巴韦林相关的 AE 有白细胞计数降低、血小板计数降低、天冬氨酸转氨酶升高和丙氨酸转氨酶升高；与 α 干扰素相关的 AE 有白细胞计数降低、淋巴细胞计数降低、血小板计数降低、天冬氨酸转氨酶升高和丙氨酸转氨酶升高。

结论认为利巴韦林和 α 干扰素相关 AE 中，一部分与新冠肺炎的临床表现和实验室检查异常结果相似，临床实践中应当注意鉴别。

（二）临床评价指标

评价指标的选择是临床试验方案的重要内容，选择恰当的评价指标才能科学地评价干预的疗效和安全性。以往的研究显示，临床试验的评价指标存在诸多问题，引起了临床研究方法学界的广泛重视。当前，已注册的药物（包括中药）防治新冠肺炎的临床研究方案爆发式增加。经研究发现，研究间采用的指标差异较大，且存在表述不规范、选择指标数量不合理、指标测量时点不清、指标不实用等问题，有待进一步完善。此外，安全性指标表达不规范、指标缺乏临床价值等问题也比较突出。

附 录 1

中西药中英对照

1. 中药中英对照

A

安宫牛黄丸   Angong Niuhuang Pills

C

柴苓平胃汤   Chailing Pingwei Decoction

D

达原饮   Dayuanyin

E

二陈汤   Erchen Decoction

G

桂枝去芍药汤   Cinnamon Twig Decoction without Peony

甘露消毒丹   Ganlu Xiaodu Fill

H

藿香正气胶囊   Huoxiangzhengqi Capsule
（丸、水、口服液）   （Pills、Water、Oral Liquid）

蒿芩清胆汤   Haoqin Qingdan Decoction

藿朴夏苓汤   Huopo Xialing Decoction

化湿败毒方   Huashi Baidu Fang

J

| 金花清感颗粒 | Jinhua Qinggan Granule |
| 橘枳姜汤 | Juzhijiang Decoction |

L

| 连花清瘟胶囊（颗粒） | Lianhua Qingwen Capsule （Granule） |
| 苓甘五味姜辛汤 | Linggan Wuwei Jiangxin Decoction |

M

麻黄附子细辛汤	Mahuang Fuzi Xixin Decoction
麻黄汤	Mahuang Decoction
麻黄加术汤	Mahuang Jiazhu Decoction
麻杏石甘汤	Maxing Shigan Decoction

Q

清肺排毒汤	Qingfei Paidu Decoction
羌活胜湿汤	Qianghuo Shengshi Decoction
千金苇茎汤	Qianjin Weijing Decoction
清营汤	Qingying Decoction
七味汤	Qiwei Decoction

R

| 热毒宁注射液 | Reduning Injection |

S

圣约翰草／贯叶连翘提取物	St. John's Wort / Hypericum Perforatum Extract
疏风解毒胶囊（颗粒）	Shufeng Jiedu Capsule （Granule）
射干麻黄汤	Shegan Mahuang Decoction
三仁汤	Sanren Decoction
参附注射液	Shenfu Injection

生脉注射液	Shengmai Injection
参麦注射液	Shenmai Injection
参附汤	Shenfu Decoction
苏合香丸	Suhexiang Pills
生脉散	Shengmai Powder
湿毒郁肺方	Shiduyufei Fang
T	
葶苈大枣泻肺汤	Tingli Dazao Xiefei Decoction
痰热清注射液	Tanreqing Injection
体外培育牛黄	Calculus Bovis Sativus
W	
五苓散	Wuling Powder
X	
喜炎平注射液	Xiyanping Injection
血必净注射液	Xuebijing Injection
醒脑静注射液	Xingnaojing Injection
小青龙汤	Xiaoqinglong Decoction
小柴胡汤	Xiaochaihu Decoction
宣白承气汤	Xuanbai Chengqi Decoction
小陷胸汤	Xiaoxianxiong Decoction
犀角地黄汤	Xijiao Dihuang Decoction
香砂六君子汤	Xiangsha Liujunzi Decoction
宣肺败毒方	Xuanfei Baidu Fang
Y	
疫毒闭肺方	Yidubifei Fang
Z	
枳术汤	Zhizhu Decoction

Z

竹叶石膏汤   Zhuye Shigao Decoction

栀子豉汤   Zhizichi Decoction

2. 西药中英对照

A

α 干扰素   Interferon-α（IFN-α）

阿比多尔   Arbidol

阿托伐他汀   Atorvastatin

胺碘酮   Amiodarone

B

丙戊酸   Valproic acid

C

垂体后叶激素   Hypophysin

肠道微生态制剂   Intestinal microecological preparation

D

多巴胺   Dopamine

多巴酚丁胺   Dobutamine

地衣芽孢杆菌活菌   Bacillus licheniformis

达沙替尼   Dasatinib

达芦那韦   Darunavir

E

二氢麦角胺   Dihydroergotamine

二氢吡啶类钙通道
阻滞剂   Dihydropyridine calcium channel blocker

F

氟伐他汀   Fluvastatin

伏立康唑   Voriconazole

呋喃唑酮   Furazolidone

法匹拉韦   Favipiravir

G

干扰素	Interferon

H

华法林	Warfarin

J

间羟胺	Metaraminol
甲泼尼龙	Methylprednisolone
甲基麦角新碱	Methylergonovine
甲硝唑	Metronidazole

K

抗生素	Antibiotic

L

洛匹那韦 / 利托那韦	Lopinavir/Ritonavir
利巴韦林	Ribavirin
磷酸氯喹	Chloroquine hosphate
洛伐他汀	Lovastatin
拉莫三嗪	Lamotrigine
利伐沙班	Rivaroxaban

M

咪达唑仑	Midazolam
麦角新碱	Ergometrine
麦角胺	Ergotamine
免疫抑制剂	Immunosuppressive agent

N

尼洛替尼	Nilotinib

P

普伐他汀	Pravastatin

Q

去甲肾上腺素	Norepinephrine（NE）

R

瑞德西韦	Remdesivir

S

双歧杆菌三联活菌	Bifidobacterium triple viable bacteria
双歧杆菌活菌	Bifidobacterium viable
双歧杆菌乳杆菌三联活菌	Bifidobacterium lactobacillus triple viable
三唑仑	Triazolam

T

糖皮质激素	Glucocorticoid
头孢氨苄	Cefalexin
头孢呋辛	Cefuroxime
头孢他啶	Ceftazidime
替硝唑	Tinidazole
酮康唑	Ketoconazole
托珠单抗	Tocilizumab

X

辛伐他汀	Simvastatin

Y

伊曲康唑	Itraconazole

附 录 2

新型冠状病毒肺炎诊疗方案
（试行第七版）

2019 年 12 月以来，湖北省武汉市出现了新冠肺炎疫情，随着疫情的蔓延，我国其他地区及境外多个国家也相继发现了此类病例。该病作为急性呼吸道传染病已纳入《中华人民共和国传染病防治法》规定的乙类传染病，按甲类传染病管理。

通过采取一系列预防控制和医疗救治措施，我国境内疫情上升的势头得到一定程度的遏制，大多数省份疫情缓解，但境外的发病人数呈上升态势。随着对疾病临床表现、病理认识的深入和诊疗经验的积累，为进一步加强对该病的早诊早治，提高治愈率，降低病死率，最大可能避免医院感染，同时提醒注意境外输入性病例导致的传播和扩散，我们对《新型冠状病毒肺炎诊疗方案（试行第六版）》进行修订，形成了《新型冠状病毒肺炎诊疗方案（试行第七版）》。

一、病原学特点

新冠病毒属于 β 属的冠状病毒，有包膜，颗粒呈圆形或椭圆形，常为多形性，直径 60 ~ 140nm。其基因特征与 SARS-CoV 和 MERS-CoV 有明显区别。目前研究显示与蝙蝠 SARS 样冠状病毒（bat-SL-CoVZC45）同源性达 85% 以上。体外分离培养时，新冠病毒 96h 左右即可在人呼吸道上皮细胞内发现，而在 Vero E6 和 Huh-7 细胞系中分离培养需约 6d。

对冠状病毒理化特性的认识多来自对 SARS-CoV 和 MERS-CoV 的研究。病毒对紫外线和热敏感，56℃ 30min、乙醚、75% 乙醇、含氯消毒剂、过氧乙酸和氯仿等脂溶剂均可有效灭活病毒，氯己定不能有效灭活病毒。

二、流行病学特点

（一）传染源

目前所见传染源主要是新冠病毒感染的患者。无症状感染者也可能成为传染源。

（二）传播途径

经呼吸道飞沫和密切接触传播是主要的传播途径。在相对封闭的环境中长时间暴露于高浓度气溶胶情况下存在经气溶胶传播的可能。由于在粪便及尿中可分离到新冠病毒，应注意粪便及尿对环境污染造成气溶胶或接触传播。

（三）易感人群

人群普遍易感。

三、病理改变

根据目前有限的尸检和穿刺组织病理观察结果总结如下。

（一）肺脏

肺脏呈不同程度的实变。

肺泡腔内见浆液、纤维蛋白性渗出物及透明膜形成；渗出细胞主要为单核细胞和巨噬细胞，易见多核巨细胞。Ⅱ型肺泡上皮细胞显著增生，部分细胞脱落。Ⅱ型肺泡上皮细胞和巨噬细胞内可见包涵体。肺泡隔血管充血、水肿，可见单核细胞和淋巴细胞浸润及血管内透明血栓形成。肺组织灶性出血、坏死，可出现出血性梗死。部分肺泡腔渗出物机化和肺间质纤维化。

肺内支气管黏膜部分上皮脱落，腔内可见黏液及黏液栓形成。少数肺泡过度充气、肺泡隔断裂或囊腔形成。

电镜下支气管黏膜上皮和Ⅱ型肺泡上皮细胞胞质内可见冠状病毒颗粒。免疫组化染色显示部分肺泡上皮和巨噬细胞呈新冠病毒抗原阳性，RT-PCR 检测新冠病毒核酸阳性。

（二）脾脏、肺门淋巴结和骨髓

脾脏明显缩小。淋巴细胞数量明显减少，灶性出血和坏死，脾脏内巨噬细胞增生并可见吞噬现象；淋巴结淋巴细胞数量较少，可见坏死。免疫组化染色显示脾脏和淋巴结内 CD4$^+$T 和 CD8$^+$T 细胞均减少。骨髓三系细胞数量减少。

（三）心脏和血管

心肌细胞可见变性、坏死，间质内可见少数单核细胞、淋巴细胞和（或）中性粒细胞浸润。部分血管内皮脱落、内膜炎症及血栓形成。

（四）肝脏和胆囊

体积增大，暗红色。肝细胞变性、灶性坏死伴中性粒细胞浸润；肝血窦充血，汇管区见淋巴细胞和单核细胞浸润，微血栓形成。胆囊高度充盈。

（五）肾脏

肾小球球囊腔内见蛋白性渗出物，肾小管上皮变性、脱落，可见透明管型。间质充血，可见微血栓和灶性纤维化。

（六）其他器官

脑组织充血、水肿，部分神经元变性。肾上腺见灶性坏死。食管、胃和肠管黏膜上皮不同程度变性、坏死、脱落。

四、临床特点

（一）临床表现

基于目前的流行病学调查，潜伏期为 1 ~ 14d，多为 3 ~ 7d。

以发热、乏力、干咳为主要表现。少数患者伴有鼻塞、流涕、咽痛和腹泻等症状。重型患者多在发病 1w 后出现呼吸困难和（或）低氧血症，严重者快速进展为急性呼吸窘迫综合征、脓毒症休克、难以纠正的代谢性酸中毒和出凝血功能障碍及多器官功能衰竭等。值得注意的是重型、危重型患者病程中可为中低热，甚至无明显发热。

部分儿童及新生儿病例症状可不典型，表现为呕吐、腹泻等消化道症状或仅表现为精神弱、呼吸急促。

轻型患者仅表现为低热、轻微乏力等，无肺炎表现。

从目前收治的病例情况看，多数患者预后良好，少数患者病情危重。老年人和有慢性基础疾病者预后较差。患有新冠肺炎的孕产妇临床过程与同龄患者相近。儿童病例症状相对较轻。

（二）实验室检查

1.一般检查

发病早期外周血白细胞总数正常或减少，淋巴细胞计数减少，部分患者可出现肝酶、乳酸脱氢酶（LDH）、肌酶和肌红蛋白增高；部分危重者可见肌钙蛋白增高。多数患者 C 反应蛋白（CRP）和血沉升高，降钙素原正常。严重者 D-二聚体升高、外周血淋巴细胞进行性减少。重型、危重型患者常有炎症因子升高。

2.病原学及血清学检查

（1）病原学检查：采用 RT-PCR 或（和）NGS 方法在鼻咽拭子、痰和其他下呼吸道分泌物、血液、粪便等标本中可检测出新冠病毒核酸。检测下呼吸道标本（痰或气道抽取物）更加准确。标本采集后尽快送检。

（2）血清学检查：新冠病毒特异性 IgM 抗体多在发病 3 ~ 5d 后开始出现阳性，IgG 抗体滴度恢复期较急性期有 4 倍及以上增高。

（三）胸部影像学

早期呈现多发小斑片影及间质改变，以肺外带明显。进而发展为双肺多发磨玻璃影、浸润影，严重者可出现肺实变，胸腔积液少见。

五、诊断标准

（一）疑似病例

结合下述流行病学史和临床表现综合分析：

1. 流行病学史

（1）发病前 14d 内有武汉市及其周边地区，或其他有病例报告社区的旅行史或居住史。

（2）发病前 14d 内与新冠病毒感染者（核酸检测阳性者）有接触史。

（3）发病前 14d 内曾接触过来自武汉市及其周边地区，或来自有病例报告社区的发热或有呼吸道症状的患者。

（4）聚集性发病［2w 内在小范围如家庭、办公室、学校班级等场所，出现 2 例及以上发热和（或）呼吸道症状的病例］。

2. 临床表现

（1）发热和（或）呼吸道症状。

（2）具有上述新冠肺炎影像学特征。

（3）发病早期白细胞总数正常或降低，淋巴细胞计数正常或减少。

有流行病学史中的任何 1 条，且符合临床表现中任意 2 条。无明确流行病学史的，符合临床表现中的 3 条。

（二）确诊病例

疑似病例同时具备以下病原学或血清学证据之一者：

（1）实时荧光 RT-PCR 检测新冠病毒核酸阳性。

（2）病毒基因测序，与已知的新冠病毒高度同源。

（3）血清新冠病毒特异性 IgM 抗体和 IgG 抗体阳性；血清新冠病毒特异性 IgG 抗体由阴性转为阳性或恢复期较急性期 4 倍及以上升高。

六、临床分型

（一）轻型

临床症状轻微，影像学未见肺炎表现。

（二）普通型

具有发热、呼吸道等症状，影像学可见肺炎表现。

（三）重型

1）成人符合下列任何 1 条

（1）出现气促，RR ≥ 30 次 /min。

（2）静息状态下，手指血氧饱和度 ≤ 93%。

（3）动脉血氧分压（PaO_2）/ 吸氧浓度（FiO_2）≤ 300mmHg（1mmHg=0.133kPa）。

高海拔（海拔超过 1000m）地区应根据以下公式对 PaO_2/FiO_2 进行校正：PaO_2/FiO_2 × [大气压（mmHg）/760]。

肺部影像学显示 24 ~ 48h 内病灶明显进展 > 50% 者按重型管理。

2）儿童符合下列任何 1 条

（1）出现气促（< 2 月龄，RR ≥ 60 次 /min；2 ~ 12 月

龄，RR ≥ 50 次 /min；1 ~ 5 岁，RR ≥ 40 次 /min； > 5 岁，RR ≥ 30 次 /min），发热和哭闹的影响除外。

（2）静息状态下，手指血氧饱和度 ≤ 92%。

（3）辅助呼吸（呻吟、鼻翼扇动、三凹征），发绀，间歇性呼吸暂停。

（4）出现嗜睡、惊厥。

（5）拒食或喂养困难，有脱水征。

（四）危重型

符合以下情况之一者：

（1）出现呼吸衰竭，且需要机械通气。

（2）出现休克。

（3）合并其他器官功能衰竭需 ICU 监护治疗。

七、重型、危重型临床预警指标

（一）成人

（1）外周血淋巴细胞进行性下降。

（2）外周血炎症因子如 IL–6、C 反应蛋白进行性上升。

（3）乳酸进行性升高。

（4）肺内病变在短期内迅速进展。

（二）儿童

（1）呼吸频率增快。

（2）精神反应差、嗜睡。

（3）乳酸进行性升高。

（4）影像学显示双侧或多肺叶浸润、胸腔积液或短期内病变快速进展。

（5）3 月龄以下的婴儿或有基础疾病（先天性心脏病、支气管肺发育不良、呼吸道畸形、异常血红蛋白、重度营养不良等），或有免疫缺陷或低下（长期使用免疫抑制剂）。

八、鉴别诊断

（1）新冠病毒感染轻型表现需与其他病毒引起的上呼吸道感染相鉴别。

（2）新冠肺炎主要与流感病毒、腺病毒、呼吸道合胞病毒等其他已知病毒性肺炎及肺炎支原体感染鉴别，尤其是对疑似病例要尽可能采取包括快速抗原检测和多重 PCR 核酸检测等方法，对常见呼吸道病原体进行检测。

（3）还要与非感染性疾病，如血管炎、皮肌炎和机化性肺炎等鉴别。

九、病例的发现与报告

各级各类医疗机构的医务人员发现符合病例定义的疑似病例后，应立即进行单人单间隔离治疗，院内专家会诊或主诊医生会诊，仍考虑疑似病例，在 2h 内进行网络直报，并采集标本进行新冠病毒核酸检测，同时在确保转运安全前提下立即将疑似病例转运至定点医院。与新冠病毒感染者有密切接触的患者，即便常见呼吸道病原检测阳性，也建议及时进行新冠病毒病原学检测。

疑似病例连续 2 次新冠病毒核酸检测阴性（采样时间至少间隔 24h）且发病 7d 后新冠病毒特异性抗体 IgM 和 IgG 仍为阴性可排除疑似病例诊断。

十、治疗

（一）根据病情确定治疗场所

（1）疑似及确诊病例应在具备有效隔离条件和防护条件的定点医院隔离治疗，疑似病例应单人单间隔离治疗，确诊病例可多人收治在同一病室。

（2）危重型病例应尽早收入 ICU 治疗。

（二）一般治疗

（1）卧床休息，加强支持治疗，保证充分热量；注意水、电解质平衡，维持内环境稳定；密切监测生命体征、手指血氧饱和度等。

（2）根据病情监测血常规、尿常规、CRP、生化指标（肝酶、心肌酶、肾功能等）、凝血功能、动脉血气分析、胸部影像学等。有条件者可行细胞因子检测。

（3）及时给予有效氧疗措施，包括鼻导管、面罩给氧和经鼻高流量氧疗。有条件可采用氢氧混合吸入气（H_2/O_2：66.6%/33.3%）治疗。

（4）抗病毒治疗：可试用 α 干扰素（成人每次 500 万 U 或相当剂量，加入灭菌注射用水 2mL，每日 2 次雾化吸入）、洛匹那韦 / 利托那韦（成人 200mg/50mg/ 粒，每次 2 粒，每日 2

次，疗程不超过 10d）、利巴韦林（建议与干扰素或洛匹那韦 /
利托那韦联合应用，成人 500mg/ 次，每日 2 ~ 3 次静脉输注，
疗程不超过 10d）、磷酸氯喹（18 ~ 65 岁成人，体重 > 50kg 者，
每次 500mg，每日 2 次，疗程 7d；体重 < 50kg 者，第一天、第
二天每次 500mg，每日 2 次，第三至第七天每次 500mg，每日 1
次）、阿比多尔（成人 200mg，每日 3 次，疗程不超过 10d）。
要注意上述药物的不良反应、禁忌证（如患有心脏疾病者禁用
氯喹）以及与其他药物的相互作用等问题。在临床应用中进一
步评价目前所试用药物的疗效。不建议同时应用 3 种及以上抗
病毒药物，出现不可耐受的毒副作用时应停止使用相关药物。
对孕产妇患者的治疗应考虑妊娠周数，尽可能选择对胎儿影响
较小的药物，以及是否终止妊娠后再进行治疗等问题，并知情
告知。

（5）抗菌药物治疗：避免盲目或不恰当使用抗菌药物，尤
其是联合使用广谱抗菌药物。

（三）重型、危重型病例的治疗

1. 治疗原则

在对症治疗的基础上，积极防治并发症，治疗基础疾病，
预防继发感染，及时进行器官功能支持。

2. 呼吸支持

（1）氧疗：重型患者应接受鼻导管或面罩吸氧，并及时评
估呼吸窘迫和（或）低氧血症是否缓解。

（2）高流量鼻导管氧疗或无创机械通气：当患者接受标准氧疗后呼吸窘迫和（或）低氧血症无法缓解时，可考虑使用高流量鼻导管氧疗或无创通气。若短时间（1～2h）内病情无改善甚至恶化，应及时进行气管插管和有创机械通气。

（3）有创机械通气：采用肺保护性通气策略，即小潮气量（6～8mL/kg理想体重）和低水平气道平台压力（≤30cmH$_2$O）进行机械通气，以减少呼吸机相关肺损伤。在保证气道平台压≤35cmH$_2$O时，可适当采用高PEEP，保持气道温化湿化，避免长时间镇静，早期唤醒患者并进行肺康复治疗。较多患者存在人机不同步，应当及时使用镇静以及肌松剂。根据气道分泌物情况，选择密闭式吸痰，必要时行支气管镜检查采取相应治疗。

（4）挽救治疗：对于严重ARDS患者，建议进行肺复张。在人力资源充足的情况下，每天应进行12h以上的俯卧位通气。俯卧位通气效果不佳者，如条件允许，应尽快考虑体外膜肺氧合（ECMO）。其相关指征：①在FiO$_2$>90%时，氧合指数<80mmHg，持续3～4h以上；②气道平台压≥35cmH$_2$O。单纯呼吸衰竭患者，首选VV-ECMO模式；若需要循环支持，则选用VA-ECMO模式。在基础疾病得以控制，心肺功能有恢复迹象时，可开始撤机试验。

3.循环支持

在充分液体复苏的基础上,改善微循环,使用血管活性药物,密切监测患者血压、心率和尿量的变化，以及动脉血气分析中乳酸和碱剩余，必要时进行无创或有创血流动力学监测，如超声多普勒法、超声心动图、有创血压或持续心排血量（PICCO）监测。在救治过程中，注意液体平衡策略，避免过量和不足。

如果发现患者心率突发增加大于基础值的 20% 或血压下降大于基础值 20% 时，若伴有皮肤灌注不良和尿量减少等表现时，应密切观察患者是否存在脓毒症休克、消化道出血或心力衰竭等情况。

4. 肾衰竭和肾替代治疗

对危重型患者的肾功能损伤应积极寻找导致肾功能损伤的原因，如低灌注和药物等因素。对于肾衰竭患者的治疗应注重体液平衡、酸碱平衡和电解质平衡，在营养支持治疗方面应注意氮平衡、热量和微量元素等补充。重型患者可选择连续性肾替代治疗（continuous renal replacement therapy，CRRT）。其指征包括：①高钾血症；②酸中毒；③肺水肿或水负荷过重；④多器官功能不全时的液体管理。

5. 康复者血浆治疗

适用于病情进展较快、重型和危重型患者。用法用量参考《新冠肺炎康复者恢复期血浆临床治疗方案（试行第二版）》。

6. 血液净化治疗

血液净化系统包括血浆置换、吸附、灌流、血液 / 血浆滤过等，能清除炎症因子，阻断"细胞因子风暴"，从而减轻炎症反应对机体的损伤，可用于重型、危重型患者"细胞因子风暴"

早中期的救治。

7. 免疫治疗

对于双肺广泛病变者及重型患者，且实验室检测 IL-6 水平升高者，可试用托珠单抗治疗。首次剂量 4 ~ 8mg/kg，推荐剂量为 400mg、0.9% 生理盐水稀释至 100mL，输注时间大于 1h；首次用药疗效不佳者，可在 12h 后追加应用 1 次（剂量同前），累计给药次数最多为 2 次，单次最大剂量不超过 800mg。注意过敏反应，有结核等活动性感染者禁用。

8. 其他治疗措施

对于氧合指标进行性恶化、影像学表现进展迅速、机体炎症反应过度激活状态的患者，酌情短期内（3 ~ 5d）使用糖皮质激素，建议剂量不超过相当于甲泼尼龙 1 ~ 2mg/（kg·d），应当注意较大剂量糖皮质激素由于免疫抑制作用，会延缓对新冠病毒的清除；可静脉给予血必净注射液 100mL/ 次，每日 2 次治疗；可使用肠道微生态调节剂，维持肠道微生态平衡，预防继发细菌感染。

儿童重型、危重型病例可酌情考虑给予静脉滴注丙种球蛋白。

患有重型或危重型新冠肺炎的孕妇应积极终止妊娠，剖宫产为首选。

患者常存在焦虑恐惧情绪，应加强心理疏导。

（四）中医治疗

本病属于中医"疫"病范畴，病因为感受"疫戾"之气，各地可根据病情、当地气候特点以及不同体质等情况，参照下列方案进行辨证论治。涉及超药典剂量，应当在医生指导下使用。

1. 医学观察期

临床表现1：乏力伴胃肠不适。

推荐中成药：藿香正气胶囊（丸、水、口服液）。

临床表现2：乏力伴发热。

推荐中成药：金花清感颗粒、连花清瘟胶囊（颗粒）、疏风解毒胶囊（颗粒）。

2. 临床治疗期（确诊病例）

1）清肺排毒汤

适用范围：结合多地医生临床观察，适用于轻型、普通型、重型患者，在危重型患者救治中可结合患者实际情况合理使用。

基础方剂：麻黄9g、炙甘草6g、杏仁9g、生石膏15～30g（先煎）、桂枝9g、泽泻9g、猪苓9g、白术9g、茯苓15g、柴胡16g、黄芩6g、姜半夏9g、生姜9g、紫菀9g、冬花9g、射干9g、细辛6g、山药12g、枳实6g、陈皮6g、藿香9g。

服法：传统中药饮片，水煎服。每天1剂，早、晚各1次（饭后40min），温服，3剂1个疗程。

如有条件，每次服完药可加服大米汤半碗，舌干津液亏虚者可多服至1碗。（注：如患者不发热则生石膏的用量要小，发热或壮热可加大生石膏用量）若症状好转而未痊愈则服用第二个疗程，若患者有特殊情况或其他基础病，第二个疗程可以根据实际情况修改处方，症状消失则停药。

处方来源：国家卫生健康委办公厅、国家中医药管理局办公室《关于推荐在中西医结合救治新型冠状病毒感染的肺炎中使用"清肺排毒汤"的通知》（国中医药办医政函〔2020〕22号）。

2）轻型

（1）寒湿郁肺证

临床表现：发热，乏力，周身酸痛，咳嗽，咳痰，胸紧憋气，纳呆，恶心，呕吐，大便黏腻不爽。舌质淡胖齿痕或淡红，苔白厚腐腻或白腻，脉濡或滑。

推荐处方：生麻黄6g、生石膏15g、杏仁9g、羌活15g、葶苈子15g、贯众9g、地龙15g、徐长卿15g、藿香15g、佩兰9g、苍术15g、云苓45g、生白术30g、焦三仙各9g、厚朴15g、焦槟榔9g、煨草果9g、生姜15g。

服法：每日1剂，水煎600mL，分3次服用，早、中、晚各1次，饭前服用。

（2）湿热蕴肺证

临床表现：低热或不发热，微恶寒，乏力，头身困重，肌肉酸痛，干咳痰少，咽痛，口干不欲多饮，或伴有胸闷脘痞，无汗或汗出不畅，或见呕恶纳呆，便溏或大便黏滞不爽。舌淡红，苔白厚腻或薄黄，脉滑数或濡。

推荐处方：槟榔10g、草果10g、厚朴10g、知母10g、黄芩10g、柴胡10g、赤芍10g、连翘15g、青蒿10g（后下）、苍术 10g、大青叶 10g、生甘草 5g。

服法：每日 1 剂，水煎 400mL，分 2 次服用，早、晚各 1 次。

3）普通型

（1）湿毒郁肺证

临床表现：发热，咳嗽痰少，或有黄痰，憋闷气促，腹胀，便秘不畅。舌质暗红，舌体胖，苔黄腻或黄燥，脉滑数或弦滑。

推荐处方：生麻黄 6g、苦杏仁 15g、生石膏 30g、生薏苡仁 30g、茅苍术 10g、广藿香 15g、青蒿草 12g、虎杖 20g、马鞭草 30g、干芦根 30g、葶苈子 15g、化橘红 15g、生甘草 10g。

服法：每日 1 剂，水煎 400mL，分 2 次服用，早、晚各 1 次。

（2）寒湿阻肺证

临床表现：低热，身热不扬，或未发热，干咳，少痰，倦怠乏力，胸闷，脘痞，或呕恶，便溏。舌质淡或淡红，苔白或白腻，脉濡。

推荐处方：苍术 15g、陈皮 10g、厚朴 10g、藿香 10g、草果 6g、生麻黄 6g、羌活 10g、生姜 10g、槟榔 10g。

服法：每日 1 剂，水煎 400mL，分 2 次服用，早、晚各 1 次。

4）重型

（1）疫毒闭肺证

临床表现：发热面红，咳嗽，痰黄黏少，或痰中带血，喘憋气促，疲乏倦怠，口干苦黏，恶心不食，大便不畅，小便短赤。舌红，苔黄腻，脉滑数。

推荐处方：化湿败毒方。

基础方剂：生麻黄 6g、杏仁 9g、生石膏 15g、甘草 3g、藿香 10g（后下）、厚朴 10g、苍术 15g、草果 10g、法半夏 9g、茯苓 15g、生大黄 5g（后下）、生黄芪 10g、葶苈子 10g、赤芍 10g。

服法：每日 1 ~ 2 剂，水煎服，每次 100 ~ 200mL，每日 2 ~ 4 次，口服或鼻饲。

（2）气营两燔证

临床表现：大热烦渴，喘憋气促，谵语神昏，视物错瞀，或发斑疹，或吐血、衄血，或四肢抽搐。舌绛少苔或无苔，脉沉细数，或浮大而数。

推荐处方：生石膏 30 ~ 60g（先煎）、知母 30g、生地 30 ~ 60g、水牛角 30g（先煎）、赤芍 30g、玄参 30g、连翘 15g、丹皮 15g、黄连 6g、竹叶 12g、葶苈子 15g、生甘草 6g。

服法：每日 1 剂，水煎服，先煎石膏、水牛角后下诸药，每次 100 ~ 200mL，每日 2 ~ 4 次，口服或鼻饲。

推荐中成药：喜炎平注射液、血必净注射液、热毒宁注射液、痰热清注射液、醒脑静注射液。功效相近的药物根据个体情况可选择一种，也可根据临床症状联合使用两种。中药注射剂可与中药汤剂联合使用。

5）危重型

内闭外脱证

临床表现：呼吸困难、动辄气喘或需要机械通气，伴神昏，烦躁，汗出肢冷，舌质紫暗，苔厚腻或燥，脉浮大无根。

推荐处方：人参 15g、黑顺片 10g（先煎）、山茱萸 15g，送服苏合香丸或安宫牛黄丸。

出现机械通气伴腹胀便秘或大便不畅者，可用生大黄 5 ~ 10g。出现人机不同步情况，在镇静和肌松剂使用的情况下，可用生大黄 5 ~ 10g 和芒硝 5 ~ 10g。

推荐中成药：血必净注射液、热毒宁注射液、痰热清注射液、醒脑静注射液、参附注射液、生脉注射液、参麦注射液。功效相近的药物根据个体情况可选择一种，也可根据临床症状联合使用两种。中药注射剂可与中药汤剂联合使用。

注：重型和危重型中药注射剂推荐用法。

中药注射剂的使用遵照药品说明书从小剂量开始、逐步辨证调整的原则，推荐用法如下：

病毒感染或合并轻度细菌感染：0.9% 氯化钠注射液 250mL 加喜炎平注射液 100mg，bid；或 0.9% 氯化钠注射液 250mL 加热毒宁注射液 20mL；或 0.9% 氯化钠注射液 250mL 加痰热清注射液 40mL，bid。

高热伴意识障碍：0.9% 氯化钠注射液 250mL 加醒脑静注射液 20mL，bid。

全身炎症反应综合征或（和）多器官功能衰竭：0.9% 氯化钠注射液 250mL 加血必净注射液 100mL，bid。

免疫抑制：葡萄糖注射液 250mL 加参麦注射液 100mL 或生脉注射液 20 ～ 60mL，bid。

6）恢复期

（1）肺脾气虚证

临床表现：气短，倦怠乏力，纳差呕恶，痞满，大便无力，便溏不爽。舌淡胖，苔白腻。

推荐处方：法半夏 9g、陈皮 10g、党参 15g、炙黄芪 30g、炒白术 10g、茯苓 15g、藿香 10g、砂仁 6g（后下）、甘草 6g。

服法：每日 1 剂，水煎 400mL，分 2 次服用，早、晚各 1 次。

（2）气阴两虚证

临床表现：乏力，气短，口干，口渴，心悸，汗多，纳差，低热或不热，干咳少痰。舌干少津，脉细或虚无力。

推荐处方：南北沙参各 10g、麦冬 15g、西洋参 6g、五味子 6g、生石膏 15g、淡竹叶 10g、桑叶 10g、芦根 15g、丹参 15g、生甘草 6g。

服法：每日 1 剂，水煎 400mL，分 2 次服用，早、晚各 1 次。

十一、出院标准和出院后注意事项

（一）出院标准

（1）体温恢复正常 3d 以上。

（2）呼吸道症状明显好转。

（3）肺部影像学显示急性渗出性病变明显改善。

（4）连续两次痰、鼻咽拭子等呼吸道标本核酸检测阴性

（采样时间至少间隔 24h）。

满足以上条件者可出院。

（二）出院后注意事项

（1）定点医院要做好与患者居住地基层医疗机构间的联系，共享病历资料，及时将出院患者信息推送至患者辖区或居住地居委会和基层医疗卫生机构。

（2）患者出院后，建议应继续进行 14d 的隔离管理和健康状况监测，佩戴口罩，有条件的居住在通风良好的单人房间，减少与家人的近距离密切接触，分餐饮食，做好手卫生，避免外出活动。

（3）建议在出院后第 2 周和第 4 周到医院随访、复诊。

十二、转运原则

按照国家卫生健康委印发的《新型冠状病毒感染的肺炎病例转运工作方案（试行）》执行。

十一、医疗机构内感染预防与控制

严格遵照国家卫生健康委《医疗机构内新型冠状病毒感染预防与控制技术指南（第一版）》《新型冠状病毒感染的肺炎防护中常见医用防护用品使用范围指引（试行）》的要求执行。

附 录 3

抗击新冠肺炎疫情的中国行动

（2020 年 6 月）

中华人民共和国

国务院新闻办公室

目　　录

前言

新型冠状病毒肺炎是近百年来人类遭遇的影响范围最广的全球性大流行病，对全世界是一次严重危机和严峻考验。人类生命安全和健康面临重大威胁。

这是一场全人类与病毒的战争。面对前所未知、突如其来、来势汹汹的疫情天灾，中国果断打响疫情防控阻击战。中国把人民生命安全和身体健康放在第一位，以坚定果敢的勇气和决心，采取最全面最严格最彻底的防控措施，有效阻断病毒传播链条。14亿中国人民坚韧奉献、团结协作，构筑起同心战"疫"的坚固防线，彰显了人民的伟大力量。

中国始终秉持人类命运共同体理念，肩负大国担当，同其他国家并肩作战、共克时艰。中国本着依法、公开、透明、负责任态度，第一时间向国际社会通报疫情信息，毫无保留同各方分享防控和救治经验。中国对疫情给各国人民带来的苦难感同身受，尽己所能向国际社会提供人道主义援助，支持全球抗击疫情。

当前，疫情在全球持续蔓延。中国为被病毒夺去生命和在抗击疫情中牺牲的人们深感痛惜，向争分夺秒抢救生命、遏制疫情的人们深表敬意，向不幸感染病毒、正在进行治疗的人们表达祝愿。中国坚信，国际社会同舟共济、守望相助，就一定能够战胜疫情，走出人类历史上这段艰难时刻，迎来人类发展更加美好的明天。

为记录中国人民抗击疫情的伟大历程，与国际社会分享中国抗疫的经验做法，阐明全球抗疫的中国理念、中国主张，中国政府特发布此白皮书。

一、中国抗击疫情的艰辛历程

新冠肺炎疫情是中华人民共和国成立以来发生的传播速度最快、感染范围最广、防控难度最大的一次重大突发公共卫生事件，对中国是一次危机，也是一次大考。中国共产党和中国政府高度重视、迅速行动，习近平总书记亲自指挥、亲自部署，统揽全局、果断决策，为中国人民抗击疫情坚定了信心、凝聚了力量、指明了方向。在中国共产党领导下，全国上下贯彻"坚定信心、同舟共济、科学防治、精准施策"总要求，打响抗击疫情的人民战争、总体战、阻击战。经过艰苦卓绝的努力，中国付出巨大代价和牺牲，有力扭转了疫情局势，用一个多月的时间初步遏制了疫情蔓延势头，用两个月左右的时间将本土每日新增病例控制在个位数以内，用 3 个月左右的时间取得了武汉保卫战、湖北保卫战的决定性成果，疫情防控阻击战取得重大战略成果，维护了人民生命安全和身体健康，为维护地区和世界公共卫生安全做出了重要贡献。

截至 2020 年 5 月 31 日 24 时，31 个省、自治区、直辖市和新疆生产建设兵团累计报告确诊病例 83017 例，累计治愈出院病例 78307 例，累计死亡病例 4634 例，治愈率 94.3%，病亡率 5.6%（图 3-1～图 3-4）。回顾前一阶段中国抗疫历程，大体分为五个阶段。

图 3-1　中国境内新冠肺炎新增确诊病例情况

注：2 月 12 日报告新增确诊病例 15152 例（湖北省累计 13332 例临床确诊病例一次性计入当日新增确诊病例）。

图 3-2　中国境内新冠肺炎新增死亡病例情况

（例）

图 3-3　中国境内新冠肺炎现有确诊病例情况

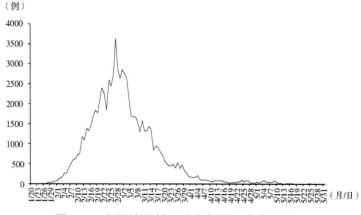

（例）

图 3-4　中国境内新冠肺炎新增治愈病例情况

（一）第一阶段：迅即应对突发疫情

（2019 年 12 月 27 日至 2020 年 1 月 19 日）

湖北省武汉市监测发现不明原因肺炎病例，中国第一时间报告疫情，迅速采取行动，开展病因学和流行病学调查，阻断疫情蔓延。及时主动向世界卫生组织以及美国等国家通报疫情信息，向世界公布新型冠状病毒基因组序列。武汉地区出现局部社区传播和聚集性病例，其他地区开始出现武汉关联确诊病例，中国全面展开疫情防控。

（1）2019年12月27日，湖北省中西医结合医院向武汉市江汉区疾控中心报告不明原因肺炎病例。武汉市组织专家从病情、治疗转归、流行病学调查、实验室初步检测等方面情况分析，认为上述病例系病毒性肺炎。

（2）12月30日，武汉市卫生健康委向辖区医疗机构发布《关于做好不明原因肺炎救治工作的紧急通知》。国家卫生健康委获悉有关信息后立即组织研究，迅速开展行动。

（3）12月31日凌晨，国家卫生健康委做出安排部署，派出工作组、专家组赶赴武汉市，指导做好疫情处置工作，开展现场调查。武汉市卫生健康委在官方网站发布《关于当前我市肺炎疫情的情况通报》，发现27例病例，提示公众尽量避免到封闭、空气不流通的公众场合和人多集中地方，外出可佩戴口罩。当日起，武汉市卫生健康委依法发布疫情信息。

（4）2020年1月1日，国家卫生健康委成立疫情应对处置领导小组。1月2日，国家卫生健康委制订《不明原因的病毒性肺炎防控"三早"方案》；中国疾控中心、中国医学科学院收到湖北省送检的第一批4例病例标本，即开展病原鉴定。

（5）1月3日，武汉市卫生健康委在官方网站发布《关于不明原因的病毒性肺炎情况通报》，共发现 44 例不明原因的病毒性肺炎病例。国家卫生健康委组织中国疾控中心等 4 家科研单位对病例样本进行实验室平行检测，进一步开展病原鉴定。国家卫生健康委会同湖北省卫生健康委制订《不明原因的病毒性肺炎诊疗方案（试行）》等 9 个文件。当日起，中国有关方面定期向世界卫生组织、有关国家和地区组织以及中国港澳台地区及时主动通报疫情信息。

（6）1 月 4 日，中国疾控中心负责人与美国疾控中心负责人通电话，介绍疫情有关情况，双方同意就信息沟通和技术协作保持密切联系。国家卫生健康委会同湖北省卫生健康部门制订《不明原因的病毒性肺炎医疗救治工作手册》。

（7）1 月 5 日，武汉市卫生健康委在官方网站发布《关于不明原因的病毒性肺炎情况通报》，共发现 59 例不明原因的病毒性肺炎病例，根据实验室检测结果，排除流感、禽流感、腺病毒、传染性非典型性肺炎和中东呼吸综合征等呼吸道病原。中国向世界卫生组织通报疫情信息。世界卫生组织首次就中国武汉出现的不明原因肺炎病例进行通报。

（8）1 月 6 日，国家卫生健康委在全国卫生健康工作会议上通报武汉市不明原因肺炎有关情况，要求加强监测、分析和研判，及时做好疫情处置。

（9）1 月 7 日，中共中央总书记习近平在主持召开中共中央政治局常务委员会会议时，对做好不明原因肺炎疫情防控工作提出要求。

（10）1月7日，中国疾控中心成功分离新型冠状病毒毒株。

（11）1月8日，国家卫生健康委专家评估组初步确认新冠病毒为疫情病原。中美两国疾控中心负责人通电话，讨论双方技术交流合作事宜。

（12）1月9日，国家卫生健康委专家评估组对外发布武汉市不明原因的病毒性肺炎病原信息，病原体初步判断为新型冠状病毒。中国向世界卫生组织通报疫情信息，将病原学鉴定取得的初步进展分享给世界卫生组织。世界卫生组织网站发布关于中国武汉聚集性肺炎病例的声明，表示在短时间内初步鉴定出新型冠状病毒是一项显著成就。

（13）1月10日，中国疾控中心、中国科学院武汉病毒研究所等专业机构初步研发出检测试剂盒，武汉市立即组织对在院收治的所有相关病例进行排查。国家卫生健康委、中国疾控中心负责人分别与世界卫生组织负责人就疫情应对处置工作通话，交流有关信息。

（14）1月11日起，中国每日向世界卫生组织等通报疫情信息。

（15）1月12日，武汉市卫生健康委在情况通报中首次将"不明原因的病毒性肺炎"更名为"新型冠状病毒感染的肺炎"。中国疾控中心、中国医学科学院、中国科学院武汉病毒研究所作为国家卫生健康委指定机构，向世界卫生组织提交新型冠状病毒基因组序列信息，在全球流感共享数据库（GISAID）发布，全球共享。国家卫生健康委与世界卫生组织分享新冠病毒基因组序列信息。

（16）1月13日，国务院总理李克强在主持召开国务院全体会议时，对做好疫情防控提出要求。

（17）1月13日，国家卫生健康委召开会议，部署指导湖北省、武汉市进一步强化管控措施，加强口岸、车站等人员体温监测，减少人群聚集。世界卫生组织官方网站发表关于在泰国发现新冠病毒病例的声明指出，中国共享了基因组测序结果，使更多国家能够快速诊断患者。香港、澳门、台湾考察团赴武汉市考察疫情防控工作。

（18）1月14日，国家卫生健康委召开全国电视电话会议，部署加强湖北省、武汉市疫情防控工作，做好全国疫情防范应对准备工作。会议指出，新冠病毒导致的新发传染病存在很大不确定性，人与人之间的传播能力和传播方式仍需要深入研究，不排除疫情进一步扩散蔓延的可能性。

（19）1月15日，国家卫生健康委发布新型冠状病毒感染的肺炎第一版诊疗方案、防控方案。

（20）1月16日，聚合酶链式反应（PCR）诊断试剂优化完成，武汉市对全部69所二级以上医院发热门诊就医和留观治疗的患者进行主动筛查。

（21）1月17日，国家卫生健康委派出7个督导组赴地方指导疫情防控工作。

（22）1月18日，国家卫生健康委发布新型冠状病毒感染的肺炎第二版诊疗方案。

（23）1月18日至19日，国家卫生健康委组织国家医疗与防控高级别专家组赶赴武汉市实地考察疫情防控工作。19日深夜，高级别专家组经认真研判，明确新冠病毒出现人传人现象。

（二）第二阶段：初步遏制疫情蔓延势头
（1月20日至2月20日）

全国新增确诊病例快速增加，防控形势异常严峻。中国采取阻断病毒传播的关键一招，坚决果断关闭离汉离鄂通道，武汉保卫战、湖北保卫战全面打响。中共中央成立应对疫情工作领导小组，并向湖北等疫情严重地区派出中央指导组。国务院先后建立联防联控机制、复工复产推进工作机制。全国集中资源和力量驰援湖北省和武汉市。各地启动重大突发公共卫生事件应急响应。最全面最严格最彻底的全国疫情防控正式展开，疫情蔓延势头初步遏制（图3-5）。

（1）1月20日，中共中央总书记、国家主席、中央军委主席习近平对新型冠状病毒感染的肺炎疫情做出重要指示，指出要把人民生命安全和身体健康放在第一位，坚决遏制疫情蔓延势头；强调要及时发布疫情信息，深化国际合作。

图 3-5　中国境内新冠肺炎新增确诊病例情况

（1 月 20 日至 2 月 20 日）

（2）1 月 20 日，国务院总理李克强主持召开国务院常务会议，进一步部署疫情防控工作，并根据《中华人民共和国传染病防治法》将新冠肺炎纳入乙类传染病，采取甲类传染病管理措施。

（3）1 月 20 日，国务院联防联控机制召开电视电话会议，部署全国疫情防控工作。

（4）1 月 20 日，国家卫生健康委组织召开记者会，高级别专家组通报新冠病毒已出现人传人现象。

（5）1 月 20 日，国家卫生健康委发布公告，将新冠肺炎纳入传染病防治法规定的乙类传染病并采取甲类传染病的防控措施；将新冠肺炎纳入《中华人民共和国国境卫生检疫法》规定的检疫传染病管理。国家卫生健康委发布《新型冠状病毒感染的肺炎防控方案（第二版）》。

（6）1月22日，中共中央总书记、国家主席、中央军委主席习近平做出重要指示，要求立即对湖北省、武汉市人员流动和对外通道实行严格封闭的交通管控。

（7）1月22日，国家卫生健康委发布《新型冠状病毒感染的肺炎诊疗方案（试行第三版）》。国务院新闻办公室就疫情举行第一场新闻发布会，介绍疫情有关情况。国家卫生健康委收到美方通报，美国国内发现首例确诊病例。国家生物信息中心开发的2019新型冠状病毒信息库正式上线，发布全球新冠病毒基因组和变异分析信息。

（8）1月23日凌晨2时许，武汉市疫情防控指挥部发布1号通告，23日10时起机场、火车站离汉通道暂时关闭。交通运输部发出紧急通知，全国暂停进入武汉市道路水路客运班线发班。国家卫生健康委等6部门发布《关于严格预防通过交通工具传播新型冠状病毒感染的肺炎的通知》。1月23日至29日，全国各省份陆续启动重大突发公共卫生事件省级一级应急响应。

（9）1月23日，中国科学院武汉病毒研究所、武汉市金银潭医院、湖北省疾病预防控制中心研究团队发现新冠病毒的全基因组序列与SARS-CoV的序列一致性有79.5%。国家微生物科学数据中心和国家病原微生物资源库共同建成"新型冠状病毒国家科技资源服务系统",发布新冠病毒第一张电子显微镜照片和毒株信息。

(10)1月24日开始,从各地和军队调集346支国家医疗队、4.26万名医务人员和965名公共卫生人员驰援湖北省和武汉市。

(11)1月25日,中共中央总书记习近平主持召开中共中央政治局常务委员会会议,明确提出"坚定信心、同舟共济、科学防治、精准施策"总要求,强调坚决打赢疫情防控阻击战;指出湖北省要把疫情防控工作作为当前头等大事,采取更严格的措施,内防扩散、外防输出;强调要按照集中患者、集中专家、集中资源、集中救治"四集中"原则,将重型病例集中到综合力量强的定点医疗机构进行救治,及时收治所有确诊患者。会议决定,中共中央成立应对疫情工作领导小组,在中央政治局常务委员会领导下开展工作;中共中央向湖北等疫情严重地区派出指导组,推动有关地方全面加强防控一线工作。

(12)1月25日,国家卫生健康委发布通用、旅游、家庭、公共场所、公共交通工具、居家观察等六个公众预防指南。

(13)1月26日,中共中央政治局常委、国务院总理、中央应对疫情工作领导小组组长李克强主持召开领导小组第一次全体会议。国务院办公厅印发通知,决定延长2020年春节假期,各地大专院校、中小学、幼儿园推迟开学。国家药监局应急审批通过4家企业4个新型冠状病毒检测产品,进一步扩大新型冠状病毒核酸检测试剂供给能力。

（14）1月27日，中共中央总书记习近平做出指示，要求中国共产党各级组织和广大党员、干部，牢记人民利益高于一切，不忘初心、牢记使命，团结带领广大人民群众坚决贯彻落实党中央决策部署，全面贯彻"坚定信心、同舟共济、科学防治、精准施策"的要求，让党旗在防控疫情斗争第一线高高飘扬。

（15）1月27日，受中共中央总书记习近平委托，中共中央政治局常委、国务院总理、中央应对疫情工作领导小组组长李克强赴武汉市考察指导疫情防控工作，代表中共中央、国务院慰问疫情防控一线的医护人员。同日，中央指导组进驻武汉市，全面加强对一线疫情防控的指导督导。

（16）1月27日，国家卫生健康委发布《新型冠状病毒感染的肺炎诊疗方案（试行第四版）》。国家卫生健康委负责人应约与美国卫生与公众服务部负责人通话，就当前新型冠状病毒感染的肺炎疫情防控工作进行交流。

（17）1月28日，国家主席习近平在北京会见世界卫生组织总干事谭德塞时指出，疫情是魔鬼，我们不能让魔鬼藏匿；指出中国政府始终本着公开、透明、负责任的态度及时向国内外发布疫情信息，积极回应各方关切，加强与国际社会合作；强调中方愿同世界卫生组织和国际社会一道，共同维护好地区和全球的公共卫生安全。

（18）1月28日，国家卫生健康委发布《新型冠状病毒感染的肺炎防控方案（第三版）》。

（19）1月30日，国家卫生健康委通过官方渠道告知美方，欢迎美国加入世界卫生组织联合专家组。美方当天即回复表示感谢。

（20）1月31日，世界卫生组织宣布新冠肺炎疫情构成"国际关注的突发公共卫生事件"。国家卫生健康委发布《新型冠状病毒感染的肺炎重症患者集中救治方案》。

（21）2月2日开始，在中央指导组指导下，武汉市部署实施确诊患者、疑似患者、发热患者、确诊患者的密切接触者"四类人员"分类集中管理，按照应收尽收、应治尽治、应检尽检、应隔尽隔"四应"要求，持续开展拉网排查、集中收治、清底排查三场攻坚战。

（22）2月2日，国家卫生健康委负责人致函美国卫生与公众服务部负责人，就双方卫生和疫情防控合作再次交换意见。

（23）2月3日，中共中央总书记习近平主持召开中共中央政治局常务委员会会议，指出要进一步完善和加强防控，严格落实早发现、早报告、早隔离、早治疗"四早"措施；强调要全力以赴救治患者，努力"提高收治率和治愈率""降低感染率和病亡率"。

（24）2月3日，中央指导组从全国调集22支国家紧急医学救援队，在武汉市建设方舱医院。

（25）2月4日，中国疾控中心负责人应约与美国国家过敏症和传染病研究所负责人通电话，交流疫情信息。

（26）2月5日，中共中央总书记、国家主席、中央军委主席、中央全面依法治国委员会主任习近平主持召开中央全面依法治国委员会第三次会议，强调要始终把人民生命安全和身体健康放在第一位，从立法、执法、司法、守法各环节发力，全面提高依法防控、依法治理能力，为疫情防控工作提供有力法治保障。

（27）2月5日，国务院联防联控机制加强协调调度，供应湖北省医用 N95 口罩首次实现供大于需。

（28）2月5日，国家卫生健康委发布《新型冠状病毒感染肺炎诊疗方案（试行第五版）》。

（29）2月7日，国务院联防联控机制印发《关于进一步强化责任落实做好防治工作的通知》，国家卫生健康委发布《新型冠状病毒感染肺炎防控方案（第四版）》。

（30）2月8日，国家卫生健康委在亚太经合组织卫生工作组会议上介绍中国防疫努力和措施。国家卫生健康委向中国驻外使领馆通报新型冠状病毒防控、诊疗、监测、流行病学调查、实验室检测等方案。中美两国卫生部门负责人再次就美方专家参加中国 – 世界卫生组织联合专家考察组的安排进行沟通。

（31）2月10日，中共中央总书记、国家主席、中央军委主席习近平在北京调研指导新冠肺炎疫情防控工作，并通过视频连线武汉市收治新冠肺炎患者的金银潭医院、协和医院、火神山医院，强调要以更坚定的信心、更顽强的意志、更果断的措施，紧紧依靠人民群众，坚决打赢疫情防控的人民战争、总体战、阻击战；指出湖北和武汉是疫情防控的重中之重，是打赢疫情防控阻击战的决胜之地，武汉胜则湖北胜，湖北胜则全国胜，要打好武汉保卫战、湖北保卫战；强调要按照集中患者、集中专家、集中资源、集中救治"四集中"原则，全力做好救治工作；强调要坚决抓好"外防输入、内防扩散"两大环节，尽最大可能切断传染源，尽最大可能控制疫情波及范围。

（32）2月10日，建立省际对口支援湖北省除武汉市以外地市新冠肺炎医疗救治工作机制，统筹安排19个省份对口支援湖北省武汉市以外16个市州及县级市。

（33）2月11日，国务院联防联控机制加强协调调度，供应湖北省医用防护服首次实现供大于求。

（34）2月11日，中国疾控中心专家应约与美国疾控中心流感部门专家召开电话会议，沟通和分享疫情防控信息。

（35）2月12日，中共中央总书记习近平主持召开中共中央政治局常务委员会会议，指出疫情防控工作到了最吃劲的关键阶段，要毫不放松做好疫情防控重点工作，加强疫情特别严重或风险较大的地区防控；强调要围绕"提高收治率和治愈率""降低感染率和病亡率"，抓好疫情防控重点环节；强调要全面增强收治能力，坚决做到"应收尽收、应治尽治"，提高收治率；强调要提高患者特别是重型患者救治水平，集中优势医疗资源和技术力量救治患者；强调人口流入大省大市要按照"联防联控、群防群控"要求，切实做好防控工作。

（36）2月13日，美国卫生与公众服务部相关负责人致函中国国家卫生健康委负责人，沟通双方卫生和疫情防控合作等有关安排。

（37）2月14日，中共中央总书记、国家主席、中央军委主席、中央全面深化改革委员会主任习近平主持召开中央全面深化改革委员会第十二次会议，指出确保人民生命安全和身体健康，是中国共产党治国理政的一项重大任务；强调既要立足当前，科学精准打赢疫情防控阻击战，更要放眼长远，总结经验、吸取教训，针对这次疫情暴露出来的短板和不足，抓紧补短板、堵漏洞、强弱项，完善重大疫情防控体制机制，健全国家公共卫生应急管理体系。

（38）2月14日，全国除湖北省以外其他省份新增确诊病例数实现"十连降"。

（39）2月15日，国务院新闻办公室首次在湖北省武汉市举行疫情防控新闻发布会。至2月15日，已有7个诊断检测试剂获批上市，部分药物筛选与治疗方案、疫苗研发、动物模型构建等取得阶段性进展。

（40）2月16日开始，由中国、德国、日本、韩国、尼日利亚、俄罗斯、新加坡、美国和世界卫生组织25名专家组成的中国 – 世界卫生组织联合专家考察组，利用9天时间，对北京、成都、广州、深圳和武汉等地进行实地考察调研。

（41）2月17日，国务院联防联控机制印发《关于科学防治精准施策分区分级做好新冠肺炎疫情防控工作的指导意见》，部署各地区各部门做好分区分级精准防控，有序恢复生产生活秩序。

（42）2月18日，全国新增治愈出院病例数超过新增确诊病例数，确诊病例数开始下降。中国国家卫生健康委复函美国卫生与公众服务部，就双方卫生与疫情合作有关安排进一步沟通。

（43）2月19日，中共中央总书记习近平主持召开中共中央政治局常务委员会会议，听取疫情防控工作汇报，研究统筹做好疫情防控和经济社会发展工作。

（44）2月19日，国家卫生健康委发布《新型冠状病毒肺炎诊疗方案（试行第六版）》。

（45）2月19日，武汉市新增治愈出院病例数首次大于新增确诊病例数。

（三）第三阶段：本土新增病例数逐步下降至个位数（2月21日至3月17日）

湖北省和武汉市疫情快速上升势头均得到遏制，全国除湖北省以外疫情形势总体平稳，3月中旬每日新增病例控制在个位数以内，疫情防控取得阶段性重要成效。根据疫情防控形势发展，中共中央做出统筹疫情防控和经济社会发展、有序复工复产重大决策（图3-6）。

图3-6 中国境内新冠肺炎新增确诊病例情况

（2月21日至3月17日）

（1）2月21日，中共中央总书记习近平主持召开中共中央政治局会议，指出疫情防控工作取得阶段性成效，同时，全国疫情发展拐点尚未到来，湖北省和武汉市防控形势依然严峻复杂；强调要针对不同区域情况，完善差异化防控策略，坚决打好湖北保卫战、武汉保卫战，加强力量薄弱地区防控，全力做好北京疫情防控工作；强调要建立与疫情防控相适应的经济社会运行秩序，有序推动复工复产。

（2）2月21日，国务院联防联控机制印发《企事业单位复工复产疫情防控措施指南》，国家卫生健康委发布《新型冠状病毒肺炎防控方案（第五版）》。

（3）2月21日起，各地因地制宜，陆续调低省级重大突发公共卫生事件响应级别，逐步取消通行限制。至 2 月 24 日，除湖北省、北京市外，其他省份主干公路卡点全部打通，运输秩序逐步恢复。

（4）2 月 23 日，中共中央总书记、国家主席、中央军委主席习近平出席统筹推进新冠肺炎疫情防控和经济社会发展工作部署会议，通过视频直接面向全国 17 万名干部进行动员部署，指出新冠肺炎疫情是中华人民共和国成立以来在我国发生的传播速度最快、感染范围最广、防控难度最大的一次重大突发公共卫生事件，这是一次危机，也是一次大考，经过艰苦努力，疫情防控形势积极向好的态势正在拓展；强调疫情形势依然严峻复杂，防控正处在最吃劲的关键阶段，要坚定必胜信念，咬紧牙关，继续毫不放松抓紧抓实抓细各项防控工作；强调要变压力为动力、善于化危为机，有序恢复生产生活秩序，强化"六稳"举措，加大政策调节力度，把发展巨大潜力和强大动能充分释放出来，努力实现今年经济社会发展目标任务。

（5）2 月 24 日，中国 – 世界卫生组织联合专家考察组在北京举行新闻发布会，认为中国在减缓疫情扩散蔓延、阻断病毒人际传播方面取得明显效果，已经避免或至少推迟了数十万人感染新冠肺炎。至 2 月 24 日，全国新增确诊病例数已连续 5 天在 1000 例以下，现有确诊病例数近一周以来呈现下降趋势，所有省份新增出院病例数均大于或等于新增确诊病例数。

（6）2 月 25 日起，全面加强出入境卫生检疫工作，对出入境人员严格健康核验、体温监测、医学巡查、流行病学调查、医学排查、采样监测，防止疫情跨境传播。

（7）2月26日，中共中央总书记习近平主持召开中共中央政治局常务委员会会议，指出全国疫情防控形势积极向好的态势正在拓展，经济社会发展加快恢复，同时湖北省和武汉市疫情形势依然复杂严峻，其他有关地区疫情反弹风险不可忽视；强调要继续集中力量和资源，全面加强湖北省和武汉市疫情防控；强调要准确分析把握疫情和经济社会发展形势，紧紧抓住主要矛盾和矛盾的主要方面，确保打赢疫情防控的人民战争、总体战、阻击战，努力实现决胜全面建成小康社会、决战脱贫攻坚目标任务。

（8）2月27日，全国除湖北省以外其他省份，湖北省除武汉市以外其他地市，新增确诊病例数首次双双降至个位数。

（9）2月28日，国务院联防联控机制印发《关于进一步落实分区分级差异化防控策略的通知》。

（10）2月29日，中国－世界卫生组织新型冠状病毒肺炎联合考察报告发布。报告认为，面对前所未知的病毒，中国采取了历史上最勇敢、最灵活、最积极的防控措施，尽可能迅速地遏制病毒传播；令人瞩目的是，在所考察的每一个机构都能够强有力地落实防控措施；面对共同威胁时，中国人民凝聚共识、团结行动，才使防控措施得以全面有效地实施；每个省、每个城市在社区层面都团结一致，帮助和支持脆弱人群及社区。

（11）3 月 2 日，中共中央总书记、国家主席、中央军委主席习近平在北京考察新冠肺炎防控科研攻关工作，强调要把新冠肺炎防控科研攻关作为一项重大而紧迫任务，在坚持科学性、确保安全性的基础上加快研发进度，为打赢疫情防控的人民战争、总体战、阻击战提供强大科技支撑；指出尽最大努力挽救更多患者生命是当务之急、重中之重，要加强药物、医疗装备研发和临床救治相结合，切实提高治愈率、降低病亡率；强调要加快推进已有的多种技术路线疫苗研发，争取早日推动疫苗的临床试验和上市使用；指出要把生物安全作为国家总体安全的重要组成部分，加强疫病防控和公共卫生科研攻关体系和能力建设。

（12）3 月 3 日，国家卫生健康委发布《新型冠状病毒肺炎诊疗方案（试行第七版）》，在传播途径、临床表现、诊断标准等多个方面做出修改和完善，强调加强中西医结合。

（13）3 月 4 日，中共中央总书记习近平主持召开中共中央政治局常务委员会会议，指出要加快建立同疫情防控相适应的经济社会运行秩序，完善相关举措，巩固和拓展来之不易的良好势头；强调要持续用力加强湖北省和武汉市疫情防控工作，继续保持"内防扩散、外防输出"的防控策略。

（14）3 月 6 日，中共中央总书记、国家主席、中央军委主席习近平出席决战决胜脱贫攻坚座谈会，指出到 2020 年现行标准下的农村贫困人口全部脱贫，是中共中央向全国人民做出的郑重承诺，必须如期实现；强调要以更大决心、更强力度推进脱贫攻坚，坚决克服新冠肺炎疫情影响，坚决夺取脱贫攻坚战全面胜利，坚决完成这项对中华民族、对人类都具有重大意义的伟业。

（15）3月6日，全国新增本土确诊病例数降至100例以下，11日降至个位数。

（16）3月7日，国家卫生健康委发布《新型冠状病毒肺炎防控方案（第六版）》。

（17）3月10日，中共中央总书记、国家主席、中央军委主席习近平赴湖北省武汉市考察疫情防控工作，指出经过艰苦努力，湖北和武汉疫情防控形势发生积极向好变化，取得阶段性重要成果，但疫情防控任务依然艰巨繁重，要慎终如始、再接再厉、善作善成，坚决打赢湖北保卫战、武汉保卫战；指出武汉人民识大体、顾大局，不畏艰险、顽强不屈，自觉服从疫情防控大局需要，主动投身疫情防控斗争，做出了重大贡献；指出抗击疫情有两个阵地，一个是医院救死扶伤阵地，一个是社区防控阵地，要充分发挥社区在疫情防控中的重要作用，使所有社区成为疫情防控的坚强堡垒；强调打赢疫情防控人民战争要紧紧依靠人民，把群众发动起来，构筑起群防群控的人民防线。

（18）3月11日，世界卫生组织总干事谭德塞表示，新冠肺炎疫情已具有大流行特征。

（19）3月11日至17日，全国每日新增本土确诊病例数维持在个位数。总体上，中国本轮疫情流行高峰已经过去，新增发病数持续下降，疫情总体保持在较低水平。

（20）3月17日，首批42支国家援鄂医疗队撤离武汉。

（四）第四阶段：取得武汉保卫战、湖北保卫战决定性成果

（3月18日至4月28日）

以武汉市为主战场的全国本土疫情传播基本阻断，离汉离鄂通道管控措施解除，武汉市在院新冠肺炎患者清零，武汉保卫战、湖北保卫战取得决定性成果，全国疫情防控阻击战取得重大战略成果。境内疫情零星散发，境外疫情快速扩散蔓延，境外输入病例造成关联病例传播。中共中央把握疫情形势发展变化，确定了"外防输入、内防反弹"的防控策略，巩固深化国内疫情防控成效，及时处置聚集性疫情，分类推动复工复产，关心关爱境外中国公民（图3-7）。

（1）3月18日，中共中央总书记习近平主持召开中共中央政治局常务委员会会议，强调要落实外防输入重点任务，完善应对输入性风险的防控策略和政策举措，决不能让来之不易的疫情防控持续向好形势发生逆转；指出要加强对境外中国公民疫情防控的指导和支持，保护他们的生命安全和身体健康。

（2）3月18日，国务院办公厅印发《关于应对新冠肺炎疫情影响强化稳就业举措的实施意见》。

图 3-7　中国境内新冠肺炎新增确诊病例情况

（3 月 18 日至 4 月 28 日）

（3）3 月 18 日，全国新增本土确诊病例首次实现零报告。至 19 日，湖北省以外省份连续 7 日无新增本土确诊病例。

（4）3 月 25 日，中共中央总书记习近平主持召开中共中央政治局常务委员会会议，听取疫情防控工作和当前经济形势的汇报，研究当前疫情防控和经济工作。

（5）3 月 25 日起，湖北省有序解除离鄂通道管控措施，撤除除武汉市以外地区所有通道（市际、省界通道）检疫站点。湖北省除武汉市以外地区逐步恢复正常生产生活秩序，离鄂人员凭湖北健康码"绿码"安全有序流动。

（6）3 月 25 日，23 个省份报告了境外输入确诊病例，防止疫情扩散压力依然很大。

（7）3月26日，国家主席习近平出席二十国集团领导人特别峰会，发表题为《携手抗疫　共克时艰》的讲话。

（8）3月27日，中共中央总书记习近平主持召开中共中央政治局会议，指出要因应国内外疫情防控新形势，及时完善疫情防控策略和应对举措，把重点放在"外防输入、内防反弹"上来，保持疫情防控形势持续向好态势；强调要在疫情防控常态化条件下加快恢复生产生活秩序，力争把疫情造成的损失降到最低限度，努力完成全年经济社会发展目标任务；强调要在做好疫情防控的前提下，支持湖北有序复工复产，做好援企、稳岗、促就业、保民生等工作。

（9）3月29日至4月1日，中共中央总书记、国家主席、中央军委主席习近平前往浙江，就统筹推进新冠肺炎疫情防控和经济社会发展工作进行调研，指出要把严防境外疫情输入作为当前乃至较长一段时间疫情防控的重中之重，增强防控措施的针对性和实效性，筑起应对境外疫情输入风险的坚固防线；强调要准确识变、科学应变、主动求变，善于从眼前的危机、眼前的困难中捕捉和创造机遇；强调要在严格做好疫情防控工作的前提下，有力有序推动复工复产提速扩面，积极破解复工复产中的难点、堵点，推动全产业链联动复工。

（10）4月1日，中国海关在所有航空、水运、陆路口岸对全部入境人员实施核酸检测。

（11）4月4日清明节，举行全国性哀悼活动，全国各地各族人民深切悼念抗击新冠肺炎疫情斗争牺牲烈士和逝世同胞。

（12）4月6日，国务院联防联控机制印发《关于进一步做好重点场所重点单位重点人群新冠肺炎疫情防控相关工作的通知》和《新冠病毒无症状感染者管理规范》。

（13）4月7日，中央应对疫情工作领导小组印发《关于在有效防控疫情的同时积极有序推进复工复产的指导意见》，国务院联防联控机制印发《全国不同风险地区企事业单位复工复产疫情防控措施指南》。各地做好复工复产相关疫情防控，分区分级恢复生产秩序。

（14）4月8日，中共中央总书记习近平主持召开中共中央政治局常务委员会会议，指出要坚持底线思维，做好较长时间应对外部环境变化的思想准备和工作准备；强调"外防输入、内防反弹"防控工作决不能放松；强调要抓好无症状感染者精准防控，把疫情防控网扎得更密更牢，堵住所有可能导致疫情反弹的漏洞；强调要加强陆海口岸疫情防控，最大限度减少境外输入关联本地病例。

（15）4月8日起，武汉市解除持续76天的离汉离鄂通道管控措施，有序恢复对外交通，逐步恢复正常生产生活秩序。

（16）4月10日，湖北省在院治疗的重型、危重型患者首次降至两位数。

（17）4月14日，国务院总理李克强在北京出席东盟与中日韩（10+3）抗击新冠肺炎疫情领导人特别会议并发表讲话，介绍中国统筹推进疫情防控和经济社会发展的经验，提出全力加强防控合作、努力恢复经济发展、着力密切政策协调等合作倡议。

（18）4月15日，中共中央总书记习近平主持召开中共中央政治局常务委员会会议，听取疫情防控工作和当前经济形势汇报，研究疫情防控和经济工作。

（19）4月17日，中共中央总书记习近平主持召开中共中央政治局会议，强调要抓紧抓实抓细常态化疫情防控，因时因势完善"外防输入、内防反弹"各项措施并切实抓好落实，不断巩固疫情持续向好形势；强调要坚持稳中求进工作总基调，在稳的基础上积极进取，在常态化疫情防控中全面推进复工复产达产，恢复正常经济社会秩序，培育壮大新的增长点增长极，牢牢把握发展主动权。

（20）4月17日，武汉市新冠肺炎疫情防控指挥部发布《关于武汉市新冠肺炎确诊病例数确诊病例死亡数订正情况的通报》，对确诊和死亡病例数进行订正。截至4月16日24时，确诊病例核增325例，累计确诊病例数订正为50333例；确诊病例的死亡病例核增1290例，累计确诊病例的死亡数订正为3869例。

（21）4月20日至23日，中共中央总书记、国家主席、中央军委主席习近平在陕西考察，指出要坚持稳中求进工作总基调，坚持新发展理念，扎实做好稳就业、稳金融、稳外贸、稳外资、稳投资、稳预期工作，全面落实保居民就业、保基本民生、保市场主体、保粮食能源安全、保产业链供应链稳定、保基层运转任务，努力克服新冠肺炎疫情带来的不利影响，确保完成决战决胜脱贫攻坚目标任务，全面建成小康社会。

（22）4月23日，国务院总理李克强主持召开部分省市经济形势视频座谈会，推动做好当前经济社会发展工作。

（23）4月26日，武汉市所有新冠肺炎住院病例清零。

（24）4月27日，中共中央总书记、国家主席、中央军委主席、中央全面深化改革委员会主任习近平主持召开中央全面深化改革委员会第十三次会议，强调中国疫情防控和复工复产之所以能够有力推进，根本原因是中国共产党的领导和中国社会主义制度的优势发挥了无可比拟的重要作用；强调发展环境越是严峻复杂，越要坚定不移深化改革，健全各方面制度，完善治理体系，促进制度建设和治理效能更好转化融合，善于运用制度优势应对风险挑战冲击。

（25）4月27日，经中共中央总书记习近平和中共中央批准，中央指导组离鄂返京。

（五）第五阶段：全国疫情防控进入常态化
（4月29日以来）

境内疫情总体呈零星散发状态，局部地区出现散发病例引起的聚集性疫情，境外输入病例基本得到控制，疫情积极向好态势持续巩固，全国疫情防控进入常态化。加大力度推进复工复产复学，常态化防控措施经受"五一"假期考验。经中共中央批准，国务院联防联控机制派出联络组，继续加强湖北省疫情防控（图3-8）。

图 3-8　中国境内新冠肺炎新增确诊病例情况

（4 月 29 日至 5 月 31 日）

（1）4 月 29 日，中共中央总书记习近平主持召开中共中央政治局常务委员会会议，指出经过艰苦卓绝的努力，湖北保卫战、武汉保卫战取得决定性成果，全国疫情防控阻击战取得重大战略成果；强调要抓好重点地区、重点群体疫情防控工作，有针对性加强输入性风险防控工作。

（2）4 月 30 日，京津冀地区突发公共卫生事件应急响应级别由一级响应调整为二级响应。

（3）5月1日，世界卫生组织宣布，鉴于当前国际疫情形势，新冠肺炎疫情仍然构成"国际关注的突发公共卫生事件"。

（4）5月2日，湖北省突发公共卫生事件应急响应级别由一级响应调整为二级响应。

（5）5月4日，经中共中央批准，国务院联防联控机制设立联络组，赴湖北省武汉市开展工作。

（6）5月6日，中共中央总书记习近平主持召开中共中央政治局常务委员会会议，指出在党中央坚强领导和全国各族人民大力支持下，中央指导组同湖北人民和武汉人民并肩作战，下最大气力控制疫情流行，努力守住全国疫情防控第一道防线，为打赢疫情防控的人民战争、总体战、阻击战做出了重要贡献；指出中共中央决定继续派出联络组，加强对湖北省和武汉市疫情防控后续工作指导支持，继续指导做好治愈患者康复和心理疏导工作，巩固疫情防控成果，决不能前功尽弃。

（7）5月7日，国务院联防联控机制印发《关于做好新冠肺炎疫情常态化防控工作的指导意见》。

（8）5月8日，中共中央召开党外人士座谈会，就新冠肺炎疫情防控工作听取各民主党派中央、全国工商联和无党派人士代表的意见和建议，中共中央总书记习近平主持座谈会并发表重要讲话，强调面对突如其来的疫情，中共中央高度重视，坚持把人民生命安全和身体健康放在第一位，果断采取一系列防控和救治举措，用一个多月的时间初步遏制了疫情蔓延势头，用 2 个月左右的时间将本土每日新增病例控制在个位数以内，用 3 个月左右的时间取得了武汉保卫战、湖北保卫战的决定性成果；指出对一个拥有 14 亿人口的大国来说，这样的成绩来之不易。

（9）5 月 11 日至 12 日，中共中央总书记、国家主席、中央军委主席习近平赴山西，就统筹推进常态化疫情防控和经济社会发展工作、巩固脱贫攻坚成果进行调研，强调要坚持稳中求进工作总基调，坚持新发展理念，坚持以供给侧结构性改革为主线，扎实做好"六稳"工作，全面落实"六保"任务，努力克服新冠肺炎疫情带来的不利影响，在高质量转型发展上迈出更大步伐，确保完成决战决胜脱贫攻坚目标任务，全面建成小康社会。

（10）5 月 14 日，中共中央总书记习近平主持召开中共中央政治局常务委员会会议，指出要加强重点地区、重点场所内防反弹工作，近期发生聚集性疫情的地区要有针对性加强防控措施；强调要针对境外疫情的新情况新趋势，采取更加灵活管用的措施，强化外防输入重点领域和薄弱环节。

（11）5 月 15 日，中共中央总书记习近平主持召开中共中央政治局会议，讨论国务院拟提请第十三届全国人民代表大会第三次会议审议的《政府工作报告》稿，指出做好今年工作，要紧扣全面建成小康社会目标任务，统筹推进疫情防控和经济社会发展工作，在常态化疫情防控前提下，坚持稳中求进工作总基调，坚持新发展理念，坚持以供给侧结构性改革为主线，坚持以改革开放为动力推动高质量发展，坚决打好三大攻坚战，扎实做好"六稳"工作，全面落实"六保"任务，坚定实施扩大内需战略，维护经济发展和社会稳定大局，确保完成决战决胜脱贫攻坚目标任务，全面建成小康社会。

（12）5月18日，国家主席习近平在第73届世界卫生大会视频会议开幕式上发表题为《团结合作战胜疫情　共同构建人类卫生健康共同体》的致辞。

（13）5月21日至27日，全国政协十三届三次会议在北京举行。5月22日至28日，十三届全国人大三次会议在北京举行。

二、防控和救治两个战场协同作战

面对突发疫情侵袭，中国把人民生命安全和身体健康放在第一位，统筹疫情防控和医疗救治，采取最全面最严格最彻底的防控措施，前所未有地采取大规模隔离措施，前所未有地调集全国资源开展大规模医疗救治，不遗漏一个感染者，不放弃每一位病患，实现"应收尽收、应治尽治、应检尽检、应隔尽隔"，遏制了疫情大面积蔓延，改变了病毒传播的危险进程。"通过全面执行（中国）这些措施可以争取到一些时间，即使只有几天或数周，但这对最终减少新冠肺炎感染人数和死亡人数的价值不可估量。"

（一）建立统一高效的指挥体系

在以习近平同志为核心的中共中央坚强领导下，建立中央统一指挥、统一协调、统一调度，各地方各方面各负其责、协调配合，集中统一、上下协同、运行高效的指挥体系，为打赢疫情防控的人民战争、总体战、阻击战提供了有力保证。

习近平总书记亲自指挥、亲自部署。习近平总书记高度重视疫情防控工作，全面加强集中统一领导，强调把人民生命安全和身体健康放在第一位，提出"坚定信心、同舟共济、科学防治、精准施策"的总要求，明确坚决打赢疫情防控的人民战争、总体战、阻击战。习近平总书记主持召开 14 次中央政治局常委会会议、4 次中央政治局会议以及中央全面依法治国委员会会议、中央网络安全和信息化委员会会议、中央全面深化改革委员会会议、中央外事工作委员会会议、党外人士座谈会等会议，听取中央应对疫情工作领导小组和中央指导组汇报，因时因势调整防控策略，对加强疫情防控、开展国际合作等进行全面部署；在北京就社区防控、防疫科研攻关等进行考察，亲临武汉一线视察指导，赴浙江、陕西、山西就统筹推进常态化疫情防控和经济社会发展工作、巩固脱贫攻坚成果进行考察调研；时刻关注疫情动态和防控进展，及时做出决策部署。

加强统筹协调、协同联动。中共中央政治局常委、国务院总理、中央应对疫情工作领导小组组长李克强主持召开 30 余次领导小组会议，研究部署疫情防控和统筹推进经济社会发展的重大问题和重要工作，赴北京、武汉等地和中国疾控中心、中国医学科学院病原生物学研究所、北京西站、首都机场及疫情防控国家重点医疗物资保障调度等平台考察调研。中央指导组指导湖北省、武汉市加强防控工作，以争分夺秒的战时状态开展工作，有力控制了疫情流行，守住了第一道防线。国务院联防联控机制发挥协调作用，持续召开例会跟踪分析研判疫情形势，加强医务人员和医疗物资调度，根据疫情发展变化相应调整防控策略和重点工作。国务院复工复产推进工作机制，加强复工复产统筹指导和协调服务，打通产业链、供应链堵点，增强协同复工复产动能。

各地方各方面守土有责、守土尽责。全国各省、市、县成立由党政主要负责人挂帅的应急指挥机制，自上而下构建统一指挥、一线指导、统筹协调的应急决策指挥体系。在中共中央统一领导下，各地方各方面坚决贯彻中央决策部署，有令必行、有禁必止，严格高效落实各项防控措施，全国形成了全面动员、全面部署、全面加强，横向到边、纵向到底的疫情防控局面。

（二）构建全民参与严密防控体系

针对春节期间人员密集、流动性大的特点，中国迅速开展社会动员、发动全民参与，坚持依法、科学、精准防控，在全国范围内实施史无前例的大规模公共卫生应对举措，通过超常规的社会隔离和灵活、人性化的社会管控措施，构建联防联控、群防群控防控体系，打响抗击疫情人民战争，通过非药物手段有效阻断了病毒传播链条。

采取有力措施坚决控制传染源。以确诊患者、疑似患者、发热患者、确诊患者的密切接触者等"四类人员"为重点，实行"早发现、早报告、早隔离、早治疗"和"应收尽收、应治尽治、应检尽检、应隔尽隔"的防治方针，最大限度降低传染率。关闭离汉通道期间，武汉对全市 421 万户居民集中开展两轮拉网式排查，以"不落一户、不漏一人"标准实现"存量清零"，确保没有新的潜在感染源发生。持续提升核酸检测能力，增强试剂盒供应能力，扩充检测机构，缩短检测周期，确保检测质量，实现"应检尽检""即收即检"。湖北省检测周期从 2 天缩短到 4 ~ 6 小时，日检测量由疫情初期的 300 人份提升到 4 月中旬的 5 万人份以上，缩短了患者确诊时间，降低了传播风险。在全国范围内排查"四类人员"，以社区网格为基础单元，采取上门排查与自查自报相结合的方式展开地毯式排查。全面实行各类场所体温筛查，强化医疗机构发热门诊病例监测和传染病网络直报，实行 2 小时网络直报、12 小时反馈检测结果、24 小时内完成现场流行病学调查，及时发现和报告确诊病例和无症状感染者。加强流行病学追踪调查，精准追踪和切断病毒传播途径，截至 5 月 31 日，全国累计追踪管理密切接触者 74 万余人。

第一时间切断病毒传播链。对湖北省、武汉市对外通道实施最严格的封闭和交通管控，暂停武汉及湖北国际客运航班、多地轮渡、长途客运、机场、火车站运营，全国暂停入汉道路水路客运班线发班，武汉市及湖北省多地暂停市内公共交通，阻断疫情向全国以及湖北省内卫生基础设施薄弱的农村地区扩散。对湖北以外地区实施差异化交通管控，湖北省周边省份筑牢环鄂交通管控"隔离带"，防止湖北省疫情外溢蔓延。全国其他地区实行分区分级精准防控，对城乡道路运输服务进行动态管控，加强国内交通卫生检疫。采取有效措施避免人员聚集和交叉感染，延长春节假期，取消或延缓各种人员聚集性活动，各类学校有序推迟开学；关闭影院、剧院、网吧以及健身房等场所；对车站、机场、码头、农贸市场、商场、超市、餐馆、酒店、宾馆等需要开放的公共服务类场所，以及汽车、火车、飞机等密闭交通工具，落实环境卫生整治、消毒、通风、"进出检"、限流等措施，进入人员必须测量体温、佩戴口罩；推行政务服务网上办、预约办，推广无接触快递等"不见面"服务，鼓励民众居家和企业远程办公，有效减少人员流动和聚集；在公共场所设置"一米线"并配以明显标识，避免近距离接触。全国口岸实施严格的出入境卫生检疫，防范疫情通过口岸扩散蔓延。实施最严边境管控，取消非紧急非必要出国出境活动。

牢牢守住社区基础防线。城乡社区是疫情联防联控的第一线，是外防输入、内防扩散的关键防线。充分发挥基层主体作用，加强群众自治，实施社区封闭式、网格化管理，把防控力量、资源、措施向社区下沉，组建专兼结合工作队伍，充分发挥街道（乡镇）

和社区（村）干部、基层医疗卫生机构医务人员、家庭医生团队作用，将一个个社区、村庄打造成为严密安全的"抗疫堡垒"，把防控有效落实到终端和末梢。按照"追踪到人、登记在册、社区管理、上门观察、规范运转、异常就医"的原则，依法对重点人群进行有效管理，开展主动追踪、人员管理、环境整治和健康教育。武汉市全面实施社区24小时封闭管理，除就医和防疫相关活动外一律禁止出入，由社区承担居民生活保障。其他地方对城市社区、农村村落普遍实施封闭式管理，人员出入检查登记、测量体温。加强居民个人防护，广泛开展社会宣传，强化个体责任意识，自觉落实居家隔离以及跨地区旅行后隔离14天等防控要求，严格执行外出佩戴口罩、保持社交距离、减少聚集等防护措施，养成勤洗手、常通风等良好生活习惯。大力开展爱国卫生运动，提倡文明健康、绿色环保的生活方式。

实施分级、分类、动态精准防控。全国推行分区分级精准施策防控策略，以县域为单位，依据人口、发病情况综合研判，划分低、中、高疫情风险等级，分区分级实施差异化防控，并根据疫情形势及时动态调整名单，采取对应防控措施。低风险区严防输入，全面恢复生产生活秩序；中风险区外防输入、内防扩散，尽快全面恢复生产生活秩序；高风险区内防扩散、外防输出、严格管控，集中精力抓疫情防控。本土疫情形势稳定后，以省域为单元在疫情防控常态化条件下加快恢复生产生活秩序，健全及时发现、快速处置、精准管控、有效救治的常态化防控机制。全力做好北京市疫情防控，确保首都安全。做好重点场所、重点单位、重点人群聚集性疫情防控和处置，加强老年人、儿童、孕产妇、学生、医务人员等重点人群健康管理，加强医疗机构、社区、办公场所、商场超市、客运场站、交通运输工具、托幼机构、中小学校、大专院校以及养老机构、福利院、精神卫生医疗机构、救助站等特殊场所的管控，覆盖全人群、全场所、全社区，不留死角、不留空白、不留隐患。针对输入性疫情，严格落实国境卫生检疫措施，强化从"国门"到"家门"的全链条、闭环式管理，持续抓紧抓实抓细外防输入、内防反弹工作。

为疫情防控提供有力法治保障。依法将新冠肺炎纳入《中华人民共和国传染病防治法》规定的乙类传染病并采取甲类传染病的预防、控制措施，纳入《中华人民共和国国境卫生检疫法》规定的检疫传染病管理，同时做好国际国内法律衔接。一些地方人大常委会紧急立法，在国家法律和法规框架下授权地方政府在医疗卫生、防疫管理等方面，规定临时性应急行政管理措施。严格执行传染病防治法及其实施办法等法律法规，出台依法防控疫情、依法惩治违法犯罪、保障人民生命健康安全的意见，加强治安管理、市场监管，依法惩处哄抬物价、囤积居奇、制假售假等破坏疫情防控的违法犯罪行为，强化防疫物资质量和价格监管，加大打击虚假违法广告力度，保障社会稳定有序。加强疫情防控期间行政执法监督，严格规范执法，公正文明执法，依法化解与疫情相关的法律纠纷，为疫情防控和企业复工复产提供法律保障和服务。加强普法宣传，引导公众依法行事。

遵循科学规律开展防控。新冠病毒是新病毒，对其认识需要有个过程。积极借鉴以往经验，紧密结合中国国情，遵循流行病学规律，探索行之有效的方法手段，用中国办法破解疫情防控难题。注重发挥病毒学、流行病学、临床医学等领域专家作用，及时开展疫情形势分析研判，提出防控策略建议，充分尊重专家意见，增强疫情防控的科学性专业性。秉持科学态度，加强病毒感染、致病机制、传播途径、传播能力等研究，与世界卫生组织及其他国家和地区保持沟通交流。随着对病毒认识的不断深化，及时调整和优化工作措施，不断提升防控水平。根据疫情形势变化和评估结果，先后制修订 6 版新冠肺炎防控方案，科学规范开展病例监测、流行病学调查、可疑暴露者和密切接触者管理以及实验室检测等工作。针对重点人群、重点场所、重点单位发布 15 项防控技术方案、6 项心理疏导工作方案，并细化形成 50 项防控技术指南，进一步提高疫情防控的科学性精准性。

（三）全力救治患者、拯救生命

医疗救治始终以提高收治率和治愈率、降低感染率和病亡率的"两提高""两降低"为目标，坚持集中患者、集中专家、集中资源、集中救治"四集中"原则，坚持中西医结合，实施分类救治、分级管理。对重型患者，调集最优秀的医生、最先进的设备、最急需的资源，不惜一切代价进行救治，大幅度降低病亡率；对轻型患者及早干预，尽可能在初期得以治愈，大幅度降低转重率。

集中优势资源加强重型救治。疫情突发导致武汉市医疗资源挤兑。针对疫情初期患者数量激增与床位资源不足的突出矛盾，集中资源和力量在武汉市建设扩充重型定点医院和救治床位，将全部重型、危重型患者集中到综合实力最强且具备呼吸道传染性疾病收治条件的综合医院集中开展救治。建成火神山、雷神山两座各可容纳1000多张床位的传染病专科医院，改扩建一批定点医院，改造一批综合医院，使重型床位从1000张左右迅速增加至9100多张，解决了重型患者大规模收治难题。优化重型救治策略，制订个体化医疗救治方案。建立专家巡查制度，定期组织专家团队对武汉市定点医院重型患者救治进行巡诊，评估患者病情和治疗方案。针对超过80%的重型患者合并严重基础性疾病情况，实行"一人一策"，建立感染、呼吸、重症、心脏、肾脏等多学科会诊制度，并制订重型、危重型护理规范，推出高流量吸氧、无创和有创机械通气、俯卧位通气等措施。严格落实疑难危重型患者会诊制度、死亡病例讨论制度等医疗质量安全核心制度，强化对治愈出院患者健康监测，确保重型患者救治质量。开展康复者恢复期血浆采集和临床治疗工作，建立应急储备库，截至5月31日，全国共采集恢复期血浆2765人次，1689人次患者接受恢复期血浆治疗，取得较好治疗效果。

对轻型患者及早干预治疗。及时收治轻型患者，及早实施医疗干预，尽量减少轻型转为重型。完善临床救治体系，全国共指定1万余家定点医院，对新冠肺炎患者实行定点集中治疗。建立全国医疗救治协作网络，通过远程会诊方式提供技术支持。武汉市针对患者数量急剧增长、80%左右是轻型的情况，集中力量将一批体育场馆、会展中心等改造成16家方舱医院，床位达到1.4万余张，使轻型患者应收尽收、应治尽治，减少了社区感染传播，减少了轻型向重型转化。16家方舱医院累计收治患者1.2万余人，累计治愈出院8000余人、转院3500余人，实现"零感染、零死亡、零回头"。方舱医院是阻击重大传染病的重大创新，使"应收尽收""床位等人"成为现实，有力扭转了防控形势。英国《柳叶刀》社论认为，"中国建造的方舱庇护医院对于缓解医疗卫生系统所承受的巨大压力有着至关重要的作用"。

及时总结推广行之有效的诊疗方案。坚持边实践、边研究、边探索、边总结、边完善，在基于科学认知和证据积累的基础上，将行之有效的诊疗技术和科技研究成果纳入诊疗方案。先后制修订7版新冠肺炎诊疗方案，3版重型、危重型病例诊疗方案，2版轻型、普通型管理规范，2版康复者恢复期血浆治疗方案，1版新冠肺炎出院患者主要功能障碍康复治疗方案，提高了医疗救治工作的科学性和规范性。最新的第7版新冠肺炎诊疗方案增加病理改变内容，增补和调整临床表现、诊断标准、治疗方法和出院标准等，并纳入无症状感染者可能具有感染性、康复者恢复期血浆治疗等新发现。目前，第 7 版诊疗方案已被多个国家借鉴和采用。强化治愈出院患者隔离管理和健康监测，加强复诊复检和康复，实现治疗、康复和健康监测一体化全方位医疗服务。注重孕产妇、儿童等患者差异性诊疗策略，实现不同人群诊疗方案的全覆盖。

充分发挥中医药特色优势。坚持中西医结合、中西药并用，发挥中医药治未病、辨证施治、多靶点干预的独特优势，全程参与深度介入疫情防控，从中医角度研究确定病因病基、治则治法，形成了覆盖医学观察期、轻型、普通型、重型、危重型、恢复期发病全过程的中医诊疗规范和技术方案，在全国范围内全面推广使用。中医医院、中医团队参与救治，中医医疗队整建制接管定点医院若干重型病区和方舱医院，其他方舱医院派驻中医专家。中医药早期介入、全程参与、分类救治，对轻型患者实施中医药早介入早使用；对重型和危重型患者实行中西医结合；对医学观察发热患者和密切接触者服用中药提高免疫力；对出院患者实施中医康复方案，建立全国新冠肺炎康复协作网络，提供康复指导。中医药参与救治确诊病例的占比达到 92%。湖北省确诊病例中医药使用率和总有效率超过 90%。筛选金花清感颗粒、连花清瘟胶囊 / 颗粒、血必净注射液和清肺排毒汤、化湿败毒方、宣肺败毒方等"三药三方"为代表的针对不同类型新冠肺炎的治疗中成药和方药，临床疗效确切，有效降低了发病率、转重率、病亡率，促进了核酸转阴，提高了治愈率，加快了恢复期康复。

实施患者免费救治。及时预拨疫情防控资金，确保患者不因费用问题影响就医，确保各地不因资金问题影响医疗救治和疫情防控。截至 5 月 31 日，全国各级财政共安排疫情防控资金1624 亿元。及时调整医保政策，明确确诊和疑似患者医疗保障政策，对确诊和疑似患者实行"先救治，后结算"。对新冠肺炎患者（包括确诊和疑似患者）发生的医疗费用，在基本医保、大病保险、医疗救助等按规定支付后，个人负担部分由财政给予补助。异地就医医保支付的费用由就医地医保部门先行垫付。截至 5 月 31 日，全国确诊住院患者结算人数 5.8 万人次，总医疗费用 13.5 亿元，确诊患者人均医疗费用约 2.3 万元。其中，重型患者人均治疗费用超过 15 万元，一些危重型患者治疗费用几十万元甚至上百万元，全部由国家承担。

加强医疗机构感染控制和医务人员防护。制订感染控制技术指南和制度文件，明确医疗机构重点区域、就诊流程"三区两通道"建筑布局要求。加强对医务人员的感染控制培训，开展全国督导，确保感染控制措施落实。对疫情严重、院内感染风险高、医疗救治压力大的重点地区重点医院，有针对性地开展指导。加强医疗废物分类收集、运送贮存，做好病亡者遗体处置。在援鄂援汉医疗队中配置感染控制专家，全国支援湖北省和武汉市的医务人员没有感染病例。2 月份以后，全国医务人员感染病例报告数明显减少。关心关爱医务人员，制订一系列保障政策，开展心理疏导，妥善安排轮换休整，缓解身体和心理压力，保持一线医务人员战斗力。

（四）依法及时公开透明发布疫情信息

在全力做好疫情防控的同时，中国以对生命负责、对人民负责、对历史负责、对国际社会负责的态度，建立最严格且专业高效的信息发布制度，第一时间发布权威信息，速度、密度、力度前所未有。持续、权威、清晰的疫情信息，有效回应了公众关切、凝聚了社会共识，为其他国家提供了参考和借鉴。

建立严格的疫情发布机制。依法、及时、公开、透明发布疫情信息，制订严格规定，坚决防止瞒报、迟报、漏报。武汉市从 2019 年 12 月 31 日起依法发布疫情信息，并逐步增加信息发布频次。2020 年 1 月 21 日起，国家卫生健康委每日在官方网站、政务新媒体平台发布前一天全国疫情信息，各省级卫生健康部门每日统一发布前一天本省份疫情信息。2 月 3 日起，国家卫生健康委英文网站同步发布相关数据。

建立分级分层新闻发布制度。坚持国家和地方相结合、现场发布与网上发布相结合，建立多层次多渠道多平台信息发布机制，持续发布权威信息，及时回应国内外关注的疫情形势、疫情防控、医疗救治、科研攻关等热点问题。截至 5 月 31 日，国务院联防联控机制、国务院新闻办公室共举行新闻发布会 161 场，邀请 50 多个部门 490 余人次出席发布会，回答中外媒体 1400 多个提问；湖北省举行 103 场新闻发布会，其他省份共举行 1050 场新闻发布会。

依法适时订正病例数据。本土疫情得到控制后，为确保公开透明、数据准确，武汉市针对疫情早期因收治能力不足导致患者在家中病亡、医院超负荷运转、死亡病例信息登记不全等原因，客观上存在迟报、漏报、误报现象，根据相关法律规定，在深入开展涉疫大数据与流行病学调查的基础上，对确诊和死亡病例数进行了订正，并向社会公开发布。

多渠道多平台传播信息。国家卫生健康委中、英文官方网站和政务新媒体平台设置疫情防控专题页面，发布每日疫情信息，解读政策措施，介绍中国抗疫进展，普及科学防控知识，澄清谣言传言。各省（自治区、直辖市）政府网站及政务新媒体平台及时发布本地疫情信息和防控举措。大力开展应急科普，通过科普专业平台、媒体和互联网面向公众普及科学认知、科学防治知识，组织权威专家介绍日常防控常识，引导公众理性认识新冠肺炎疫情，做好个人防护，消除恐慌恐惧。加强社会舆论引导，各类媒体充分传递抗击疫情正能量，同时发挥舆论监督作用，推动解决疫情防控中出现的问题。

（五）充分发挥科技支撑作用

科学技术是人类同疾病较量的锐利武器，人类战胜大灾大疫离不开科学发展和技术创新。面对人类未知的新冠病毒，中国坚持以科学为先导，充分运用近年来科技创新成果，组织协调全国优势科研力量，以武汉市为主战场，统筹全国和疫情重灾区，根据疫情发展不同阶段确定科研攻关重点，坚持科研、临床、防控一线相互协同和产学研各方紧密配合，为疫情防控提供了有力科技支撑。

实施科研应急攻关。遵循安全、有效、可供的原则，加快推进药物、疫苗、新型检测试剂等研发和应用。适应疫情防控一线的紧迫需求，围绕"可溯、可诊、可治、可防、可控"，坚持产学研用相结合，聚焦临床救治和药物、疫苗研发、检测技术和产品、病毒病原学和流行病学、动物模型构建五大主攻方向，组织全国优势力量开展疫情防控科技攻关，加速推进科技研发和应用，部署启动 83 个应急攻关项目。按照灭活疫苗、重组蛋白疫苗、减毒流感病毒载体疫苗、腺病毒载体疫苗、核酸疫苗等五条技术路线开展疫苗研发。目前，已有 4 种灭活疫苗和 1 种腺病毒载体疫苗获批开展临床试验，总体研发进度与国外持平，部分技术路线进展处于国际领先。组织科研团队开展科学溯源研究。

坚持科研攻关和临床救治、防控实践相结合。第一时间研发出核酸检测试剂盒，推出一批灵敏度高、操作便捷的检测设备和试剂，检测试剂研发布局涵盖核酸检测、基因测序、免疫法检测等多个技术路径。坚持"老药新用"基本思路，积极筛选有效治疗药物，探索新的治疗手段，在严谨的体外研究和机制研究基础上，不断总结救治经验，推动磷酸氯喹、恢复期血浆、托珠单抗和中医药方剂、中成药等10种药物或治疗手段进入诊疗方案，获得4项临床批件，形成5项指导意见或专家共识。开展试验性临床治疗，加快推广应用临床验证有效的诊疗方法和药物。强化实验室生物安全监管，加强新冠病毒临床检测血液样本和实验室检测生物样本管理。

运用大数据、人工智能等新技术开展防控。充分利用大数据、人工智能等新技术，进行疫情趋势研判，开展流行病学调查，努力找到每一个感染者、穷尽式地追踪密切接触者并进行隔离。建立数据库，依法开展疫情防控风险数据服务，对不同风险人群进行精准识别，预判不同地区疫情风险，为促进人员有序流动和复工复产提供服务。通过5G视频实时对话平台，偏远山区的流行病学调查团队可以与几千公里之外的高级别专家实时互动交流。经公民个人授权，推广个人"健康码""通信大数据行程卡"作为出行、复工复产复学、日常生活及出入公共场所的凭证，根据查询结果进行管控通行和分类处置，实现分区分级的精准识别、精准施策和精准防控。利用大数据技术绘制"疫情地图"，通过社区名称、地址和位置，标明疫情传播具体地点、距离、人数等，为公众防范传染提供方便。

此次新冠肺炎疫情防控，为应对重大突发公共卫生事件积累了宝贵经验，同时也暴露出国家公共卫生应急管理体系存在的不足。中国将认真总结疫情防控和医疗救治经验教训，研究采取一系列重要举措，补短板、强弱项。改革完善疾病预防控制体系，建设平战结合的重大疫情防控救治体系，健全应急物资保障体系，加强构建关键核心技术攻关新型举国体制，深入开展爱国卫生运动，不断完善公共卫生体系，切实提高应对突发重大公共卫生事件的能力和水平，更好维护人民生命安全和身体健康。

三、凝聚抗击疫情的强大力量

面对未知病毒突然袭击，中国坚持人民至上、生命至上，举全国之力，快速有效调动全国资源和力量，不惜一切代价维护人民生命安全和身体健康。中国共产党以人民为中心的执政理念，中国集中力量办大事的制度特点，改革开放40多年来特别是中共十八大以来积累的雄厚综合国力和国家治理现代化建设的显著成效，中华民族同舟共济、守望相助的文化底色，中国人民深厚的家国情怀、天下情怀，汇聚成抗击疫情的强大合力。

（一）人的生命高于一切

在新冠肺炎疫情突袭，人民生命安全和身体健康受到严重威胁的重大时刻，中国共产党和中国政府始终以对人民负责、对生命负责的鲜明态度，准确分析和把握形势，既多方考量、慎之又慎，又及时出手、坚决果敢，以非常之举应对非常之事，全力保障人民生命权、健康权。

在人民生命和经济利益之间果断抉择生命至上。疫情暴发后，以宁可一段时间内经济下滑甚至短期"停摆"，也要对人民生命安全和身体健康负责的巨大勇气，对湖北省和武汉市果断采取史无前例的全面严格管控措施。同时，在全国范围内严控人员流动，延长春节假期，停止人员聚集性活动，决定全国企业和学校延期开工开学，迅速遏制疫情的传播蔓延，避免更多人受到感染。英国《柳叶刀》社论认为，"中国的成功也伴随着巨大的社会和经济代价，中国必须做出艰难的决定，从而在国民健康与经济保护之间获得最佳平衡"。在疫情防控的关键阶段，准确把握疫情形势变化，做出统筹推进疫情防控和经济社会发展的重大决策，有序恢复生产生活秩序，推动落实分区分级精准复工复产，最大限度保障民生和人民正常生产生活。随着本土疫情防控取得重大战略成果，及时采取"外防输入、内防反弹"的防控策略，坚决防止来之不易的持续向好形势发生逆转，坚决防止人民生命安全再次面临病毒威胁。

不惜一切代价抢救生命。疫情初期，病毒感染者急剧增多，中国把提高治愈率、降低病亡率作为首要任务，快速充实医疗救治力量，把优质资源集中到救治一线。采取积极、科学、灵活的救治策略，慎终如始、全力以赴救治每一位患者，从出生仅 30 个小时的婴儿至 100 多岁的老人，不计代价抢救每一位患者的生命。为了抢救病患，医务人员冒着被感染的风险采集病毒样本，没有人畏难退缩。为满足重型患者救治需要，想尽一切办法筹措人工膜肺（ECMO）设备，能买尽买，能调尽调。武汉市重型定点医院累计收治重型病例 9600 多例，转归为治愈的占比从 14% 提高到 89%，超过一般病毒性肺炎救治平均水平。

对伴有基础性疾病的老年患者，一人一案、精准施策，只要有一丝希望绝不轻易放弃，只要有抢救需要，人员、药品、设备、经费全力保障。疫情发生以来，湖北省成功治愈3000余位80岁以上、7位百岁以上新冠肺炎患者，多位重型老年患者是从死亡线上抢救回来的。一位70岁老人身患新冠肺炎，10多名医护人员精心救护几十天，终于挽回了老人生命，治疗费用近150万元全部由国家承担。

关心关爱海外中国公民。国家时刻挂念海外中国公民的安危，敦促、支持有关国家政府采取有效措施保障当地华侨、留学生、中资机构人员等安全。派出医疗专家组、工作组，开设远程医疗服务平台，为海外中国公民提供科学专业的疫情防控指导。协调外方全力救治在国外确诊感染的中国公民，充分调动国内专家、援外医疗队等资源，积极支持配合外方开展救治。驻外使领馆尽力履行领事保护职能，通过各种渠道宣介疫情防护知识，向留学生发放100多万份"健康包"。协助在海外确有困难的中国公民有序回国。

以国之名悼念逝者。4月4日清明节，中国举行全国性哀悼活动，深切悼念抗击疫情斗争牺牲烈士和逝世同胞，为没有等来春天的生命默哀，向所有用生命守护生命的英雄致敬。从最高领导人到普通民众，14亿中国人民以最深的怀念为牺牲烈士和逝世同胞送行。中国以国家之名和最高仪式祭奠逝者，是国家对人民个体尊严与生命的尊重与敬畏，是 14 亿中国人民集体情感背后的团结和力量。

（二）举全国之力抗击疫情

一方有难，八方支援。疫情发生后，全国上下紧急行动，依托强大综合国力，开展全方位的人力组织战、物资保障战、科技突击战、资源运动战，全力支援湖北省和武汉市抗击疫情，在最短时间集中最大力量阻断疫情传播。"中方行动速度之快、规模之大，世所罕见，展现出中国速度、中国规模、中国效率"。

开展中华人民共和国成立以来规模最大的医疗支援行动。调动全国医疗资源和力量，全力支持湖北省和武汉市医疗救治。自 1 月 24 日除夕至 3 月 8 日，全国共调集 346 支国家医疗队、4.26 万名医务人员、900 多名公共卫生人员驰援湖北。19 个省份以对口支援、以省包市的方式支援湖北省除武汉市以外 16 个地市，各省在发生疫情、防控救治任务十分繁重的情况下，集中优质医疗资源支援湖北省和武汉市。人民解放军派出 4000 多名医务人员支援湖北，承担火神山医院等 3 家医疗机构的医疗救治任务，空军出动运输机紧急运送医疗物资。各医疗队从接受指令到组建 2 小时内完成，24 小时内抵达，并自带 7 天防护物资，抵达后迅速开展救治。在全国紧急调配全自动测温仪、负压救护车、呼吸机、心电监护仪等重点医疗物资支援湖北省和武汉市（表 3-1）。从全国调集 4 万名建设者和几千台机械设备，仅用 10 天建成有 1000 张病床的火神山医院，仅用 12 天建成有 1600 张病床的雷神山医院。短短 10 多天建成 16 座方舱医院，共有 1.4 万余张床位。加强临床血液供应，10 个省份无偿支援湖北省红细胞 4.5 万单位，血小板 1762 个治疗量，新鲜冰冻血浆 137 万毫升（不含恢复期血浆）。大规模、强有力的医疗支援行动，有力保障了湖北省和武汉市救治，极大缓解了重灾区医疗资源严重不足的压力。

表 3-1　疫情发生以来调往湖北省医疗物资情况

（截至 4 月 30 日）

序号	类别	品种	单位	数量
1	医疗设备	全自动测温仪	台	20033
2		负压救护车	辆	1065
3		呼吸机	台	17655
4		心电监护仪	台	15746
5	消杀用品	84 消毒液	吨	1874
6		免洗洗手液	万瓶	71.4
7	防护用品	医用手套	万副	198.7
8		防护服	万套	773
9		医用 N95 口罩	万只	498
10		医用非 N95 口罩	万只	2720

续表

序号	类别	品种	单位	数量
11	防控药品	磷酸氯喹	万片/粒	40
12		阿比多尔	万片/粒	360

　　大力加强医疗物资生产供应和医疗支持服务。疫情防控阻击战，也是后勤保障战。疫情初期，武汉市医疗防护物资极度短缺，为了节省防护用品、争分夺秒抢救病患，一线医护人员克服困难，最大限度地延长防护用品使用时间。为尽快解决医疗资源短缺和病患急剧增多的突出矛盾，中国充分发挥制造业门类全、韧性强和产业链完整配套的优势，克服春节假期停工减产等不利因素，开足马力，深挖潜力，全力保障上下游原料供应和物流运输，保证疫情防控物资的大规模生产与配送。医疗企业克服工人返岗不足等困难，以最快速度恢复医疗用品生产，最大限度扩大产能。其他行业企业迅速调整转产，生产口罩、防护服、消毒液、测温仪等防疫物资，有效扩大了疫情防控物资的生产供应。快速启动防控医疗物资应急审批程序，全面加强质量安全监管，确保以最快的速度批准上市、促产保供，截至5月31日，共应急批准17个药物和疫苗的19件临床试验申请，附条件批准2个疫情防控用药上市。在各方共同努力下，医用物资产能不断提升，医用物资保供实现从"紧缺"到"紧平衡""动态平衡""动态足额供应"的跨越式提升（表3–2）。2月初，

医用非 N95 口罩、医用 N95 口罩日产量分别为 586 万只、13 万只，到 4 月底分别超过 2 亿只、500 万只。畅通供应链条和物流渠道，建立联保联供协作机制，源源不断地把全国支援物资运送到疫情防控重点地区。

表 3-2　重点医疗物资生产情况（截至 4 月 30 日）

产品	类别	日产能	日产量	日产量较疫情初期（1 月底）增长倍数
医用防护服（万套）	防护用品	189	80	90.6 倍
免洗手消毒液（吨）	消杀用品	409	308	2.6 倍
84 消毒液（万箱）		36.6	11.7	1.6 倍
全自动红外测温仪（万台）	医疗设备	1.07	0.34	23.3 倍
病毒检测试剂（万人份）	检测用品	1020	760	58 倍

统筹协调生活物资保障。离汉通道关闭后，武汉市近千万人居家隔离，每天需要消耗大量的粮食、蔬菜、肉蛋奶。加强联动协调，建立央地协同、政企联动的 9 省联保联供协作和 500 家应急保供企业调运机制，加大粮油供应力度，投放中央冻猪肉储备，提升蔬菜大省产品供应能力，组织紧急物资运输队伍，全力保障湖北省特别是武汉市居民生活必需品的生产、库存、供应和价格稳定。1 月 27 日至 3 月 19 日，全国通过铁路、公路、水运、民航、邮政快递等运输方式向湖北地区运送防疫物资和生活物资 92.88 万吨，运送电煤、燃油等生产物资 148.7

万吨，煤、电、油、气、热等能源供应充足，保障了湖北省、武汉市社会正常运转和隔离措施顺利实施。武汉市将生活物资配送纳入社区服务，打通生活物资配送从商场、超市到小区的最后环节，通过无接触配送方式将经过检疫、符合防疫标准的蔬菜直送社区，保障了隔离期间居民生活需要和防疫安全。

社会力量广泛参与。工会、共青团、妇联等人民团体和群众组织，组织动员所联系群众积极投身疫情防控。城乡居民、企业、社会组织等纷纷捐款捐物、献出爱心。各级慈善组织、红十字会加强捐赠资金和物资的调配和拨付，将捐赠款物重点投向湖北省和武汉市等疫情严重地区。截至 5 月 31 日，累计接受社会捐赠资金约 389.3 亿元、物资约 9.9 亿件，累计拨付捐款资金约 328.3 亿元、物资约 9.4 亿件。

疫情发生后，港澳台同胞和海外侨胞通过各种方式和渠道伸出援手，积极捐款和捐赠各类防疫物资，体现了浓浓的同胞亲情，体现了海内外中华儿女守望相助、共克时艰的凝聚力向心力。

（三）平衡疫情防控与经济社会民生

在毫不放松加强疫情防控的同时，稳妥有序放开经济和社会活动，做好"六稳"工作，落实"六保"任务，形成同疫情防控相适应的经济社会运行秩序，努力将疫情对经济社会发展的冲击和影响降到最低，为抗击疫情提供有力的物资保障和社会保障。

保持社会稳定、有序运转。着力加强社会安全稳定工作，加强社会治安管理，强化防疫物资质量和价格监管，维护市场秩序和社会稳定。及时出台受疫情影响困难群众兜底保障政策，有效保障基本生活。将心理危机干预纳入疫情防控，妥善处理疫情防控中思想和心理问题，加强思想引导和心理疏导，培育理性平和、积极健康的心态，及时预防化解涉疫矛盾纠纷。疫情大考下，在交通管制、全民居家隔离等严格管控措施的情况下，不论是城市还是农村，水、电、燃气、通信不停，生活物资供应不断，社会秩序不乱，食品、药品、能源、基础工业品、基本公共服务等关系国计民生的重点行业有序运转，14亿人民的基本民生得到有效保障，经济社会大局保持了稳定有序。

有序推动复工复产。密集制订出台多项政策，为企业特别是中小企业和个体工商户减负纾困，实施减费降税，增加财政补贴，加大金融支持，减负稳岗扩就业，优化政府服务。各地方及时制订实施细则，将疫情防控、公共事业运行、群众生活必需等领域的1万多家企业列为重点，通过租用专车、专列、包机等方式"点对点""一站式"帮助农民工返岗，并从个人防护物资、人流、物流等方面为企业复工提供全方位服务。针对公共交通运输、餐饮、住宿、旅游、体育、娱乐等受疫情影响较大的行业，采取免征增值税等税收优惠政策。阶段性减免企业社保费，缓缴住房公积金，免收公路通行费，降低企业用电用气价格，减轻小微企业和个体工商户房租负担。对中小微企业贷款实施临时性延期还本付息、新增优惠利率贷款。支持大学生、农民工等重点群体创业就业，扩大中小微企业稳岗返还政策受益面，发力稳就业，促进中小企业发展。用好用足出口退税、出口信用保险政策，扩大出口信贷投放，开拓多元化市场，加快压减外资准入负面清单，持续扩大外资市场准入，为企业"补血""减负""拓空间"。国有企业发挥主力军作用，带动上下游产业和中小企业全面复工复产。截至 4 月底，全国规模以上工业企业复工率超过 99%，中小微企业复工率达到 88.4%，重大项目复工率超过 95%；湖北全省规模以上工业企业复工率、员工到岗率分别达到 98.2%、92.1%，整体接近全国平均水平。一批国家重点科技专项、超级民生工程、重大标志性外资项目重现往日繁忙景象。中国经济运行加快回归常态，经济活力正在快速释放。

公众生活逐步恢复。随着疫情防控形势积极向好，公众日常生活逐步恢复。公共交通全面恢复运行，餐饮门店有序开放堂食。"五一"假期重新绽放活力，全国铁路、道路、水路、民航累计发送旅客 1.21 亿人次，全国累计接待国内游客 1.15 亿人次，实现国内旅游收入 475.6 亿元，经受住了疫情和假期的双重考验。在落实防控措施前提下，全面开放商场、超市、宾馆、餐馆等生活场所。全国分批分次复学复课，截至 5 月 31 日，各省（自治区、直辖市）和新疆生产建设兵团中小学部分学段均已开学，共有 1.63 亿学生（含幼儿园）返校。中国社会正在恢复往常热闹景象，人气日益回暖，消费逐步复苏。

（四）14亿中国人民坚韧奉献守望相助

国家兴亡，匹夫有责。14亿中国人民，不分男女老幼，不论岗位分工，都自觉投入抗击疫情的人民战争，坚韧团结、和衷共济，凝聚起抗击疫情的磅礴力量。14亿中国人民都是抗击疫情的伟大战士。

医务工作者白衣执甲、逆行出征。从年逾古稀的院士专家，到90后、00后的年轻医护人员，面对疫情义无反顾、坚定前行。54万名湖北省和武汉市医务人员冲锋在前，4万多名军地医务人员第一时间驰援湖北省和武汉市，数百万名医务人员战斗在全国抗疫一线。他们以对人民的赤诚和对生命的敬佑，争分夺秒、舍生忘死、连续作战，挽救了一个又一个垂危生命，用血肉之躯构筑起阻击病毒的钢铁长城，为病毒肆虐的漫漫黑夜带来了光明，守护了国家和民族生生不息的希望。他们与病毒直面战斗，承受难以想象的身体和心理压力，付出巨大牺牲，2000多人确诊感染，几十人以身殉职。没有人生而英勇，只是选择了无畏。中国医生的医者仁心和大爱无疆，永远铭刻在中华民族历史上，永远铭刻在中国人民心中。

武汉人民和湖北人民顾全大局、顽强不屈，为阻击病毒做出巨大牺牲。武汉人民、湖北人民面对离汉离鄂通道关闭后与外隔绝、交通停滞、城市"停摆"，克服了近距离接触病毒、医疗资源和生活物资紧张以及长时间隔离带来的困难，忍住失去至爱亲朋的痛苦，服从大局，咬紧牙关，团结坚守。在伟大的抗疫战争中，英雄的武汉人民、湖北人民将载入史册为人们所铭记。

社区工作者、公安民警、海关关员、基层干部、下沉干部不辞辛苦、日夜值守，为保护人民生命安全牺牲奉献。400 万名社区工作者奋战在全国 65 万个城乡社区中，监测疫情、测量体温、排查人员、站岗值守、宣传政策、防疫消杀，认真细致，尽职尽责，守好疫情防控"第一关口"。公安民警及辅警驻守医院、转运患者、街道巡逻、维护秩序，面对急难险重任务勇挑重担，130 多人牺牲在工作岗位。海关关员依法履行卫生检疫职责，筑牢口岸检疫防线。社区防控一线广大党员、干部及时将党和政府的声音传导到基层，组织动员群众做好防控，积极为群众排忧解难，抓实抓细网格服务管理。

快递小哥、环卫工人、道路运输从业人员、新闻工作者、志愿者等各行各业工作者不惧风雨、敬业坚守。疫情期间，千家万户关门闭户，数百万快递员顶风冒雪、冒疫前行，在城市乡村奔波，给人们送来温暖。全国 180 万环卫工人起早贪黑、不辞辛劳，高标准做好卫生清扫、消毒杀菌、医疗废物集中处理、垃圾清理清运。数千万道路运输从业人员坚守岗位，许多城市出租车司机没有停工，有力保障疫情防控、生产生活物资运输和复工复产。新闻工作者不惧风险、深入一线，记录中国抗疫的点点滴滴，传递中国人民抗击疫情的温情和力量。许多普通人投入一线志愿服务，社区值守、排查患者、清洁消杀、买药送菜，缓解居民燃眉之急。据不完全统计，截至 5 月 31 日，全国参与疫情防控的注册志愿者达到 881 万人，志愿服务项目超过 46 万个，记录志愿服务时间超过 2.9 亿小时。

广大民众扛起责任、众志成城，自觉参与抗击疫情。危难面前，中国人民对中国共产党和中国政府高度信任，勇敢承担起社会责任，为取得抗疫胜利约束自我乃至牺牲自我。疫情暴发正值春节假期，国家一声令下，全民响应，一致行动，整个社会紧急停下脚步。人们取消了春节期间的走亲访友和各种聚会，克服困难就地隔离，外出自觉佩戴口罩、测量体温、保持社交距离。保护自己就是保护别人、就是为国家做贡献成为社会共识和每个人的自觉行动。人们长时间在家隔离，上网课、学美食、陪家人，用各种方式缓解压力，以积极乐观的态度抗击疫情。"所有好的做法如果想要奏效，必须要有公众的集体意愿。正因如此，中国有能力通过传统公共卫生干预方法应对一种新型的未知病毒"。

重大危机是考验执政党执政理念、执政效能的试金石。中国在较短时间内遏制疫情蔓延，根本在于中国共产党的坚强领导。中国共产党有坚强有力的领导核心，有以人民为中心的执政理念，面对疫情危机，迅速科学做出决策，实行高效有力的危机应对。中国共产党严密的组织体系和高效的运行机制，在短时间内建立横向到边、纵向到底的危机应对机制，有效调动各方积极性，全国上下令行禁止、统一行动。中国共产党 460 多万个基层组织，广泛动员群众、组织群众、凝聚群众、服务群众，筑起一座座抗击疫情的坚强堡垒。在疫情危及人民生命安全的危难关头，共产党员冲在最前面，全国 3900 多万名党员、干部战斗在抗疫一线，1300 多万名党员参加志愿服务，近 400 名党员、干部为保卫人民生命安全献出了宝贵生命。广大党员自觉捐款，为疫情防控斗争真情奉献。注重在疫情考验中锤炼党员干部，检验为民初心和责任担当，对湖北省委和武汉市委领导班子做出调整补充，对不担当、不作为、失职渎职的党员干部严肃问责，对敢于担当、认真负责的党员干部大力褒奖、大胆使用，立起了鲜明导向。历经疫情磨砺，中国人民更加深切地认识到，风雨来袭，中国共产党的领导是最重要的保障、最可靠的依托，对中国共产党更加拥护和信赖，对中国制度更加充满信心。

四、共同构建人类卫生健康共同体

当前，新冠肺炎疫情仍在全球肆虐，每天都有许多生命逝去。面对严重危机，人类又一次站在了何去何从的十字路口。坚持科学理性还是制造政治分歧？加强团结合作还是寻求脱钩孤立？推进多边协调还是奉行单边主义？迫切需要各个国家做出回答。中国主张，各国应为全人类前途命运和子孙后代福祉做出正确选择，秉持人类命运共同体理念，齐心协力、守望相助、携手应对，坚决遏制疫情蔓延势头，打赢疫情防控全球阻击战，护佑世界和人民康宁。

（一）中国感谢和铭记国际社会宝贵支持和帮助

在中国疫情防控形势最艰难的时候，国际社会给予了中国和中国人民宝贵的支持和帮助。全球170多个国家领导人、50个国际和地区组织负责人以及300多个外国政党和政治组织向中国领导人来函致电、发表声明表示慰问支持。77个国家和12个国际组织为中国人民抗疫斗争提供捐赠，包括医用口罩、防护服、护目镜、呼吸机等急用医疗物资和设备。84个国家的地方政府、企业、民间机构、人士向中国提供了物资捐赠。金砖国家新开发银行、亚洲基础设施投资银行分别向中国提供70亿、24.85亿元人民币的紧急贷款，世界银行、亚洲开发银行向中国提供国家公共卫生应急管理体系建设等贷款支持。中国感谢国际社会给予的宝贵理解和支持，中国人民永远铭记在心。中华民族是懂得感恩、投桃报李的民族，中国始终在力所能及的范围内为国际社会抗击疫情提供支持。

（二）中国积极开展国际交流合作

疫情发生以来，中国始终同国际社会开展交流合作，加强高层沟通，分享疫情信息，开展科研合作，力所能及为国际组织和其他国家提供援助，为全球抗疫贡献中国智慧、中国力量。中国共产党同110多个国家的240个政党发出共同呼吁，呼吁各方以人类安全健康为重，秉持人类命运共同体理念，携手加强国际抗疫合作。

习近平主席亲自推动开展国际合作。疫情发生以来，习近平主席同近 50 位外国领导人和国际组织负责人通话或见面，介绍中国抗疫努力和成效，阐明中国始终本着公开、透明、负责任的态度，及时发布疫情信息，分享防控和救治经验，阐明中国对其他国家遭受的疫情和困难感同身受，积极提供力所能及的帮助，呼吁各方树立人类命运共同体意识，加强双多边合作，支持国际组织发挥作用，携手应对疫情挑战。习近平主席出席二十国集团领导人特别峰会并发表讲话，介绍中国抗疫经验，提出坚决打好新冠肺炎疫情防控全球阻击战、有效开展国际联防联控、积极支持国际组织发挥作用、加强国际宏观经济政策协调等四点主张和系列合作倡议，呼吁国际社会直面挑战、迅速行动。5 月 18 日，习近平主席在第 73 届世界卫生大会视频会议开幕式上发表致辞，呼吁各国团结合作战胜疫情，共同构建人类卫生健康共同体，提出全力搞好疫情防控、发挥世界卫生组织作用、加大对非洲国家支持、加强全球公共卫生治理、恢复经济社会发展、加强国际合作等六点建议，并宣布两年内提供 20 亿美元国际援助、与联合国合作在华设立全球人道主义应急仓库和枢纽、建立 30 个中非对口医院合作机制、中国新冠疫苗研发完成并投入使用后将作为全球公共产品、同二十国集团成员一道落实"暂缓最贫困国家债务偿付倡议"等中国支持全球抗疫的一系列重大举措。

同国际社会分享疫情信息和抗疫经验。中国及时向国际社会通报疫情信息，交流防控经验，为全球防疫提供了基础性支持。疫情发生后，中国第一时间向世界卫生组织、有关国家和地区组织主动通报疫情信息，分享新冠病毒全基因组序列信息和新冠病毒核酸检测引物探针序列信息，定期向世界卫生组织和有关国家通报疫情信息。中国与东盟、欧盟、非盟、亚太经合组织、加共体、上海合作组织等国际和地区组织，以及韩国、日本、俄罗斯、美国、德国等国家，开展70多次疫情防控交流活动。国家卫生健康委汇编诊疗和防控方案并翻译成3个语种，分享给全球180多个国家、10多个国际和地区组织参照使用，并与世界卫生组织联合举办"新冠肺炎防治中国经验国际通报会"。国务院新闻办公室在武汉举行两场英文专题发布会，邀请相关专家和一线医护人员介绍中国抗疫经验和做法。中国媒体开设"全球疫情会诊室""全球抗疫中国方案"等栏目，为各国开展交流搭建平台。中国智库和专家通过多种方式开展对外交流。中国－世界卫生组织联合专家考察组实地考察调研北京、成都、广州、深圳和武汉等地一线疫情防控工作，高度评价中国抗疫的努力和成效。

　　向国际社会提供人道主义援助。在自身疫情防控仍然面临巨大压力的情况下，中国迅速展开行动，力所能及地为国际社会提供援助。向世界卫生组织提供两批共5000万美元现汇援助，积极协助世界卫生组织在华采购个人防护用品和建立物资储备库，积极协助世界卫生组织"团结应对基金"在中国筹资，参与世界卫生组织发起的"全球合作加速开发、生产、公平获取新冠肺炎防控新工具"倡议。积极开展对外医疗援助，截至 5 月 31 日，中国共向 27 个国家派出 29 支医疗专家组，已经或正在向 150 个国家和 4 个国际组织提供抗疫援助；指导长期派驻在 56 个国家的援外医疗队协助驻在国开展疫情防控工作，向驻在国民众和华侨华人提供技术咨询和健康教育，举办线上线下培训 400 余场；地方政府、企业和民间机构、个人通过各种渠道，向 150 多个国家、地区和国际组织捐赠抗疫物资。中国政府始终关心在华外国人士的生命安全和身体健康，对于感染新冠肺炎的外国人士一视同仁及时进行救治。

有序开展防疫物资出口。中国在满足国内疫情防控需要的基础上，想方设法为各国采购防疫物资提供力所能及的支持和便利，打通需求对接、货源组织、物流运输、出口通关等方面堵点，畅通出口环节，有序开展防疫物资出口。采取有力措施严控质量、规范秩序，发布防疫用品国外市场准入信息指南，加强防疫物资市场和出口质量监管，保质保量向国际社会提供抗击疫情急需的防疫物资。3 月 1 日至 5 月 31 日，中国向 200 个国家和地区出口防疫物资，其中，口罩 706 亿只，防护服 3.4 亿套，护目镜 1.15 亿个，呼吸机 9.67 万台，检测试剂盒 2.25 亿人份，红外线测温仪 4029 万台，出口规模呈明显增长态势，有力支持了相关国家疫情防控。1 月至 4 月，中欧班列开行数量和发送货物量同比分别增长 24% 和 27%，累计运送抗疫物资

66万件，为维持国际产业链和供应链畅通、保障抗疫物资运输发挥了重要作用。

开展国际科研交流合作。加强同世界卫生组织沟通交流，同有关国家在溯源、药物、疫苗、检测等方面开展科研交流与合作，共享科研数据信息，共同研究防控和救治策略。科技部、国家卫生健康委、中国科协、中华医学会联合搭建"新型冠状病毒肺炎科研成果学术交流平台"，供全球科研人员发布成果、参与研讨，截至5月31日，共上线104种期刊、970篇论文和报告。国家中医药管理局联合上合组织睦邻友好合作委员会召开"中国中西医结合专家组同上海合作组织国家医院新冠肺炎视频诊断会议"，指导世界中医药学会联合会和世界针灸学会联合会开展"中医药抗疫全球直播""国际抗疫专家大讲堂"等活动。中国科学院发布"2019新型冠状病毒资源库"，建成"新型冠状病毒国家科技资源服务系统""新型冠状病毒肺炎科研文献共享平台"，截至5月31日，3个平台为全球超过37万用户提供近4800万次下载、浏览和检索服务。建立国际合作专家库，同有关国家开展疫苗研发、药品研发等合作。充分发挥"一带一路"国际科学组织联盟作用，推动成员之间就新冠病毒研究和新冠肺炎治疗开展科技合作。中国医疗机构、疾控机构和科学家在《柳叶刀》《科学》《自然》《新英格兰医学杂志》等国际知名学术期刊上发表数十篇高水平论文，及时发布新冠肺炎首批患者临床特征描述、人际传播风险、方舱医院经验、药物研发进展、疫苗动物实验结果等研究成果。同有关国家、世界卫生组织以及流行病防范创新联盟（CEPI）、全球疫苗免疫联盟（GAVI）等开展科研合作，加快推进疫苗研发和药物临床试验。

（三）国际社会团结合作共同抗疫

疫情在全球传播蔓延的形势令人担忧。无论是阻击病毒的传播蔓延，还是抵御不断恶化的全球经济衰退，都需要国际社会团结合作，都需要坚持多边主义、推动构建人类命运共同体。团结合作是国际社会战胜疫情最有力武器。未来的成败取决于今天的作为。中国呼吁各国紧急行动起来，更好团结起来，全面加强合作，联合抗疫，共克时艰。

有效开展联防联控国际合作。应对疫情必须各国协同作战，建立起严密的联防联控网络。疫情发生以来，世界卫生组织秉持客观公正立场，积极履行职责，采取一系列专业、科学、有效措施，为领导和推进国际抗疫合作做出了重大贡献。中国坚定支持世界卫生组织发挥全球抗疫领导作用，呼吁国际社会加大对世界卫生组织政治支持和资金投入，调动全球资源打赢疫情阻击战。中国主张，各国在世界卫生组织的指导和协调下，采取科学合理、协同联动的防控措施，科学调配医疗力量和重要物资，在防护、隔离、检测、救治、追踪等重要领域采取有力举措，同时，加强信息共享和经验交流，开展检测方法、临床救治、疫苗药物研发国际合作，继续支持各国科学家开展病毒源头和传播途径的全球科学研究。中国呼吁，二十国集团、亚太经合组织、金砖国家、上海合作组织等多边机制加大机制内对话交流与政策协调力度，二十国集团成员切实落实二十国集团领导人特别峰会达成的共识。开展联防联控国际合作，大国的负责任、担当和主动作为至关重要。中国愿同各国包括美国加强交流合作，共同应对疫情挑战，特别是在疫苗和特效药的研发、生产和分发上开展合作，为阻断病毒传播做出应有贡献。

合作应对疫情给世界经济带来的影响。疫情在全球传播蔓延，人员流动、跨境商贸活动受阻，金融市场剧烈震荡，全球产业链供应链受到双重打击，世界经济深度衰退不可避免，国际社会联手稳定和恢复世界经济势在必行。中国愿同各国一道，在加强疫情防控的同时，一齐应对日益上升的全球经济衰退，加强国际宏观经济政策协调，共同维护全球产业链供应链的稳定、安全与畅通。新冠肺炎疫情改变了经济全球化形态，但全球化发展大势没有改变，搞"脱钩""筑墙""去全球化"，既割裂全球也难以自保。中国主张，各国继续推进全球化，维护以世界贸易组织为基石的多边贸易体制，减免关税、取消壁垒、畅通贸易，使全球产业链供应链安全顺畅运行，同时，实施有力有效的财政和货币政策，加强金融监管协调，维护金融市场稳定，防止引发全球性金融危机导致世界经济陷入大规模、长周期衰退。中国将继续向国际市场供应防疫物资、原料药、生活必需品等产品，坚定不移扩大改革开放，积极扩大进口，扩大对外投资，为各国抗击疫情、稳定世界经济做出更大贡献。

向应对疫情能力薄弱的国家和地区提供帮助。亚洲、非洲和拉美地区发展中国家特别是非洲国家，公共卫生体系薄弱，难以独立应对疫情带来的严峻挑战，帮助他们提升疫情防控能力和水平是全球抗疫的重中之重。中国呼吁，联合国、世界卫生组织、国际货币基金组织、世界银行等多边机构向非洲国家提供必要的紧急援助；发达国家向发展中国家特别是非洲国家提供更多物资、技术、人力支持，在全球抗疫中担负更多责任、发挥更大作用。中国积极参与并落实二十国集团缓债倡议，已宣布 77 个有关发展中国家暂停债务偿还。在向 50 多个非洲国家和非盟交付医疗援助物资、派出 7 个医疗专家组的基础上，中国将进一步加大援非抗疫力度，继续向非洲国家提供力所能及的支持，援助急需医疗物资，开展医疗技术合作，派遣更多医疗专家组和工作组，帮助非洲国家提升疫情防控能力和水平。中国将向联合国人道应对计划提供支持。

坚决反对污名化和疫情政治化。面对新冠病毒对人类生命安全和健康的严重威胁，当务之急是团结合作、战胜疫情。人类的共同敌人是病毒，而不是某个国家、某个种族。中国呼吁国际社会更加团结起来，摒弃偏见和傲慢，抵制自私自利、"甩锅"推责，反对污名化和疫情政治化，让团结、合作、担当、作为的精神引领全世界人民取得全球抗疫胜利。中国是病毒受害国，也是全球抗疫贡献国，应该得到公正对待而不是责难。

中国在疫情初期就向国际社会发出清晰而明确的信息，个别国家无视这些信息耽误疫情应对和拯救生命，却反称被中国"延误"，真是"欲加之罪，何患无辞"。中国始终坚持公开、透明、负责任原则及时向国际社会公布疫情信息，无端指责中国隐瞒疫情信息和死亡病例数据，是对 14 亿中国人民、对被病毒夺去生命的逝者、对数百万中国医护人员的极不尊重，中国对此坚决反对。新冠病毒是人类未知的新病毒，病毒溯源是科学问题，需要科学家和医学专家进行研究，基于事实和证据得出科学结论。通过转嫁责任掩盖自身问题，既不负责任也不道德，中国绝不接受任何滥诉和索赔要求。面对疫情在全球传播蔓延，中国向国际社会提供力所能及的援助，源于中国人民的古道热肠，源于对其他国家人民遭受疫情苦难的感同身受，源于面对灾难同舟共济的人道主义精神，源于大国的责任和担当，绝非输出中国模式，更不是为谋求所谓地缘政治利益。

健全完善惠及全人类、高效可持续的全球公共卫生体系。人类发展史也是同病毒的斗争史。当前，全球公共卫生治理存在诸多短板，全球传染病联防联控机制远未形成，国际公共卫生资源十分匮乏，逆全球化兴起使得全球公共卫生体系更加脆弱。人类终将战胜疫情，但重大公共卫生突发事件对人类来说不会是最后一次。中国呼吁，各国以此次疫情为鉴，反思教训，化危为机，以卓越的政治远见和高度负责的精神，坚持生命至上、全球一体、平等尊重、合作互助，建立健全全球公共卫生安全长效融资机制、威胁监测预警与联合响应机制、资源储备和资源配置体系等合作机制，建设惠及全人类、高效可持续的全球公共卫生体系，筑牢保障全人类生命安全和健康的坚固防线，构建人类卫生健康共同体。中国支持在全球疫情得到控制之后，坚持客观公正原则和科学专业态度，全面评估全球应对疫情工作，总结经验，弥补不足。中国主张，为人类发展计、为子孙后代谋，各国应立即行动起来，采取断然措施，最大限度消除病毒对人类的现实和潜在威胁。中国作为负责任大国，始终秉持人类命运共同体理念，积极推进和参与卫生健康领域国际合作，认真落实习近平主席在第 73 届世界卫生大会视频会议开幕式上提出的 6 点建议和 5 项举措，为维护地区和世界公共卫生安全，推动构建人类卫生健康共同体做出更大贡献。

结束语

中华民族历经磨难，但从未被压垮过，而是愈挫愈勇，不断在磨难中成长、从磨难中奋起。面对疫情，中国人民万众一心、众志成城，取得了抗击疫情重大战略成果。中国始终同各国紧紧站在一起，休戚与共，并肩战斗。

当前，新冠病毒仍在全球传播蔓延，国际社会将会面对更加严峻的困难和挑战。全球疫情防控战，已经成为维护全球公共卫生安全之战、维护人类健康福祉之战、维护世界繁荣发展之战、维护国际道义良知之战，事关人类前途命运。人类唯有战而胜之，别无他路。国际社会要坚定信心，团结合作。团结就是力量，胜利一定属于全人类！

　　新冠肺炎疫情深刻影响人类发展进程，但人们对美好生活的向往和追求没有改变，和平发展、合作共赢的历史车轮依然滚滚向前。阳光总在风雨后。全世界人民心怀希望和梦想，秉持人类命运共同体理念，目标一致、团结前行，就一定能够战胜各种困难和挑战，建设更加繁荣美好的世界。

附 录 4

深入贯彻习近平总书记重要指示精神 全面 加强疫情防控第一线工作指导督导

内容来源：求是网 2020 年 4 月 1 日

作者：孙春兰（中共中央政治局委员、国务院副总理、中央指导组组长）

新冠肺炎疫情发生后，以习近平同志为核心的党中央高度重视。习近平总书记亲自领导、亲自指挥、亲自部署，领导全党全军全国各族人民打响了新冠肺炎疫情防控的人民战争、总体战、阻击战。习近平总书记多次主持召开中央政治局常委会会议、中央政治局会议和中央全面深化改革委员会、中央全面依法治国委员会等会议，决定成立中央应对疫情工作领导小组，向湖北等疫情严重地区派出中央指导组，全面加强对疫情防控工作的集中统一领导。习近平总书记发表一系列重要讲话，做出一系列重要指示，因时因势制订防控策略，及时果断作出重大决策，特别是对湖北省、武汉市疫情防控工作，习近平总书记每次会议都做出全面系统部署，每天都有重要指示，对每个突出问题、每个关键节点都提出明确具体要求。习近平总书记大年初一主持召开中央政治局常委会会议做出重大部署，2月10日视频连线听取中央指导组工作汇报，在北京就医疗救治、防疫科研攻关等进行考察，3月10日亲临武汉一线视察指导，为疫情防控提供了根本遵循和科学指引。

我们把深入贯彻习近平总书记重要讲话和重要指示精神作为首要政治任务，落实中央应对疫情工作领导小组部署，认真履行指导督导职责，与湖北省、武汉市干部群众一道，按照"坚定信心、同舟共济、科学防治、精准施策"的总要求，始终以争分夺秒的战时状态加强防控一线工作，突出"三个重点"，源头防控、患者救治、物资保障；抓好"三个统筹"，统筹武汉与全省，统筹疫情、舆情、社情，统筹疫情防控与经济社会发展，有力控制了疫情流行，守住了第一道防线。

一、坚持"四早"的防控原则

1月底，武汉市疫情已出现广泛的社区传播，医疗资源严重挤兑，大量感染者往返于医院和社区，形势非常严峻。落实"四早"要求，加强源头防控，成为最迫切的任务。我们坚决贯彻习近平总书记"应收尽收、刻不容缓"的重要指示，一手抓社区拉网排查，一手抓扩床收治患者，筛查出"四类人员"1.8万名，扩容床位近 11 万张，实现了从居家隔离到集中收治、"人等床"到"床等人"的转变，扭转了疫情防控的被动局面。

针对武汉市疫情 80% 以上是社区传播问题，我们抵达武汉当晚就研究源头治理，推动加强社区防控。2 月 3 日到武汉市指挥部部署社区"四类人员"分类集中管理，持续打了三场"攻坚战"。第一场是"拉网排查"，2 月 6 日推动武汉市召开社区排查电视电话会议进行部署，不落一户、不漏一人。全市 421 万户中，共排查出确诊和疑似患者 6326 人。第二场是"集中收治"，从全国调集 167 辆负压救护车，抽调医务人员、社区干部和公安干警等组成转运队，边排查、边收治、边清零，24 小时昼夜奋战，2 月 16 日新增病例收治实现日清日结。第三场是"清底排查"，针对前期排查存在盲点、仍有病患滞留家中的情况，2 月 17 日再次发起为期三天的清底大排查，发现居家确诊患者 1275 人、疑似患者 1436 人、密切接触者 9105 人。2 月 12 日至 19 日，共安排转运收治确诊患者 23131 人，做到了存量清零。三场"攻坚战"期间，我们每天坐镇武汉市指挥部，现场调度、全程督战，及时解决问题。

针对床位严重不足问题，我们推动武汉市把扩容床位与社区排查同步研究部署、同步快速推进。新建一批方舱医院。从全国调集 22 支国家紧急医学救援队，29 小时建成 3 家方舱医院，之后又陆续新建 13 家方舱医院，开放床位 1.4 万张。改扩建一批定点医院。加快推进火神山、雷神山医院建设，改造同济、协和、省人民医院等综合医院，使定点医院从35家增加到86家。征用调用一批隔离点。把530多个宾馆、培训中心和疗养机构改造为隔离点，安置密切接触者、疑似患者。由此，建立了定点医院、方舱医院、隔离点梯次布局的应急防治网络。

二、坚持把人民群众生命安全和身体健康放在第一位

1月底，武汉市累计报告的确诊和疑似患者已经超过1万例，治愈率只有14%。我们认真贯彻习近平总书记"把医疗救治工作摆在第一位"的重要指示，从一开始就把救治作为重中之重，中央指导组先后35次就医疗救治进行专题研究，23次到定点医院和方舱医院实地考察，听取一线专家和医务人员意见建议162人次，提出注重关口前移、统筹重症轻症、科学精准施治的总体思路，重点抓了"五个优化"，截至3月28日，武汉市累计治愈患者45418例，治愈率超过92%。

优化诊疗方案。推动临床救治科研攻关，边治疗、边研究、边总结，不断完善救治标准。加强治愈患者和死亡病例大数据分析，开展病理解剖研究，总结推广救治经验。组织专家加大药物筛选攻关力度，推出一批临床有效药物。先后制订2版轻型管理规范、3版重型危重型病例诊疗方案，推出第五、六、七版全国新冠肺炎诊疗方案。目前，第七版诊疗方案已被多个国家借鉴和采用。

优化医疗管理。针对轻型和重型患者混治的问题，实行关

口前移、分类救治，轻型患者集中到方舱医院，重型患者集中到定点医院。随后又根据空床位增多情况，及时将轻型患者转到定点医院、重型患者转到高水平定点医院。及时组织开展对新修订诊疗方案培训，定期组织院士专家团队赴定点医院开展巡诊巡查，规范诊疗流程，促进医疗救治规范化同质化。加强院内感染控制，省内医务人员感染大幅下降，援鄂医务人员零感染。

优化治疗技术。专门制订方舱医院救治标准，明确抗病毒、吸氧、中医中药等综合治疗措施，对轻型患者早诊早治，防止轻型转重型。针对超过 80% 的重型患者合并严重基础性疾病情况，实行"一人一案"治疗重型患者，推动建立感染、呼吸、重症、心脏、肾脏等多学科会诊制度，组建护肝、护心、护肾和插管小分队。制订重型、危重型患者护理规范，推出高流量吸氧、无创和有创机械通气、俯卧位通气等护理措施，完善生命体征监测、病情观察、营养支持等标准。

优化资源配置。从全国抽调重症、呼吸、麻醉、感染、监护等医务力量，组建急救转运等专业团队，充实到定点医院和方舱医院。统筹国家医疗队和各地援鄂医疗队力量，以省包院、以院包科、整建制接管重型病区，及时增配人工膜肺、呼吸机等，改造供氧管道，提升救治能力。

优化中医药服务。推动中医药全程深度介入治疗，筛选出"三药三方"，形成覆盖预防、治疗和康复全过程诊疗方案。指定湖北省 42 家中医院作为定点医院，中医医疗队整建制接管 8 个重型病区和江夏方舱医院，其他方舱医院都派驻 4 ~ 8 名中医专家。督促各定点医院把中医药纳入使用范围，对轻型患者，中医药早介入早使用；对重型和危重型患者，中医医师全程参与救治方案制订、病例讨论和查房；对医学观察的发热患者和密切接触者，主动送药上门；对出院患者，实施中医康复方案。湖北省中医药使用率、临床治疗总有效率都超过 90%。

三、坚持集中力量办大事的制度优势

习近平总书记强调，湖北省、武汉市是全国疫情防控的主战场，要举全国之力予以支援。各级党委和政府迅速响应习近平总书记和党中央号召，在中央应对疫情工作领导小组、国务院联防联控机制协调下，迅速组织、竭尽所能，火线驰援湖北省、武汉市。

30 个省区市和新疆生产建设兵团、军队等调派 340 多支医疗队、42000 多名医务人员支援湖北省、武汉市，各医疗队从接收指令到组建 2 小时完成，24 小时内抵达。人民解放军尽锐出战，全面接管火神山医院。很多地方把重症、呼吸、感染等专业的精锐力量派到湖北省，党委和政府主要负责同志亲自为每批医疗队送行。各地医疗队自带 7 天防护物资，迅速进入战斗岗位，承担急难险重的救治任务。广大医务人员不惧风险、义无反顾，发挥了火线上的中流砥柱作用，展示了精湛的医术和良好的风貌，习近平总书记称赞是最大功臣、"新时代最可

爱的人"。

打疫情防控阻击战，也是打后勤保障战。疫情暴发初期，防护服、N95 口罩等严重短缺。1 月 29 日，我们赶赴有关企业部署迅速复工扩产，并要求通过省内挖潜、国家调拨、国际采购等渠道，保障一线抗疫需要。经过努力，医用防护服日调度供应量从 1 月 27 日前的日均 2.1 万件，增加到峰值 2 月 29 日的 27 万件；N95 口罩日调度供应量从 1 月 27 日前的日均 7.2 万只，增加到峰值 3 月 1 日的 56.2 万只，做到了医疗物资动态保 3 天、救治药品标配 10 天、医疗设备按标准应配尽配、成品粮油储备 30 天。

这种抗击疫情的效率，得益于我国改革开放 40 多年积累的综合国力、经济实力、科技实力、医疗实力，充分展现了党的领导和我国社会主义制度强大的政治优势和制度优势。《柳叶刀》评价，除了中国，没有任何一个国家可以用这样速度动员各种资源，速度之快、规模之大，世所罕见。

四、坚持果断和灵活的动态管理方针

新冠肺炎是一种新发传染病，疫情防控有很大的不确定性，必须在关键时候采取断然措施。习近平总书记要求各级党政干部要主动担当、积极作为、敢打头阵，采取更果断的措施抓好防控工作。我们发挥前方优势，一切服从战"疫"需要，因时因势调整应对举措。针对核酸检测慢导致诊断难、收治难的问题，连续召开 3 次会议专题研究，提高检测能力，优化检测流程，检测周期从 2 天左右缩短到 4 ～ 6 小时，日检测量由 300 人份提升到 2 万人份以上。

五、坚持稳定武汉、统筹全省的防控策略

"武汉是决胜之地的主战场，其他市州也是决胜之地的重要战场"。我们按照习近平总书记重要指示，紧抓武汉、统筹全省，督促湖北省在加强武汉疫情防控工作的同时，加强各市州及县乡防疫工作。要求湖北省召开全省各市州领导干部视频会议，进一步压实责任。针对黄冈、孝感等地病例激增的情况，建议湖北省分兵把控，落实责任，严防死守。深入孝感、黄冈、随州、鄂州等疫情较重市州，就医疗救治和疫情防控措施落实情况进行检查督导。协调落实 19 个省份以"省包市"的方式对口支援16 个市州，召开视频会议部署武汉以外其他市州医疗救治工作，将市州的重型患者统一纳入武汉市个案管理。同时，把武汉市社区排查、方舱医院建设、医疗救治等有效做法及时推广到其他市州，扩大疫情防控成效。经过各方努力，3 月 5 日以后，16 个市州全部实现新增确诊病例零增长。

六、坚持疫情、舆情、社情一体推进

疫情防控不是单纯的医疗卫生问题，与舆情、社情容易相互影响，处理不好，就会使防控工作更加复杂。我们精心组织宣传报道活动，召开现场新闻发布会，组织中央和地方媒体445 名记者驰援湖北武汉，深入宣传习近平总书记重要指示精神，大力宣传党中央、国务院的重大决策部署和对湖北省、武

汉市的关心重视，积极宣传抗疫前线医务工作者、公安民警、下沉干部、社区工作者、志愿者的感人事迹，采编稿件4万多条，报道1000多个典型。我们对媒体记者反映的2万多条问题线索，及时批转湖北省、武汉市，要求迅速核实解决，充分发挥媒体监督的作用。

我们深入生产企业，推动湖北省、武汉市逐步复工复产，其他市州稳妥有序解除管控。对输送返岗就业、长期滞留在鄂在汉人员返乡等工作，要求湖北省按照党中央、国务院的部署，及早谋划，做好政策准备和工作预案，同有关省份主动做好"点对点、一站式"对接，精准做好援企、稳岗等工作，打通公路等物流通道，帮助企业尽快迈入正常轨道。同时，督促企业落实防控主体责任，完善应急预案，切实做到防疫、生产两不误。及时采取有力措施，对全省定点医院、隔离观察点及医务人员驻地做到安保全覆盖，维护医疗秩序。目前，湖北省、武汉市社会治安大局总体平稳，有效警情同比分别下降44%、46%。

七、坚持群防群控的人民战争

疫情防控没有旁观者，是一场人民战争，必须紧紧依靠人民群众。我们通过普及疫情防控知识，发布公众防护指南，充分调动干部群众敢于参与、自觉参与疫情防控，无论是社区排查、转运收治、健康监测管理、消毒消杀和环境卫生整治，还是开展爱国卫生运动和无疫社区创建，广大社区干部和工作者、下沉干部、群团组织、社会组织、志愿者都参与其中，构筑了专群结合、群防群治的坚固防线。湖北人民、武汉人民识大体、顾大局，自觉服从疫情防控大局，积极主动投身疫情防控斗争，付出了巨大牺牲，做出了重大贡献，不愧为英雄的人民。

在这场人民战争中，党旗始终在抗疫一线高高飘扬。湖北省机关企事业单位 58 万名党员干部迅速集结社区（村），积极参与入户调查、体温检测、转运患者等工作，自觉接受政治考验和党性锻炼。方舱医院成立临时党委、党总支，把支部建到"连"上，成为方舱的稳定之"锚"。每个援鄂医疗队都建立临时党组织，很多骨干火线入党。习近平总书记给北京大学援鄂医疗队 90 后党员回信，称赞新时代的中国青年是好样的，是堪当大任的。广大党员始终战斗在抗疫的最要处、最难处、最险处，当先锋、作表率，发挥了稳定人心、凝聚力量的模范作用。

八、坚持用中国办法破解防控难题

新冠肺炎是新发传染病，没有现成的、普遍适用的防控经验和办法，这是世界各国都面临的共同挑战。在应对疫情过程中，我们注重从我国国情和一线的实际出发，遵循传染病防控的规律，针对新冠肺炎的流行特点，边探索边总结边完善，努力在控制疫情、救治患者等方面探索出具有中国特色的有效办法。为了解决短时间内大规模收治患者的难题，把方舱医院从野外搬到城市，赋予和拓展了现代医院功能，迅速扩充医疗资源，在源头防控和医疗救治两个方面都发挥了不可替代的作用，探索了方舱抗疫新模式，已被多个国家借鉴应用。

　　中医药是这次疫情防控的一大特色和亮点。在没有特效药和疫苗的情况下，注重发挥中医药治未病、辨证施治、多靶点干预的独特优势，首次大范围有组织实施早期干预，首次全面管理一个医院，首次整建制接管病区，首次中西医全程联合巡诊和查房，首次在重型、危重型患者救治中深度介入，探索形成了以中医药为特色、中西医结合救治患者的系统方案，成为中医药传承创新的一次生动实践。国际社会高度评价，"中西医结合的方式是抗击疫情的重要方案，正为全球抗疫做出贡献"。

九、坚持以督导检查推动工作落实

　　我们认真贯彻习近平总书记提出既要进行指导也要加强督查的要求，强化督查约谈的"利剑"作用，推动抗疫作战计划全面落实。针对疫情底数不清、收治缓慢、管控不力等问题，多次明察暗访，及时约谈武汉市和疫情重点区以及湖北省、武汉市有关部门的负责同志，督查曝光有关市州不作为的反面典型。密切关注群众通过国务院"互联网＋督查"平台和媒体反映的线索，及时组织专人核查，推动湖北省、武汉市迅速解决问题，举一反三改进工作。

　　经过两个多月的艰苦奋战，湖北省、武汉市疫情防控形势持续向好，取得了重大阶段性成果。这些成绩的取得，根本在于以习近平同志为核心的党中央坚强领导。习近平总书记高瞻远瞩的战略决策、大国领袖的责任担当、不负人民的真挚情怀，为全党全军全国各族人民坚定信心、抗击疫情立起了主心骨，赢得国际社会的广泛赞誉和敬佩。各地各部门联防联控、全力以赴，党政军民学万众一心、众志成城，湖北省各级党委和政府认真贯彻党中央、国务院决策部署，广大干部群众表现了不畏风险、共克时艰的家国情怀。我们深切体会到，党的十八大以来，党中央的权威和集中统一领导保证了全党步调统一、行动一致，广大干部群众自觉践行"四个意识""四个自信""两个维护"，凝聚了新时代伟大的民族精神，创造了中国方法，展示了中国力量，充分彰显了中国共产党的政治优势、中国特色社会主义的制度优势。

我们将在以习近平同志为核心的党中央坚强领导下，落实中央应对疫情工作领导小组部署，慎终如始加强防控工作，夺取湖北保卫战、武汉保卫战的全面胜利，不辜负习近平总书记和党中央的重托，不辜负全国人民的期盼。

附 录 5

国新办发布会实录：中医药是人类抗疫的重要武器，愿与各国分享并提供支援

内容来源：国务院新闻办公室官网

国务院新闻办公室于 2020 年 3 月 23 日（星期一）下午 4 时在湖北武汉举行新闻发布会，请中央指导组成员、卫生健康委党组成员、中医药局党组书记余艳红，中国工程院院士、天津中医药大学校长张伯礼，中国工程院院士、中国中医科学院院长黄璐琦，北京中医医院院长刘清泉，东南大学附属中大医院副院长邱海波介绍中医药防治新冠肺炎的重要作用及有效药物，并答记者问。

余艳红介绍相关工作情况。

各位记者朋友，大家下午好！这是我第三次来到国新办在湖北举行的新闻发布会（图 5-1），前两次发布会中，我已经

对中医药所做的工作、发挥的作用做了一些介绍，我要感谢记者朋友们，就相关内容的报道，你们的认可与肯定是对我们继续做好相关工作的巨大鼓励。

图 5-1　新闻发布会（图片来源：国新网）

随着疫情发展不同阶段的到来，特别是当前疫情进入了全球性的大流行期，中医药在中国的经验能为世界分享什么？很多媒体朋友非常关注。

记者朋友们，在新冠肺炎疫情构成全球性威胁的时候，今天我和几位专家来到这里，期待通过更多的对话与交流，与大家分享中医药参与疫情防控和救治的有关情况。

习近平总书记高度重视新冠肺炎疫情防控工作,亲自领导、亲自指挥、亲自部署这场斗争，多次强调要坚持中西医结合、中医药并用。在以习近平同志为核心的党中央领导下，贯彻中央应对疫情工作领导小组的部署，按照李克强总理和王沪宁同志的要求，以孙春兰副总理为组长的中央指导组，强力推动中医药全面介入、深度参与新冠肺炎救治工作。在这次疫情防控中，中医药主要开展了以下几个方面的工作：

第一，调集精锐力量。从全国调来 4900 余名中医药人员驰援湖北，约占援鄂医护人员总数的 13%，其中有院士 3 人，数百名专家。这次中医药援助队伍规模之大、力量之强，是前所未有的。

第二，分类开展救治。轻型治疗和恢复期治疗中医药早期介入，重型、危重型实行中西医结合，制订了相应的治疗规范和技术方案。在武汉疫情暴发早期，许多疑似患者在隔离点等待确诊，我们及时给予中药汤剂或中成药，有效缓解了病情发展，缓解了医疗资源紧张的压力。

第三，筛选有效方药，推动科技攻关。对已经纳入第五、第六、第七版诊疗方案的中成药和方剂，我们进行了临床疗效的同步观察，目前已筛选出金花清感颗粒、连花清瘟胶囊、血必净注射液和清肺排毒汤、化湿败毒方、宣肺败毒方等有明显疗效的"三药三方"。

社会各界认为，中医药发挥了重要作用，成了这次疫情防控的一大亮点。我这里有一组数据，全国新冠肺炎确诊病例中，有 74187 人使用了中医药，占 91.5%，其中湖北省有 61449 人使用了中医药，占 90.6%。临床疗效观察显示，中医药总有效率达到了 90% 以上。中医药能够有效缓解症状，能够减少轻型、普通型向重型发展，能够提高治愈率、降低病死率，能够促进恢复期人群机体康复。此次新冠肺炎疫情防控中，中医药人第一时间上场，仁心仁术，大医精诚，凝聚了前行动力，彰显了特色优势，贡献了重要力量。

记者朋友们，中医药学是中国古代科学的瑰宝，是融预防、治疗、康复为一体的整体医学，历史源远流长，家喻户晓，遇到重大疫病事件，都会从中寻找解决办法。孙思邈的《千金方》、张仲景的《伤寒杂病论》、吴又可的《温疫论》、吴鞠通的《温病条辨》等经典著作，系统地总结了中医药防治传染病的基础理论、临床实践、方剂药物和技术方法，凝结了古人对疫病防治规律不断探索、思考、总结的智慧。屠呦呦研究员从葛洪的《肘后备急方》中汲取灵感，发现了青蒿素，挽救了全球数百万人的生命，并因此获得诺贝尔生理学或医学奖。

中医药治疗病毒性传染病也有良好效果。近年来，病毒性呼吸道传染病频发流行，中医药在治疗 SARS、甲型 H1N1 流感等疾病方面也取得明显成效，为应对新发突发传染病积累了丰富的经验。研究证实，中药的整体调节，能够增强人体免疫力，同时还有抑制和杀灭病毒的作用。

记者朋友们，此次新冠肺炎疫情在早期没有特效药、没有疫苗的情况下，总结中医药治疗病毒性传染病规律和经验，深入发掘古代经典名方，结合临床实践，形成了中医药和中西医结合治疗新冠肺炎的诊疗方案，成为中国方案的重要特色和优势，筛选了以"三药三方"为代表的一批有效方药。这次的实践再次充分证明，中医药学这个老祖宗留下来的宝贵财富屡经考验，历久弥新，值得珍惜，它依然好使、管用，并且经济易行。

疫情没有国界，病毒是人类共同的敌人，我们所积累的这些宝贵的经验、有效的治疗方法，愿意拿出来供各国借鉴。正如世界卫生组织总干事谭德塞先生说的，中国疫情局势实现逆转，中国的抗疫措施经过实践取得明显成效，值得借鉴。在这里，借各位媒体朋友们的平台，我们想说，中国的中医药界愿与国际社会进一步加强合作交流，分享防疫和救治经验，向有需要的国家和地区提供有效中成药、专家咨询和力所能及的援助。谢谢大家。

中国国际电视台（CGTN）记者：在武汉抗击疫情过程中，中医药治疗得到了广泛有效的应用。请问张伯礼院士，您在武汉 50 多天的治疗实践中，有哪些重要心得可以向国际同行分享？谢谢。

张伯礼：谢谢您的提问。我是 1 月 27 日到的武汉，到现在将近两个月了。我刚来到武汉的情况，疫情很严重，医院爆满，发热门诊几百个人排队，排队几个小时看不上病。特别是看病的、陪诊的都混杂在一起，让人担心。到现在，经过两个月，武汉现在的情况是怎么样呢？现在在院的患者从 6 万多降到了 5000 左右，重型患者从 1.2 万减到了 1800 左右，特别是连续 5 天实现了三个 0，所以这个形势向好。正如意大利诗人但丁所说："冲破黑暗夜，再见满天星。"

但是最近看到欧美的疫情，我也非常忧虑，感同身受，所以非常愿意把我们的一些心得跟国际同行进行交流。面对武汉疫情混乱的局面，中央指导组果断决策，集中隔离、分类管理，把发热的、留观的、疑似的、密接的患者坚决隔离开。武汉市基层的社区组织和市民非常给力，用了几天的时间基本上把患者隔离开了。但是只隔离不给药，这只是成功的一半，没有有效的药物，没有疫苗，但是我们有中药，所以我们就给患者发放中药汤剂和中成药。开始不太顺利，武汉 13 个区，我们第一天只发放了 3000 多。两三天之后，大家看到中药的疗效了，热也退了，咳嗽也减了，就主动要药喝，发放的达到了一万多袋药，以后越来越多，一共发了 60 多万人份的药物。取得的效果是什么呢？抑制了疫情的蔓延，我有一组数据可以证明。2 月初到 2 月中旬，从刚才说的这"四类人员"当中诊断出确诊的新冠肺炎患者的比例是 80% 多，到了中旬就降到了 30%，到 2 月底的时候就降到了个位数，所以我们说集中隔离，普遍服中药，阻止了疫情的蔓延，是我们取胜的基础。

第二个经验，中央决定应收尽收、应治尽治，但没有那么多床位，这时候中央指导组的决策是分类管理、科学施治，重型的在定点医院救治，轻型的在方舱医院治疗，并且出台了轻型、普通型救治的管理规范。但是方舱医院不同于一般医院，成百上千人集中在一个大厅里，管理就是个大问题。在这种情况下，我和刘清泉教授共同向指挥部提出来，中医进方舱，同时我们建立了中医的方舱医院，就是江夏方舱医院。在这个医院里，我们把服务放在第一位，治疗放在第二位。怎么服务呢？因为方舱太大了，里面的温度比较低，所以我们保证热病床、热水、热饭，还有热情的服务，同时关心患者，多跟他交流，还给他过生日，组织他们做锻炼，还评选"三好舱友"，加上热情的治疗，所以我们医患关系非常融洽，几天以后，大家就感到方舱不像医院，像个大社区、大家庭，这也有利于患者的治疗。

我们方舱里面都是轻型的和普通型患者，按照世界卫生组织的报告，新冠肺炎一般重型占比 13%，危重型占比 7% 左右。所以我们说，我们在方舱治疗，轻型不转为重型就是我们的目标。所以我们采取了中医药为主的中西医综合治疗，除了给汤剂或者口服的中成药以外，还有按摩、刮痧、贴敷这些综合治疗。治疗的效果怎么样呢？拿江夏方舱来说，我们方舱 564 个患者，没有一例转为重型的。我们取得经验以后，向别的方舱也推广了，一万多个患者普遍使用了中药，各个方舱的转重率基本上就是 2% 到 5%。应该说，在方舱中医综合治疗，显著降低了由轻型转为重型的比例，是我们取得胜利的关键。

我们还有一个经验，就是重型救治是重中之重，对于重型患者，我们还是强调西医为主，中医配合，中西医结合。但是中医配合有的时候是四两拨千斤，我们中医在金银潭医院、在湖北省中西医结合医院、在雷神山医院，都参加重型救治，都取得了非常好的效果。我们的经验是中药注射剂要大胆使用、早点使用。像生脉注射液、参麦注射液，对稳定患者的血氧饱和度、提高氧合水平具有作用。像痰热清注射液、热毒宁注射液，和抗生素具有协同作用，血必净（注射液）对抑制"细胞因子风暴"控制病情进展有一定的效果，重型救治、中西结合、降低病死率是我们取胜的核心。

最后一点，患者病毒转阴了，出院了，进入隔离点进行康复，在康复阶段，有时候乏力、咳嗽，还有时精神不太好，肺部的炎症还没有完全吸收，同时免疫功能也没有完全修复。这种情况下，我们采用中西医结合办法，做一些呼吸锻炼，同时配合中医药针灸、按摩等综合疗法，可以改善症状，促进肺部炎症吸收，对脏器损伤的保护、对免疫功能的修复都有积极作用。所以我们说，恢复期的康复，中西医结合，各自发挥优势，我们力争圆满收官。

如果说中医早期介入、全程参与在新冠肺炎疫情治疗过程当中取得重要作用，新冠（肺炎）的病程就像一条抛物线，我们中医药在两端有比较好的作用，我们虽然没有特效药，但是中医有有效方案。中西医结合救治，是我们中国方案中的亮点，现在世界上疫情较严重，疫情也不分国界，而中医大爱无疆。以上几点经验我们非常愿意和同道们进行分享，谢谢大家。

路透社记者：国家卫健委高级别专家组成员杜斌在上周吹

风会上说，希望中医使用西药的评估方法来证明中医治疗新冠病毒中的有效性，中国政府建议针对新冠病毒的中医治疗方法有哪些？有什么证据证明它们有效？谢谢。

邱海波：杜斌教授跟我是同事，我们也是同样一起在看重型和危重型患者，也经常会讨论诊断和治疗的问题，以及中西医结合的治疗问题。

我自己是个西医，是个 ICU 医生，对于如何评价中药的疗效问题，其实我们现在越来越多的在采用国际上公认的循证医学的方法来进行评价。今天我们也可以看到，越来越多的中药、中成药、中药注射剂正在使用国际上公认的随机对照研究的方法来对其疗效进行评估。大家已经知道的，王辰院士、高润霖牵头采用的严格的随机对照研究，分别评价了中成药金花清感胶囊以及芪苈强心胶囊，分别对甲型 H1N1 流感和慢性心力衰竭的治疗，分别有 410 到 526 例的样本量，而且采用了随机对照的方法，观察到在标准治疗或者在常规治疗的基础上，加了这些中成药之后，与常规治疗进行比较，我们可以看到，中药的金花清感胶囊能够明显缩短流感患者发热时间，而芪苈强心胶囊能够明显改善慢性心力衰竭患者的心脏功能，而且这些研究也在国际上得到了发表。

另外，在这里特别强调的是中药注射剂的血必净（注射液），因为包括今天在座的几位院士和教授们也在做一些临床研究，也都是用的国际公认的循证医学的方法进行研究的。对中药的疗效评价问题,其实我们知道,传统的中医非常强调辨证论治的,是强调个体化的,但是我们现在同时也认识到,我们越来越多地在用国际公认的循证医学的方法来评价其疗效。

中医药在这次新冠肺炎救治中尤其是重型和危重型患者的救治中,其实是比较早就加入了。从目前临床的观察来看,对重型和危重型患者的治疗有几个方面:一是降低了轻型和普通型患者向重型的转化,二是降低了重型向危重型的转化,三是重型和危重型患者的治疗,四是重型和危重型患者的康复。在这几个方面,中医药都发挥了非常重要的作用。应该说,中医药在普通型和重型的转化过程中已经看到了疗效,在重型患者的治疗中发挥了一定的作用,在康复治疗中有非常重要的作用。

其实,中医和西医在治疗模式上是有明显不同的,从西医来看,多数的化学药物都是单靶点的,而中医和中药更多是多靶点的。也就是说,中药更多的像个团队在作战,这个治疗模式,中西医是有不同的。但是对于疾病来讲,疾病的发生发展过程,也有很多点可以干预的。就像这次新冠肺炎而言,病毒导致了炎症、免疫的失调,进一步导致了器官功能的损害,如肺、心等器官的损害,也就是说病毒、炎症、免疫力异常导致的器官损害都是靶点,西药是化学药物,往往是针对某一个靶点进行治疗的,而中药在这里可能是多靶点的治疗,比如说对病毒的复制、对炎症和免疫的调节以及对之后的器官损伤、凝血等这些方面可能有影响。这里我就以血必净注射液为例,血必净注射液是这几年研究得比较清楚的一个中药注射剂，它的化学成分经过中国科学院上海药物研究所的研究，至少有 6 种有效成分是被证明的。而且，在体外实验中也证明了，血必净注射液实际上对新冠病毒的复制是有抑制作用的。而在相关的动物实验研究里，也注意到，血必净注射液对"细胞因子风暴"也就是我们说的炎症反应以及对凝血功能的障碍是具有遏制作用的。因此，这次我们选择中药注射剂来治疗重型和危重型患者，在前期临床研究中证明了血必净（注射液）对重型肺炎是有一定疗效的。我们知道，新冠肺炎是没有特效药物的，那么是不是这样的药物会对新冠肺炎有治疗作用呢？我们首先看到，它在之前的重型肺炎的治疗，以及在脓毒症的治疗中已经取得了大家公认的成效。比如说复旦大学白春学教授的研究，包括 33 家医院完成的"血必净与安慰剂治疗重型肺炎疗效"的随机对照试验的研究结果显示，血必净（注射液）联合常规治疗以后，可以明显降低重型肺炎患者的 28 天的病死率，能够下降 8.8%，而且能够明显使得肺炎渗出吸收更快，器械通气的时间缩短，住院的时间也能缩短。而我们在刚刚揭盲的脓毒症的研究方面，也证明血必净注射液可以降低脓毒症的病死率。正是因为在早期的重型肺炎的研究以及脓毒症的研究中看到了血必净（注射液）的疗效，所以在这次新冠肺炎的重型和危重型患者治疗中，我们也在观察它是不是有疗效的。我们注意到，作为多靶点的治疗药物，血必净（注射液）用于新冠肺炎重型和危重型治疗，有 32 家医院参与的 156 例重型、危重型患者的研究显示，基础治疗加上血必净注射液以后的有效率是比较高的，当然它需要研究完成以后有个确切的结果。至少从现在来看，在新冠肺炎治疗，尤其是重型和危重型患者治疗中，血必净注射液有可能是个非常重要的治疗药物。

当然，安全性方面大家也非常关心，其实我们在血必净（注射液）上市后的安全性研究里也注意到，血必净注射液的副作用大概不会高于临床使用的 1%，所以基本是安全的。我相信，中医药作为新冠肺炎治疗的多靶点治疗手段，与目前的传统治疗相结合，一定能够挽救更多的重型和危重型患者的生命。谢谢。

新华社记者：根据目前的研究成果，对新冠肺炎有效的中药有哪些？疗效如何认定的？谢谢。

张伯礼：谢谢您的提问。手里有药心里不慌，每次在一个大疫过后，都会出现好药来，所以有一句话，"大疫出良药"，大的疫病以后要出一批好药。这次疫情没有针对新冠病毒的特效药，也没有疫苗，于是我们就跟西医同道一样，注重从老药里筛选有效的药，同时也研制了几个新药新方，也就是刚才我们书记说的"三药三方"。我重点介绍一下金花清感颗粒和连花清瘟胶囊，血必净注射液刚才邱教授已经做了很好的介绍。

金花清感颗粒是在 2009 年甲型 H1N1 流感流行的时候研制的一个治疗流感的新药，已经上市了，这个方子是由《伤寒论》的麻杏石甘汤和《温病条辨》的银翘散两个方子合方组成的。麻杏石甘汤到现在已经有 1800 多年的历史，《温病条辨》也有将近 300 年的历史，所以它们经受了长期历史的考验，是有效的方子。它主要的功效是疏风宣肺、清热解毒，这个方子在研制的过程中王辰院士就做了一个 RCT（随机对照试验）的研究，并且在美国《内科学年鉴》上发表了论文，证明它治疗甲型 H1N1 流感的疗效和磷酸奥司他韦相当，但是副作用更少，价格更低廉。

我们这次在武汉一线也做了一个 102 例的临床对照研究，结果显示，金花清感颗粒治疗新冠肺炎轻型和普通型患者，和对照组相比，转重型的比例下降了 2/3，退热时间缩短了 1.5 天，同时反映免疫功能的白细胞、中性粒细胞计数和淋巴细胞计数有显著改善。结果证明，金花清感颗粒具有确切的疗效，除了可以改善临床症状，特别是可以减少转重率以外，对免疫学指标也有作用。

北京佑安医院也用这个药做了一个 80 例的临床观察，结果表明核酸转阴的时间缩短了 2.5 天，使患者肺炎渗出吸收好转的时间较对照组提前了 2 ~ 3 天，白细胞和淋巴细胞的数值也明显上升。所以这个药是我们治疗新冠肺炎的一个有效药物，在临床上普遍使用。

第二个药是连花清瘟（胶囊），这是吴以岭院士开发的一个方子，也是在治疗"非典"的时候研制的一张处方。它主要的功效也是清瘟解毒、宣肺泄热，治疗轻型和普通型的新冠肺炎患者有确切的疗效，目前已向意大利援助了 10 万盒。我最近听到的消息，意大利要再追加一批 10 万盒支援抗疫。

由钟南山院士、李兰娟院士和我共同指导的一个全国 9 个省市 23 家医院共同参加的 RCT 研究，一共纳入了 284 例新冠肺炎患者。研究结果显示，主要临床症状的消失率、临床症状持续的时间，治疗组均优于对照组，肺部影像学的好转达到了 83.8%，而对照组是 64.1%。临床治愈达到了 78.9%，对照组是 66.2%，治疗组明显优于对照组。在轻型转重的方面，治疗组较对照组降低 50%。

同时，在最近完成的体外实验，也证明连花清瘟（胶囊）对体外的新冠病毒具有抑制作用。这两个药都能治疗，临床怎么区别呢？发热比较轻、头疼重的用金花清感（颗粒）；发热比较重，而大便干的用连花清瘟（胶囊），临床就这么来区别使用就可以。谢谢大家。

美国全国广播公司记者：有报道说，中方向意大利运送了医疗物资，并派出包含中医在内的医疗团队，有许多人认为，中医并不科学，请问您是否担心西方患者还没有准备好接受中医？谢谢。

黄璐琦：谢谢你的提问。我不担心。不担心的原因，来自信心和实践。中医和西医虽属于两个不同的医学体系，对健康、疾病有不同的认识角度，但是它们都会基于临床疗效这一事实。正是基于临床疗效这一事实，刚才我们余艳红书记在她的开场白里已经举了例子，就是我们屠呦呦老师，屠呦呦老师等中国科学家发现了抗疟药青蒿素，被广泛使用，为此屠老师在 2015 年获得了诺贝尔生理学或医学奖。正是基于临床疗效这一事实，现在中医药已传播到 183 个国家和地区。据世界卫生组织统计，103 个会员国认可使用中医针灸。为此，第 72 届世界卫生大会通过了《国际疾病分类第十一次修订本》，首次纳入了起源于中医药的传统医学章节。

刚才我们余书记介绍的"三药三方"，还有海波主任、张伯礼老师介绍的三个药，我想，就基于临床疗效这一事实，跟大家介绍"三方"。

首先第一个方就是清肺排毒方，它来源于麻杏石甘汤、射干麻黄汤还有小柴胡汤、五苓散等，它是一个轻型、普通型、重型、危重型的通用方。

在全国 10 个省（除湖北省以外），66 个定点医疗机构已纳入 1263 名确诊患者，治愈出院的 1214 例，占到 96.12%。57 例重型患者采用中西医结合治疗、服用清肺排毒汤的临床观察中，其中 42 例治愈出院，占到了 73.7%，无一例转为危重型。患者的肺部影像学（表现）对比显示，服用清肺排毒汤两个疗程（6 天）后，53 例（93%）患者的肺部病灶显示不同程度的缩小和吸收。

根据临床研究的数据，清肺排毒汤在阻止轻型、普通型转为重型、危重型方面发挥了积极的作用，阻断了病情的恶化，极大地降低了病死率，减弱了疫情的危害程度。

第二个方是宣肺败毒方，是在麻杏石甘汤、麻杏薏甘汤、葶苈大枣泄肺汤、千金苇茎汤等经典名方的基础上凝练而来。在武汉市中医医院、湖北省中西医结合医院等单位开展的宣肺败毒组（70例）与对照组（50例）的研究对照显示：宣肺败毒方在控制炎症、提高淋巴细胞计数方面具有显著疗效。与对照组相比，淋巴细胞的恢复提高17%，临床治愈率能够提高22%。

河南中医药大学第一附属医院使用该方治疗轻型、普通型患者40例，平均转阴时间为9.66天，无一例转为重型、危重型，CT诊断好转率为85%。

在武汉市中医医院、湖北省中西医结合医院、江夏方舱医院，通过对使用该方治疗的500例患者开展队列研究，结果显示，轻型和普通型患者，发热、咳嗽、乏力等症状明显减轻，CT诊断也显示治疗后显著改善，无一例转重。

最后一张方子是化湿败毒方，这是在国家诊疗方案推荐的方剂的基础上，由中国中医科学院医疗队在金银潭医院结合临床实践优化而成。

分别在金银潭医院、东西湖方舱医院、将军路街卫生院开展了重型、普通型、轻型的临床疗效观察。在金银潭医院临床对照试验入组75例重型患者，CT诊断的肺部炎症以及临床症状改善非常明显，核酸的转阴时间以及住院时间平均缩短了3

天。在将军路街卫生院治疗普通型 124 例，在东西湖方舱医院随机对照观察的轻型、普通型 894 例（中药组 452 例），确证了该方的有效性，我们对服用化湿败毒颗粒患者的肝肾功能进行了跟踪检测，未发现与药物相关的不良反应。在试验方面，通过新型冠状病毒的小鼠模型评价发现该方可以降低肺组织病毒的载量 30%。

为此，3 月 18 号，化湿败毒颗粒已正式获得国家药监局药物临床试验的批件。中药和化药、生物药的研发流程不一样，化湿败毒方源自临床，所以获得临床批件的意义更在于中医对疫病的理论以及临床疗效有了物化的载体，也是把中医的科研数据与临床高级别证据进行了有效转化。

获得临床批件以后，好多国外朋友纷纷问我们要药，我们在给国外朋友赠送药的时候，化湿败毒颗粒被亲切地称为"Q-14"，Q 取英文谐音"cure"，治愈、解药的意思，"14"表示这张方子是由 14 味药组成，由此引申有一句俗语，就是"One for all，all for one"（我为人人，人人为我）。我们愿与各国人民并肩作战，共抗疫情，共享中医药的经验和成果，谢谢。

韩国京乡新闻社记者：据了解，在严重急性呼吸综合征、中东呼吸综合征等当中，中医也被纳入医疗方案，针对新冠肺炎的中医药诊疗方案是否有与"非典"时期不同的地方，如有改变，为何改变？谢谢。

刘清泉：谢谢，刚才余艳红书记、张伯礼老师和黄璐琦院长对您的问题都有了一个不同程度的解答。中医药治疗传染病已经有几千年的历史，在这个过程中，已经形成了比较成熟的科学规律。针对传染病的治疗，主要集中在三种治疗方法，比如清热、化湿和解毒。因为各种传染病的病因不同，这三种治法各有所偏重，在这个过程中，我们中医在几千年历史上产生了非常著名的经典名方，刚才张伯礼院士和黄璐琦院长都有了很好的解释，比如说东汉名医张仲景的麻杏石甘汤和大青龙汤，唐代名医孙思邈的千金苇茎方以及明朝温病大家吴又可的达原饮还有清朝名医吴鞠通的银翘散、正气散等，这样的药我们早期使用能够起到去邪扶正、保护人体正气的作用。我们中药的使用好比能够迅速地动员一个国家的军队保卫体系，迅速驱赶外来的敌人（病毒），防止敌人对国家造成重大的破坏。具体可以打个比方说，化湿的治疗，实际上是提振了军民的士气，就是免疫功能的提升。免疫这两个中文字，是中医特色很浓的一个词语，免疫免疫，是要免除疫病。解毒的办法，就相当于给敌人当头一棒，也就是我可以给病毒打一下，我可以给他一个很好的打击。清热的方法，可以改变我们的内部环境，使病毒没有可以躲藏的地方，不能逃逸。几种治疗方法，各有重点，齐头并进，打胜一场和病毒的战争。

　　二十几年来，中国在应对新发、突发传染病的过程中，以经典名方为基础，创制了很多新药方，比如刚才张伯礼老师所说的 2003 年 SARS 期间我们推出了连花清瘟（胶囊）这样一个治疗病毒性感染疾病的药物。2009 年应对 H1N1 全球大流感时期，国内多位院士，比如说王辰院士、黄璐琦院士共同参与完成了金花清感颗粒的创制等，这都说明中医药的疗效以及应对当代传染病的作用。

针对今年新冠肺炎这样一个新的疾病，老药新用，临床研究显示出，金花清感（颗粒）和连花清瘟（胶囊）这两个药临床治疗新冠肺炎的轻型和普通型还是有非常确切的疗效的，尤其是在武汉应对新冠肺炎整个救治过程中发挥了很好的作用。

血必净注射液针对"细胞因子风暴"、凝血功能紊乱等的治疗有很好的阶段作用，刚才邱海波院长对血必净（注射液）做了很好的介绍，我就不赘述了。

在武汉的战"疫"中，在"三法"的基础上，基于经典名方研制出非常有效的"三方"，比如清肺排毒汤、化湿败毒方和宣肺败毒方，真正是守正创新，病变治化。谢谢。

马来西亚星报记者：从中医的角度，有一些什么食疗或者方法可以帮助人们提高免疫力，增强心肺功能来对抗这个病毒？谢谢。

黄璐琦：谢谢你的提问。据我了解，中医药在马来西亚是深受喜爱的，大家也熟悉中医药。为此，回答你的问题，我想引用中医经典《黄帝内经》里面的两句话：

第一句话是"上工治未病"。中医很强调预防的作用，在这次抗击疫情中，预防占有重要地位。比如在方舱医院，应湖北省卫健委的要求，为方舱医院的医护人员提供了药食同源的预防方，目前方舱医院医护人员没有一例感染。

第二句话是"不相染者，正气存内，邪不可干，避其毒气"。首先，强调的是提高人体的正气，可以使用太极拳、八段锦等传统的中医特色健身方法，也可以选择提高正气、药食同源的中药产品，在中医理论指导下的药膳都是增强免疫力的有效方法，以起到中医"正气存内，邪不可干"的作用。其次，强调的是"避其毒气"，居家隔离是行之有效的办法，并对居住生活的环境进行必要的消毒。

另外，中医还强调情志对人体提高正气的作用。所以在疫病流行期间，更要注重劳逸结合，使形神调和，精神内守，则邪不可侵。谢谢。

中新社记者：目前湖北和武汉在院新冠肺炎的患者明显减少，剩下相当一部分是重型和危重型患者。请问针对这部分患者，如何更好地发挥中医药的作用？谢谢。

刘清泉：谢谢您的提问，应该说是非常有意义，也是非常重要的话题。当下危重病的救治是进一步降低病死率的非常重要的环节。我也是重症医学的医生，是急诊医生，只不过我是从中医角度研究危重病医学的。在两个多月的新冠肺炎临床救治实践中，我在这个过程中也经常和邱海波院长，和杜斌教授在沟通。应该说，这两个月过程中，中西医结合的救治办法、降低病死率的经验也开始逐渐形成，尤其是国家卫生健康委和国家中医药管理局组建了一个中西医协同救治重型的专家指导组，中西医配合开展了中西医救治工作。西医的生命支持技术，比如呼吸机的使用、血滤、ECMO 和水电解质平衡等这样的支持技术，应该说对危重型治疗是非常重要的手段。中医在这个过程中，比如利用通腑的药，如大黄这样一些药，针对患者和呼吸机的不同步，减少镇静、镇痛和肌松剂药物使用的剂量和时间；比如运用参麦注射液、生脉注射液和独参汤这样的药物稳定循环和稳定血氧饱和度；利用血必净注射液，针对"细胞因子风暴"的干预治疗的手段，在彼此配合中发挥了非常好的作用。

在中西医结合巡诊过程中，我们西医专家重点在完成救治的规范化治疗上下功夫，比如说机械通气的使用、血滤的使用、气管插管的最佳时机是什么等，中医主要围绕以上几个问题，推进中医药在重型和危重型患者的环节上使用，中西医进行有机结合，扬长补短，从而达到降低病死率的目的。这些经验在救治新冠肺炎危重型患者、降低病死率方面是不可或缺的中国经验，也可以说在世界应对疫情过程中，可以提供给全世界各个国家使用，最终使得危重型患者病死率进一步下降，使病情进一步缓解。谢谢。

彭博新闻社记者：请问中国已经向哪些国家给出了中医药治疗新冠肺炎方面的建议，其他国家在治疗中是否使用了中医药？效果如何？

余艳红：谢谢你对中医药国际合作的关心。公共卫生危机是人类面临的共同挑战，团结合作是最有力的武器。新冠肺炎疫情发生以后，许多国家和人民给了我们中国无私的援助，不同国家人民喊出了"中国加油""武汉加油"，让我们感觉到跨越国境的理解、支持与信任。现在疫情在多国、多点暴发，中方愿同有需求的国家开展中医药参与疫情防控的国际合作，并提供力所能及的援助。目前已经开展了以下几个方面的工作：

第一，分享救治经验，及时主动同世界卫生组织合作，分享中医药参与疫情防控的有关情况，把中国最新版本的新冠肺炎中医药诊疗方案翻译成英文，在国家中医药（管理）局官网新媒体上全文公开，并且主动跟有需求的国家和地区互相分享，可以随时在我们网上查阅这些方案。应该说，这些方案是在短时间内对几万患者集中管理和治疗中得出的最宝贵的经验，它确实是弥足珍贵的，效果也是很肯定的。我们还通过远程视频交流、提供技术方案等，向日本、韩国、意大利、伊朗、新加坡等国家分享救治经验，像我们在座的张伯礼教授、刘清泉教授，还有邱海波院长，他们是好几次通过视频会和国际连线，前几天好像张伯礼老师还和美国连线过，昨天我们仝小林院士也是通过远程会诊，跟远在伊朗的患者进行视频看病。

第二，我们捐赠中药产品。中国有关组织和机构已经向意大利、法国等国和我国港澳地区等十几个国家和地区捐赠了中成药、饮片、针灸针等药品和器械。刚才我们张伯礼老师、黄璐琦院长对这方面进行了介绍，我就不再赘述了。

第三，选派中医师赴外支援。我们关注到，已经有中医专家前往意大利、柬埔寨抗疫。据我所知，中国的中医药专家一直与境外相关专家保持着密切联系，从他们得到的反馈信息看，效果还是很好的。

媒体朋友们，中医药是东方智慧在认识生命、阐释生活、揭示生死的生动实践中，为传染病防治提供了"未病先防""既病防变"的策略，值得我们传承、发展和利用。我们国家的诺贝尔奖获得者屠呦呦先生在获奖时曾说过一句话，中医药是一个伟大宝藏，青蒿素是中医药献给世界的礼物。我相信，中医药以前是、现在是、未来仍然是人类抗疫的重要武器。我们愿与世界各国携手前行，早日战胜新冠肺炎疫情，共同为促进人类健康书写华彩篇章。谢谢！

附 录 6

中医药在新冠肺炎疫情防治中
发挥了哪些作用

内容来源：《学习时报》3 月 18 日

作者：张伯礼

自新冠肺炎疫情暴发以来，在党中央、国务院统筹指挥下，各部委协作行动，全国人民积极参与，进行了一场雄浑壮观、史诗般的现代大国抗疫战争。经过艰苦努力，当前已初步呈现疫情防控形势持续向好发展态势。值得大书一笔的是中医药此次在新冠肺炎疫情防治中发挥了特殊的重要作用，中医药深度介入，全程救治，在不同阶段都取得了成效，赢得了患者赞誉和群众好评。

一、中医药抗疫可全程发挥作用

根据中国中医科学院编辑出版的《中国疫病史鉴》，从西汉到清末，中国至少发生过 321 次大型瘟疫。每次疫情，都能让当时的社会为之战栗。但是，中国的历史上从来没有出现过西班牙大流感、欧洲黑死病、全球鼠疫那样一次瘟疫就造成数千万人死亡的悲剧。中国历史也是一部战"疫"史，每一次瘟疫到来，中医都不曾缺席。

17 年前，在国务院领导支持下，我参与了抗击"非典"的后半程工作。当时我是天津抗 SARS 中医总指挥，在取得初步成效后，在市委支持下，请缨组建了两个独立的中医"红区"。采用中西结合方法救治，取得了良好效果。

这次中医较早就参加了新冠肺炎的防治工作。中医药诊疗的参与力度和广度前所未有，4000 余名中医医务人员奔赴一线参与救治，组建了中医病区，确定了湖北省中西医结合医院、武汉市中医医院等定点医院，紧急调集中医医疗队支援武汉，筹建了江夏方舱医院，使病患得到了系统规范的中医治疗，取得了很好的效果。

（一）隔离"四类人员"，漫灌中药汤

1 月 27 日我刚到武汉的时候，形势非常严峻、复杂：发热的、留观的、密接的、疑似的，这"四类人员"很多都没有被隔离。当时我们就向中央指导组提出，分类管理，集中隔离，中药治疗。同时，对于确诊患者也要分类管理，轻型、重型分开治疗，可以占用学校、酒店，这样可以有效地利用有限的卫生资源。但是，当时很多患者没有确诊，我们就根据以往经验建议，对"四类人员"全部给中药，因为无论是对于普通感冒、流感，还是新冠肺炎，中药都是有一定疗效的。先吃上药稳住情绪，一两天退热了，就有信心了。武汉市 13 个辖区，严格隔离第一天就发出了 3000 份中药，第二天 1 万份……至今已经 40 万份了。

（二）承包方舱医院，中医成主力军

随着确诊患者越来越多，专家建议建立方舱医院收治轻型患者，中央指导组采纳了这个建议。我和刘清泉教授当即写了请战书，提出中医药进方舱，中医承包方舱医院。中央指导组同意后，我们就组建了第一支中医医疗队，由天津、江苏、河南、湖南、陕西的 209 位中医专家组成，进驻江夏方舱医院，对里面轻型、普通型患者主要采用中医药综合治疗。患者退热时间、痊愈时间明显缩短，轻型转重型比率明显降低，同时患者的中性粒细胞、淋巴细胞计数也显著提高。取得经验后，最后十几所方舱医院近万名患者几乎都在使用中药了，覆盖率达到 95%。自 2 月 14 日开舱以来，江夏方舱医院共收治轻型和普通型新冠肺炎患者 564 人，治愈出院 392 人，部分患者转出。在收治的患者中，没有一个转成重型患者，医护人员也是零感染。随着最后一批患者走出方舱，运行了 26 天的江夏方舱医院于 3 月 10 日下午贴上封条，宣布休舱。

（三）重型辅助治疗，也能力挽狂澜

对于重型、危重型患者，呼吸支持、循环支持、生命支持至关重要，中医也能发挥辅助作用，虽是辅助有时也不可或缺。

如有的患者氧合水平比较低，血氧饱和度波动。这种情况下，尽早使用生脉注射液、参麦注射液，服独参汤，往往一两天后患者的血氧饱和度就稳定了，再过一两天氧合水平就上去了。有的患者上了呼吸机，但人机对抗，患者腹部胀满，大便秘结，影响氧疗效果，此时采用通腑泄热的承气汤类方药，一两剂药大便泄通，胀满消除，氧疗效果明显提高。"细胞因子风暴"加重炎症反应，使用清热凉血的血必净注射液对控制炎症反应综合征有明显作用。有些患者肺部感染控制不佳或吸收慢，加注热毒宁、痰热清注射液，就可以和抗生素起到协同效应，很多患者这样被治愈了。现在武汉包括金银潭医院、武汉市肺科医院、武汉协和医院重型患者也开始中西医联合会诊，较多患者使用了中西结合治疗。

（四）恢复期促康复，减少后遗症

对于恢复期患者,可促进康复进程,一些处于恢复期的患者,病毒的核酸检测虽然已经转为阴性，但乏力、咳嗽、精神状态差等症状仍然存在，特别是患者肺片的变化和临床症状并不对称，不同步。患者出院了，但肺部还存在未吸收的炎症。在这种情况下，虽然没有传染性，但不代表病情完全好转，中药可清除余邪，扶助正气，改善康复期患者症状，同时可促进肺部炎症的吸收，减少粘连，促进损伤脏器组织的彻底修复，提高免疫功能。我们已在武汉建立两家康复门诊，采用一些中药和理疗方法，如艾灸、太极拳、八段锦等，这有助于增强抵抗力，促进患者彻底康复，减少后遗症。我们还将为被感染的医务人员建立一个健康管理平台，在未来 1 ~ 2 年，追踪他们的健康状态，以中西医结合的干预方式，帮助他们更好康复。我们希望能为被感染的医务人员提供必要的帮助，以回报他们的付出和牺牲。

二、科技支撑中医药抗击新冠肺炎疫情

在发挥中医治疗优势的同时，我们也组织 5 省市 8 个单位的科研骨干开展科技部应急攻关项目——中西医结合防治新型冠状病毒感染的肺炎的临床研究，这也是第一个在疫区启动的重点项目，采用现代信息手段，病区内用手机 APP 采集信息，传输到外面平台进行数据处理，目前研究已经启动，正在紧张有序进行中。

新冠肺炎属于瘟疫范畴，主要病性为湿毒，可称之为"湿毒疫"。湿毒疫是以湿毒为典型特点的疫病，起病隐匿，起始症状温和，传变迅速，多生变证，缠绵难愈。这也是新冠肺炎与"非典"的差别，更狡猾，更多变，更让人猜不透。证候是中医处方用药的基础，于是我们对湖北省中西医结合医院、武汉市中医医院以及天津、河南等地确诊患者进行了证候学调查分析，取得了阶段性成果。纳入 800 例有病情分级的患者信息，其中普通型占 67.9%，重型 20.3%，危重型 1.7%，轻型 10.1%。通过对不同病情分级患者中医证候信息的分析。根据证候学分析的结果，为中医辨证论治和临床合理用药提供了科学

指导，为一线防控治疗工作提供了科技支撑。

我们在救治中使用中成药也不是仅仅凭经验，而是以科技为支撑，具有临床针对性的。在临床救治的同时我们也开展了中医药的基础研究，多个单位积极筛选评价一些具有抗病毒作用的中成药，科技部第一批 8 个应急攻关项目中就包括了对已上市中成药的筛选与评价。目前我们收集已上市抗流感、抗肺炎中成药 65 种，完成了中成药组分制备、虚拟筛选结合体外评价、"细胞因子风暴"细胞模型和抗肺纤维化细胞模型建立等工作。通过研究发现：连翘败毒片、芎菊上清丸、清瘟解毒片等对于抑制冠状病毒具有较好的效果；清金止嗽化痰丸、痰热清胶囊、清热感冒颗粒、抗病毒口服液等抗"细胞因子风暴"作用较好；清瘟解毒片、清喉利咽颗粒、六神丸、八宝丹、清金止咳化痰丸等具有较好的抗肺纤维化作用。通过这些研究成果再结合临床辨证论治的经验作为参考，中医药辨证与辨病相结合，更有针对性地治疗新冠肺炎。

同时我们也在利用国家科研平台开展新药研发。我们利用组分中药国家重点实验室开展抗新冠病毒中药活性筛选研究，目前从中药组分库数据库中采集 2691 条化学成分信息，围绕3CLpro、PLpro、RdRp、Spike 靶点进行虚拟筛选。联合广州呼吸疾病国家重点实验室、中科院上海药物所开展体外活性验证，通过研究发现黄芩、桑叶、诃子、菊花、头花蓼、紫苏叶、金银花、木通、白茅根、车前草等具有较好抗新冠病毒活性。其中还发现了具有强活性的组分化合物。另外我们也对在临床上具有明确疗效的宣肺败毒颗粒进行了基础研究。网络药理学研究发现该方主要化学成分调控的 286 个关键靶标和 21 条通路，包括调控 28 个呼吸道病毒感染相关基因、68 个白细胞介素等细胞因子活化相关基因以及 17 个肺部损伤相关基因，具有避免或缓解"细胞因子风暴"、多靶点保护肺脏等器官的作用。按照新药研究要求，完成了该方颗粒剂的制备工艺及质量标准研究。采用高载药量颗粒剂制剂技术，实现载药量高达 80%，充分保留处方有效成分，并完成了三批中试和中试产品稳定性考察。以上这些充分体现了中医药科研攻关能为打赢疫情防控阻击战提供有力的科技支撑。

总之，在这次新冠肺炎疫情防治中，中医药一如它这数千年面对大疫时的表现一样，不曾缺席，逆行而上，为抗击疫情发挥了重要作用。

附 录 7

中医药治疗新冠肺炎相关热点问题解答

问1：有学者提出此次新冠肺炎属于中医的寒湿疫，而您提出属于湿毒疫，不知这两种提法是否矛盾？

答：对于中医来讲，认准疾病的证型，找到它的核心病机是治疗的关键。在疫情暴发之初，我们对4个省20余家医院1000余例新冠肺炎患者进行了中医证候学调查及数据分析，发现此次新冠肺炎证候要素以"湿、热、毒、瘀、虚"为特点，核心病机是"湿毒"。根据21个省市中医证候特征及诊治方案分析，湿毒是核心，兼夹发病是其特点，湿邪的特点之一就是多兼夹证，因此将其中医病名定为"湿毒疫"。

在疫情初期，从武汉一些患者的临床表现看，确实存在寒湿的证型。但是纵观整个疫情，随着疫情的蔓延，且从冬，经春至夏，尤其是到了中后期，寒湿的特点就不明显了，热、燥等特点逐渐凸显出来。而且不同地域，证候特点并不同：在岭南一带，以湿热为主；江浙一带，以湿温为主；西北地区则兼夹燥邪；北方多兼夹风症。所以说，纵观整个疫病的证候分布特征，湿毒占主导地位，且从新冠肺炎病情演变特点看，也符合湿邪病程绵延、临床多怪病的特征，出现病情起病多温和，但可突然加重、"复阳"、"常阳"、二次感染等情况，病症复杂多变，除呼吸系统症状外，还有血管系统、神经系统损伤表现，以及免疫损伤、多个脏器的病变。我们在后期发布的几版治疗方案中，也确实从湿毒的角度去处方用药，效果还是很明显的。

问2：中医药抗疫有着悠久、辉煌的历史，但是为什么中医药在当代传染病防治中一直处于辅助地位？

答：这里面既有中医药自身的原因，譬如缺乏较完备的中医疫病学科体系，有效方剂缺乏系统研究，无法拿出足够的循证医学证据与现代医学对话，也有相关部门缺乏对中医药防治急性传染病的信心，对中医药防治传染病的重视程度不够等原因。种种原因导致中医药防治传染病，尤其是新突发传染病的优势特色一定程度上得不到发挥。

这次新冠肺炎疫情是对中医药的一次实战演练，是挑战也是机遇。经过这次实战，中医药在重大疫病防治中的优势再次被世界关注。可以说，给中医一块阵地，中医就能打胜仗。在传染病防治中，只要给中医机会，给中医参战权，中医就能够发挥应有的作用。

问 3：中医药是这次新冠肺炎疫情防控的一大特色和亮点，如何在中药和西药同时使用的过程中，发挥出中药的优势？

答：此次北京的疫情，共 360 多例患者。北京吸取了武汉抗疫的成功经验，千方百计救治每一个患者，针对每个患者的具体病情，宜西则西，宜中则中，更多的是采用中西医结合方法。中医西医双主任共同查房，取得的成绩是，把重型病例控制在十几例，危重型几例，效果非常明显，是中西医结合优势的又一个明证。中西医结合共同协商制订处方。中西医联合应当注意优势互补，中医对于治疗轻型、普通型患者，具有明显优势；对于重型、危重型患者，西医的呼吸支持、循环支持至关重要，这些是抢救患者生命的重要手段，此时西医为主，中医为辅，但中医仍不可或缺。如有的患者采用呼吸机后，血氧饱和度低，总是在 85% 上下波动，且不稳定，此时加上中药，如独参汤、生脉注射液、参麦注射液等，两三天后即可稳定；有的患者肺部有炎症，从外周向中心发展，给予抗生素、激素后仍控制不佳，此时配合给予热毒宁、痰热清（注射液）等清热解毒药，炎症往往可以得到控制；有的出现炎症因子风暴，以往使用大量激素，但副作用过大，此次使用血必净注射液，对于抑制炎症风暴具有明显效果；此外，还有人机对抗、呼吸困难、神志障碍等，采用中西医结合，均可收到良好效果。

问 4：中医药应对新冠肺炎这种未知疾病的原理是什么？面对这样一种全新的病毒，为什么中医可以在短时间内研制出应对的药方？

答：中西医在面对未知病毒引发的疾病时，视角和关注的重点是不同的。西医更关注病毒本身，例如破解病毒的基因结构、明确侵害人体的途径、能够与人体哪些受体结合、会引起哪些病理表现等，这些均需要较长时间的研究；而中医则关注病毒侵入人体后，人体的症状和体征的表现，并据此分析出该疾病的证候特点，而后辨证论治。我们在 1w 内编制了新冠肺炎患者证候调查表并开发了手机 APP，在 4 个省 20 余家医院开展了证候学调查，信息传输至后方平台进行数据处理和数据分析。明确了此次新冠肺炎属于中医的湿毒疫，随之治疗方向也就明确了。这正是中医的优势——辨证论治，根据证候来调节不适。从现代医学视角分析中医起效的机制，主要是调节人体免疫功能，抑制免疫炎症过度反应，提高机体免疫能力，调动机体自身的抗病能力抵抗病毒，同时修复脏器功能。在治疗的基础上，我们也开展了临床研究，获得了一系列证据，证明中医药确实能够减轻临床症状，改善人体免疫功能，抑制炎症风暴，控制病情由轻转重。更深入的机制研究还发现，中药中的一些成分确有抑杀新冠病毒的作用，更多成分对新冠病毒侵袭机体发病过程中的四个关键蛋白有抑制作用。说明中医药防治新冠肺炎虽然主要并不是针对病毒，但也对病毒起到了抑杀和控制作用，并可调节炎症介质释放，减轻炎症风暴反应，保护脏器损伤的综合作用。

问 5：目前的病毒变异了吗？现在的病毒与我们之前感染人的病毒还是同一个病毒吗？

答：据我们所了解到的情况，从全球看这个新冠病毒已经在 100 多个位点产生了变异。特别是 D614G，这个病毒变异了。而且占的比例逐渐增加，其传染性已经增强，但是它的毒力尚没有增强。庆幸的是，病毒变异部分都不是目前所研究疫苗的关键部分，所以说，现在研究的疫苗仍然有效，可以起到防护作用。

问 6：中医药都能在哪些方面起作用？

答：中医药在预防、治疗、康复中都能起作用。对于轻型、普通型患者，中医药完全可以单独应对，由中医承包的江夏方舱医院中均为轻型、普通型患者，无一例转重。对于重型、危重型患者，中西医结合治疗，尤其是需要呼吸支持、循环支持的患者，西医为主，中医药辅助，提高免疫力，抑制炎症风暴等，可降低患者病死率。新冠肺炎患者核酸转阴后，虽然说没有传染力了，符合出院标准，但患者并没有完全治愈，如有的肺部炎症吸收不完全，有肺纤维化改变，免疫功能紊乱尚没有完全纠正，脏器损伤也未康复。更多的还残留一些症状，比如乏力、喘憋、失眠、多汗、饮食差等。中医药对这些问题有很好的解决办法，也有明显的改善作用。

问 7：新冠肺炎患者中有一部分"复阳"的患者，究竟是怎么回事？

答：我们在临床上发现，大概有 10% ~ 16% 的患者会存在"复阳"的情况。所谓的"复阳"不是之前已经治好，后来又被新冠病毒感染，而是原来就没有彻底治愈。新冠病毒感染的患者，肺脏渗出黏液，尤其是重型患者，会形成病理产物——痰栓，沉寂在肺中支气管。痰栓中包裹着新冠病毒。患者经过治疗以后，症状消失，咽拭子检测是阴性的。此时上呼吸道没检出病毒，但是下呼吸道，特别是重型患者，经过高流量吸氧，痰被推到小支气管，形成痰栓，难以排出。经过一段时间的治疗，患者慢慢康复，痰逐渐从小支气管到支气管，再到气管，经上呼吸道排出。痰出来了，病毒也被带出，此时核酸检测呈阳性。但这个病毒多是"死病毒"或是碎片，一般没有传染性，武汉尚未发现"复阳"后传染给别人的现象。而"复阳"患者在治疗时恢复也比较快。疗效好，经过几天治疗，即可转阴，但也有过几天又"复阳"的病例，我们遇到过很少的几例，所以说"复阳"患者的传染性很低。此类患者病毒载量很少，也比较容易恢复。

除"复阳"之外，我们还观察到一种现象：患者经过治疗后，症状消失，但多次核酸检测一直呈阳性，最多的一个患者检测18次，均为阳性，对于这种现象，我们称之为"常阳"。针对"常阳"患者，我们做了病毒培养，发现这些患者体内检测出的是"死病毒"，或者说是病毒的碎片，没有传染性，只是由于个人体质等特殊原因，病毒排出缓慢而已。

问 8：新冠肺炎的后遗症是否严重？有什么表现？

答：原来我们认为新冠肺炎后遗症主要存在于重型患者，但是后来经过对康复患者治疗观察，发现虽然大部分患者没有后遗症，有后遗症者多数会很快康复。新冠肺炎患者的后遗症存在以下几个特点：后遗症与新冠肺炎病情严重程度不呈正相关性，轻型、普通型患者也存在后遗症；在临床表现上，患者心理创伤与躯体损伤并重，躯体伤害主要包括肺炎及纤维化、疲倦、多汗、纳呆、免疫功能及心、肺、肾功能损伤，心理伤害则主要表现为失眠、焦虑、抑郁状态。对于后遗症的治疗，要早期干预，越早治疗效果越好；干预措施采用综合康复治疗效果更好，比如西药、中药汤剂、中成药，呼吸训练、物理疗法，灸法、贴敷、太极拳、八段锦等综合措施。

问 9：当前是否已经找到了新冠病毒的源头？

答：这是全世界都在关心的问题，武汉是最早暴发的地方，但最早暴发的地方不一定是病毒的源头，这是两个不同的概念。有报告显示，西班牙在 2019 年 3 月的地下污水中检测到了新冠病毒；意大利在 2019 年 12 月的污水中也发现了新冠病毒；美国 CDC 主任已经承认，在 2019 年 9 月美国暴发的季节性流感中，有一部分是新冠病毒感染者。从这些方面看，新冠病毒很可能在世界各地存在了很长时间，只是隐藏着、潜伏着，没有暴发，而在适当的时候多地暴发。这个观点已经被普遍接受。

问 10：中医抗击此次疫情，敢于承包一个方舱医院，是源于底气，还是一时意气？

答：源于经验。2003年"非典"时，我是天津抗疫总指挥，但早期不允许中医治疗，派出队伍参加，只能参与西医药的救治。后来一个西医院院长找到我，说有一个亲戚患了重症，各种西医手段都用了，但估计怕不行了，看能不能用中医治疗，死马当活马医？我说可以试试，通过辨证后开了几服中药汤剂给患者服用，三四天后，这个院长找到我说，应该保住命了，原来患者跟她打电话1分钟喘歇好几次，说话断断续续，现在能连续打15分钟的电话，而且想吃东西了。我说最好今晚全市大会诊时当面向市领导汇报一下情况。市领导了解这一情况后说，这说明中医有效啊。当时另一个西医医生有意见，说只有1例，怎么能算是有效呢？我说，可以给我挑10个患者，太重的、快抢救不过来的不行，也不要太轻的患者，用1周的时间，评价看看中医药的效果。结果5天后，西医总指挥说可以了，已经看到效果了，大部分患者已经控制住病情，激素也开始减量。我直接提出，可否让我们中医包一个"红区"？当时领导支持这一提法，用了2天时间组织队伍进驻"红区"，1周后又争取了第二个"红区"，工作了1个多月，总结了很多中医药治疗的经验。到当年6月份，患者戛然而止，没有新患者了。所以这次疫情，我在去武汉的路上就想，只要有机会，中医一定要承包一个病区，要有自己的阵地。

所以说，中医治疗疫病既有历史经验和理论指导，又有切身的治疗疫病体会，我提出中医承包方舱医院时，是有底气的。

问 11：此次新冠肺炎疫情大暴发以及后来北京、青岛等地的小规模暴发均与海鲜市场有关，能给我们什么提示吗？

答：回顾 2019 年年底至今，我国集中和小范围新冠肺炎疫情暴发有六次。武汉疫情的初次出现和华南海鲜市场紧密相关。第二次比较大型的暴发是东北地区，而这次暴发，推断是务工人员返乡输入性感染。第三次，北京疫情又与新发地海鲜市场相关，并且不久后便相继从处理三文鱼的案板和虾的包装袋上检测出了新冠病毒。紧接着，我国西部进出口贸易的"陆路通道"新疆又暴出了新的传染链。大连疫情暴发前，大连海关曾从装载厄瓜多尔生产的冻南美白虾的三个外包装样本中，检出新冠病毒核酸阳性。青岛新冠肺炎疫情，目前认定是青岛港新冠病毒感染工人引发的医院院内聚集性疫情，并且中国疾控中心从工人搬运的进口冷冻鳕鱼外包装上检测分离到新冠活病毒。回顾盘点国内这六次大型的新冠肺炎传染事件，有两次明确暴发在海鲜市场，其他三次发生在港口及内陆口岸省市，并多与冷链运输冷鲜产品有关。所以，外防输入，除了防人还要防物，进口冷链物品值得我们警惕和防范，这个漏洞一天没被堵上，同样的险情就极有可能出现。为此，我曾向中央有关方面提出几点建议：

（1）检疫关口前移，加大登船抽检密度，发现病毒阳性的拒绝卸货。国家相关部门应建立冷冻进口食品熔断机制，对发现病毒产品的国家和地区暂停进口。

（2）对于农贸批发及海鲜市场进行环境卫生改造，将冷冻食品区进行独立分隔，建立冷冻食品供应链的全程溯源机制。

（3）进口单位收到货物后需对包装表面进行常规消毒灭杀，相关生产企业要严格落实疫情防控和员工健康管理职责，要做好冷冻食品在生产、加工、销售各个环节的环境和设施的卫生消毒。

（4）港口、冷链运输装卸及食品从业人员一定要严格按照相关规范和要求进行操作，运输、销售、加工处理进口冷冻食品时要戴口罩、戴帽子、戴手套，处理后丢弃在专门处理箱中；加强自我健康监测，一旦出现发热、咳嗽、乏力等症状时，要即刻离岗、就医并报告，不能带病上岗。

（5）针对冷冻海鲜产品，尤其是进口海鲜食品在进入市场前一定要严格检疫，最好将病毒控制在海关处，以确保其没问题之后方可进入国内市场。

（6）来自海外高风险地区的邮件、包裹也要做表面消杀，里面物品在阳台上放置几天后再处理。

（7）对民众加强防疫宣传教育，购买冷冻食品时，尽量避免手直接触碰；储存此类产品时，最好采用独立封闭包装；不要食用生冷海产品，需充分煮熟后再食用；食品加工处理时，也要注意生熟分开。

附 录 8

抗疫救治大事记

我们根据前线手记、媒体报道和从中国国家卫生健康委员会、国家中医药管理局、科研机构等有关方面了解到的信息，对医疗救治中的大事进行梳理。回顾疫情救治工作，大体分为五个阶段。

第一阶段：病毒研判和部署应对

2019 年 12 月 27 日，湖北省中西医结合医院张继先医生首先报告不明原因肺炎病例。

2020 年 1 月 12 日，首次将"不明原因的病毒性肺炎"更名为"新型冠状病毒感染的肺炎"。

1 月 20 日，钟南山代表专家组通报，"现在可以说，肯定的，有人传人现象"。

1 月 22 日，新冠肺炎第三版诊疗方案细化了中医治疗方案相关内容。

1月23日，武汉封城。

1月24日起，346支国家医疗队、4.26万名医务人员驰援湖北省。

1月24日，第一支国家中医医疗队赶赴武汉，中医队伍接管金银潭医院部分重型病区。

1月27日，中央指导组进驻武汉，张伯礼院士提出"根据病情，分类管理"。

第二阶段：全面排查收治阶段

2月2日，在中央指导组指导下，持续开展拉网排查、集中收治、清底排查。

2月2日，张伯礼院士建议让隔离的"四类人员"吃上中药，并拟定处方。

2月3日，中央指导组从全国调集22支国家紧急医学救援队，在武汉市建设方舱医院。

2月13日，中央对湖北省委主要负责同志职务进行了调整。

2月14日，武汉江夏中医方舱医院开舱。

2月17日，武汉开展了为期3天的集中拉网式大排查。

第三阶段：全面推进中西医结合救治进展，提高治愈率

2月20日，武汉市新增治愈出院病例首次大于新增确诊病例。

2月21日，湖北省中西医结合医院率先成立新冠肺炎中西医康复病区。

3月3日，《新型冠状病毒肺炎诊疗方案（试行第七版）》强调加强中西医结合。

3月3日，国家卫生健康委要求各有关医疗机构完善中西医联合会诊制度。

3月6日，国务院举行新闻发布会，余艳红介绍中西医结合效果显著。

3月10日，习近平总书记赴湖北省武汉市考察疫情防控工作。

3月10日，江夏中医方舱医院休舱，实现零转重、零复阳、零感染。

3月15日，国务院联防联控机制新闻发布会通报，湖北除武汉外10日无新增。

3月17日，首批42支国家援鄂医疗队撤离武汉。

第四阶段：重型患者重点救治阶段

3月19日，首次实现新增本土确诊病例和疑似病例零报告。转向重型患者重点救治。

3月23日，在国务院新闻发布会上，张伯礼等介绍中医药防治新冠肺炎的重要作用及有效药物。

3月25日，湖北省有序解除离鄂通道管控措施。

4月8日，武汉市解除持续76天的离汉离鄂通道管控措施。

4月10日，湖北省在院治疗的重型、危重型患者首次降至两位数。

4月26日，武汉市所有新冠肺炎住院病例清零。

4月27日，经中共中央总书记习近平和中共中央批准，中央指导组离鄂返京。

第五阶段：全国疫情防控进入常态化

（4月29日以来）

第一阶段：病毒研判和部署应对

2019年12月27日

◆湖北省中西医结合医院张继先医生向武汉市江汉区疾控中心报告不明原因肺炎病例。武汉市组织专家从病情、治疗转归、流行病学调查、实验室初步检测等方面情况分析，认为上述病例系病毒性肺炎。

12月31日

◆国家卫生健康委凌晨做出安排部署。派出工作组、专家组赶赴武汉市，指导做好疫情处置工作，开展现场调查。

2020年1月2日

◆中国疾控中心、中国医学科学院收到湖北省送检的第一批4例病例标本，即开展病原鉴定。

◆国家卫生健康委制订《不明原因的病毒性肺炎防控"三早"方案》。

1月3日

◆国家卫生健康委会同湖北省卫生健康委制订《不明原因

的病毒性肺炎诊疗方案（试行）》等 9 个文件。

1 月 4 日

◆国家卫生健康委会同湖北省卫生健康部门制订《不明原因的病毒性肺炎医疗救治工作手册》，印发武汉市所有医疗卫生机构，并在全市范围内开展相关培训。

1 月 7 日

◆中共中央总书记习近平在主持召开中央政治局常委会会议时，对做好疫情防控工作提出要求。

◆中国疾控中心成功分离首株新冠病毒毒株。

1 月 8 日

◆国家卫生健康委专家评估组初步确认新冠病毒为疫情病原。

1 月 9 日

◆国家卫生健康委专家评估组对外发布武汉不明原因病毒性肺炎病原信息，病原体初步判断为新冠病毒。

1 月 12 日

◆武汉市卫生健康委在情况通报中首次将"不明原因的病毒性肺炎"更名为"新型冠状病毒感染的肺炎"。

◆国家卫生健康委与世界卫生组织分享新冠病毒基因组序列信息。

1 月 15 日

◆国家卫生健康委发布新型冠状病毒感染的肺炎第一版诊

疗方案、防控方案。

1月16日

◆聚合酶链式反应（PCR）诊断试剂优化完成，武汉市对在全部69所二级以上医院发热门诊就医和留观治疗的患者进行主动筛查。

1月18日

◆国家卫生健康委组织以钟南山为组长的国家医疗与防控高级别专家组赶至武汉实地考察疫情防控工作（至19日）。

◆国家卫生健康委发布新型冠状病毒感染的肺炎第二版诊疗方案。

1月20日

◆新华社报道，中共中央总书记、国家主席、中央军委主席习近平对新型冠状病毒感染的肺炎疫情做出重要指示，要把人民生命安全和身体健康放在第一位，坚决遏制疫情蔓延势头；强调要及时发布疫情信息，深化国际合作。

◆国家卫生健康委组织高级别专家组召开记者会，组长钟南山代表专家组通报，"现在可以说，肯定的，有人传人现象"，"除非极为重要的事情，一般不要去武汉"。

◆国家卫生健康委发布公告，将新冠肺炎纳入传染病防治法规定的乙类传染病并采取甲类传染病的防控措施；将新冠肺炎纳入《中华人民共和国国境卫生检疫法》规定的检疫传染病管理。

1 月 21 日

◆国家中医药管理局迅速响应，推动形成中西医协同的防控机制。中央指导组专家、国家中医医疗救治专家组副组长、北京中医医院院长刘清泉与中国中医科学院广安门医院急诊ICU主任齐文升抵达武汉，成为最早一批到汉参加抗击疫情的中医专家。

◆国家中医药管理局党组研究部署新型冠状病毒感染的肺炎疫情防控工作，积极参与应对新型冠状病毒感染的肺炎疫情联防联控工作，建立健全国家中医药管理局新型冠状病毒感染的肺炎疫情应对处置工作机制，推动形成中西医协同的防控机制。组织中医专家结合临床救治情况，研究提出中医药诊疗方案，纳入新一版新型冠状病毒感染的肺炎诊疗方案并发布实施。中医药要及早介入，中西医结合救治重型和危重型患者，发挥中医药独特作用。做好中医药防治科研工作。

1 月 22 日

◆国家卫生健康委发布新型冠状病毒感染的肺炎第三版诊疗方案，细化了中医治疗方案相关内容。

◆国家中医药管理局成立应对新型冠状病毒感染的肺炎疫情防控工作领导小组。负责指导各级各类中医医院开展防控工作,组织中医药专家积极参与医疗救治工作,组织开展科研攻关,协助做好防控应急物资储备等工作。

◆孙春兰副总理在武汉考察新型冠状病毒感染的肺炎疫情

防控工作时强调了要集中定点医院、优秀专家、有效药品器械，坚持中西医结合，优化临床诊疗方案，尽最大努力救治患者。

1 月 23 日

◆武汉疫情防控指挥部发布 1 号通告，10 时起机场、火车站离汉通道暂时关闭。

◆交通运输部紧急通知，全国暂停进入武汉道路水路客运班线发班。

◆国家卫生健康委等六部门发布《关于严格预防通过交通工具传播新型冠状病毒感染的肺炎的通知》，要求做好汽车、火车、飞机等交通工具和车站、机场、码头等重点场所卫生管理工作，最大限度防止疫情扩散蔓延。

◆天津市政府新闻办召开的"我市新型冠状病毒感染的肺炎疫情防控"新闻发布会上，天津中医药大学校长、中国工程院院士张伯礼首次提出面对新冠肺炎，中医药应早期介入，全过程全方位发挥作用。

◆国家微生物科学数据中心和国家病原微生物资源库共同建成"新型冠状病毒国家科技资源服务系统"，发布新冠病毒第一张电子显微镜照片和毒株信息。

1 月 24 日

◆ 1 月 24 日开始，从各地和军队调集 346 支国家医疗队、4.26 万名医务人员和 965 名公共卫生人员驰援湖北省和武汉市。

1 月 25 日

◆中共中央总书记习近平主持召开中共中央政治局常务委员会会议，明确提出"坚定信心、同舟共济、科学防治、精准施策"总要求，强调坚决打赢疫情防控阻击战；指出湖北省要把疫情防控工作作为当前头等大事，采取更严格的措施，内防扩散、外防输出；强调要按照集中患者、集中专家、集中资源、集中救治"四集中"原则，将重型病例集中到综合力量强的定点医疗机构进行救治，及时收治所有确诊患者。强调中西医结合，尽快明确诊疗程序、有效治疗药物、重型患者的抢救措施。会议决定，中共中央成立应对疫情工作领导小组，在中央政治局常务委员会领导下开展工作；中共中央向湖北等疫情严重地区派出指导组，推动有关地方全面加强防控一线工作。

◆第一支国家中医医疗队赶赴武汉，中医队伍接管金银潭医院部分重型病区。

1 月 27 日

◆以国务院副总理孙春兰为组长的中央指导组进驻武汉，在汉期间多次就公开透明发布疫情信息提出要求。

◆中央指导组全体会议上，中央指导组专家组成员、中国工程院院士、天津中医药大学校长张伯礼提出的"根据病情，分类管理"等意见被采纳。

◆国家卫生健康委发布《新型冠状病毒感染的肺炎诊疗方案（试行第四版）》。首次提出临床观察期中成药的应用。

◆国家卫生健康委办公厅、国家中医药管理局办公室联合印发《关于进一步做好新型冠状病毒感染的肺炎中西医结合救治工作的通知》。要求建立中西医结合救治工作机制，提升医务人员中西医结合救治能力，注重临床救治与科研相结合，确保病例信息资源共享互通。

◆中国中医科学院主持召开治疗新型冠状病毒肺炎方剂临床疗效观察专家视频讨论会，要求相关临床和科研人员进一步加快临床有效方剂的筛选和临床疗效观察，为中医药发挥作用提供强有力的科技支持。

1月31日

◆国家卫生健康委发布《新型冠状病毒感染的肺炎重型患者集中救治方案》，最大限度降低重型患者病亡率，提高治愈率。

第二阶段：全面排查收治阶段

2月2日

◆2月2日开始，在中央指导组指导下，武汉市部署实施确诊患者、疑似患者、发热患者、确诊患者的密切接触者"四类人员"分类集中管理，按照应收尽收、应治尽治、应检尽检、应隔尽隔"四应"要求，持续开展拉网排查、集中收治、清底排查三场攻坚战。

◆张伯礼院士向中央指导组领导建议进一步做好新型冠状病毒感染的肺炎集中隔离观察点中医药防治工作，让隔离"四类人员"吃上中药，并拟定处方。通过严格隔离、普遍服中药，"四

类人员"中确诊病例由 2 月初的 80% 降到 2 月中旬的 30%，到
3 月初已经降到个位数了，有效截断了疫情蔓延的势头。

2 月 3 日

◆中共中央总书记习近平主持召开中共中央政治局常务委
员会会议，指出要进一步完善和加强防控，严格落实早发现、
早报告、早隔离、早治疗"四早"措施；强调要全力以赴救治
患者，努力"提高收治率和治愈率""降低感染率和病亡率"。

◆经中央军委主席习近平批准，军队抽组 1400 名医护人员
于 2 月 3 日起承担武汉火神山新型冠状病毒肺炎专科医院医疗
救治任务。

◆中央指导组从全国调集 22 支国家紧急医学救援队，在武
汉市建设方舱医院。29 小时建立 3 家，后续建成 13 家。

◆湖北省召开疫情防控例行发布会，通报防控工作新进展。
国家卫生健康委专家组成员出席并围绕疫情防控与治疗等回应
社会关切问题。在发布会上，中央指导组专家组成员、中国工
程院院士、天津中医药大学校长张伯礼提出要积极发挥中医药
作用，中医药可全程干预，深度介入，需加强中西医结合，中
西医在这次抗击疫情中能够发挥各自作用。不主张没有病的人
吃药，现在没有合适的药来预防。

2 月 5 日

◆国家卫生健康委修订发布《新型冠状病毒感染的肺炎诊
疗方案（试行第五版）》。

2月6日

◆国家中医药管理局公布清肺排毒汤在山西、河北、黑龙江、陕西四省试点临床观察进展：截至2月5日0时，4个试点省份运用清肺排毒汤救治确诊病例214例，3天为1个疗程，总有效率达90%以上，其中60%以上患者的症状和影像学表现改善明显，30%患者的症状平稳且无加重。

2月7日

◆国家卫生健康委发布《新型冠状病毒肺炎防控方案（第四版）》。

◆国家卫生健康委和国家中医药管理局向全国推荐在中西医结合救治新型冠状病毒肺炎患者中使用清肺排毒汤。

2月10日

◆湖北省委常委会决定：免去张晋的省卫生健康委员会党组书记职务；免去刘英姿的省卫生健康委员会主任职务；上述两职务，由新到任的省委常委王贺胜同志兼任。

◆国家中医药管理局组织来自天津、江苏、河南、湖南、陕西等五个省市的中医专家及护理人员共计209人组成第三支国家中医医疗队，赶赴湖北省武汉市新型冠状病毒肺炎防控救治一线，提供中医医疗援助。

◆建立省际对口支援湖北省除武汉市以外地市新冠肺炎医疗救治工作机制，统筹安排19个省份对口支援湖北省武汉市以外16个市州及县级市。

2 月 11 日

◆世卫组织将新冠肺炎命名为"COVID-19"。

2 月 13 日

◆中央对湖北省委主要负责同志职务进行了调整。应勇同志任湖北省委委员、常委、书记，蒋超良同志不再担任湖北省委书记、常委、委员职务。武汉市委主要负责同志同时调整，王忠林同志任湖北省委委员、常委和武汉市委书记，马国强同志不再担任湖北省委副书记、常委、委员和武汉市委书记职务。

◆国务院联防联控机制新闻发布会通报，湖北省增加了"临床诊断病例"分类，对疑似病例具有肺炎影像学特征者，确定为临床诊断病例，以便患者能及早按照确诊病例相关要求接受规范治疗，进一步提高救治成功率。13 日湖北省报告的 13332 例临床诊断病例纳入确诊病例统计，加强病例救治，全力减少重型，降低病亡率。世界卫生组织表示，支持中国在湖北省采纳临床诊断结果确诊新冠肺炎病例的做法，认为这有助于患者更快得到临床护理等，由此而来的确诊病例数上升"不代表疫情发展轨迹发生了重大变化"。

◆国家卫生健康委党组成员、国家中医药管理局党组书记余艳红一行来到方舱医院调研，现场协调解决有关问题。

2 月 14 日

◆国务院联防联控机制召开新闻发布会，通报湖北以外其他省份新增确诊病例数实现"十连降"。

◆全国首个中医方舱医院——武汉江夏方舱医院开舱，来自天津、江苏、湖南、河南、陕西五省市的 209 名中医医护人员进驻方舱医院，采取中医药组合疗法开展治疗。

2 月 15 日

◆全国第一篇新冠肺炎临床研究报告——《中西医结合治疗新型冠状病毒肺炎 34 例临床研究》结果显示中西医结合治疗总体疗效明显优于单纯西药治疗，体现了中西医结合治疗优势。

2 月 16 日

◆国务院联防联控机制召开新闻发布会，介绍疫情防控工作进展情况。截至 2 月 15 日 24 时，武汉、湖北、全国重型病例占确诊病例的比例均明显下降。

2 月 17 日

◆在中央指导组的推动下，武汉全市开展了为期 3 天的集中拉网式大排查，希望在 2 月 20 日完成"五个百分之百"工作目标。即"确诊患者百分之百应收尽收、疑似患者百分之百核酸检测、发热患者百分之百进行检测、密切接触者百分之百隔离、小区村庄百分之百实行 24 小时封闭管理"。

◆新华社对张伯礼院士进行专访报道，张伯礼院士提出预防肺炎，最好的药方是调整心情，勤洗手、少串门、多喝水、多休息，不鼓励人人吃药，强调了中西医可以优势互补，共同治疗。

2 月 18 日

◆国务院联防联控机制召开新闻发布会，介绍 17 日内地单日新增确诊病例首次降至 2000 例以内，湖北省外单日新增确诊病例首次降至 100 例以内，内地单日新增死亡病例首次降至 100 例以内，实现了"3 个首次"。

2 月 19 日

◆国家卫生健康委发布《新型冠状病毒肺炎诊疗方案（试行第六版）》。首次在临床治疗期推荐了通用方剂——清肺排毒汤，增加了适用于重型、危重型患者的中成药（包括中药注射剂）的具体用法。

◆为期 3 天的武汉市集中拉网式大排查于今日结束，2 月 21 日，湖北省"新型冠状病毒感染的肺炎疫情防控工作"新闻发布会第 29 场公布排查结果：本次大排查，整合市区下沉干部、公安民警、社区两委及物业力量共 5592 人，混编排查全区 12 条街道 109 个社区 898 个网格，共排查 186045 户 427430 人，累计排查"四类人员"506 人，并按规定送入相应医院或隔离点。

第三阶段：全面推进中西医结合救治进展，提高治愈率

2 月 20 日

◆李克强主持召开中央应对新冠肺炎疫情工作领导小组会议。

2月21日

◆国家卫生健康委发布《新型冠状病毒肺炎防控方案（第五版）》。

◆国务院联防联控机制新闻发布会通报，20日，武汉市新增治愈出院病例首次大于新增确诊病例，内地单日新增治愈出院病例首次超过2000例。

◆湖北省中西医结合医院在全省率先成立72张病床的新冠肺炎中西医康复病区。

2月22日

◆《新闻联播》专题报道江夏方舱医院的中西医结合治疗特色。

2月24日

◆《新闻1+1》白岩松对话张伯礼：解读疫情应对中的中医药救治方案。

2月26日

◆江夏方舱医院首批23名新冠肺炎患者治愈出院。

2月27日

◆全国除湖北省以外其他省份，湖北省除武汉市以外其他地市，新增确诊病例数首次双双降至个位数。

2月29日

◆中国－世界卫生组织新型冠状病毒肺炎联合考察报告发布。

Pneumonia in Wuhan，China[J]. JAMA，2020.

[25] XU Z，SHI L，WANG Y，et al. Pathological findings of COVID-19 associated with acute respiratory distress syndrome[J]. Lancet Respir Med，2020.

[26] 张云飞，赵鹏飞，沈体雁. 新型冠状病毒肺炎中医病理研究 [J/OL]. 中医学报，2020：1-11 [2020-03-07]. http://kns. cnki.net/kcms/detail/41.1411.R.20200306.1110.004.html.

[27] 郑文科，张俊华，杨丰文，等. 中医药防治新型冠状病毒肺炎各地诊疗方案综合分析 [J]. 中医杂志，2020，61（4）：277-280.

[28] WANG F，ZHANG C. What to do next to control the 2019-nCoV epidemic?[J]. The Lancet，2020，395（10222）：391-393.

[29] ROTHE C. Transmission of 2019-nCoV Infection from an Asymptomatic Contact in Germany[J]. N Engl J Med，2020.

[30] HOLSHUE M L，DEBOLT C，LINDQUIST S，et al. First Case of 2019 Novel Coronavirus in the United States[J]. N Engl J Med，2020，382（10）：929-936.

[31] CHEN H J，GUO J J，WANG C，et al. Clinical characteristics and intrauterine vertical transmission potential of COVID-19 infection in nine pregnant women：a retrospective review of medical records[J]. The Lancet，2020.

[32] VAN DOREMALEN N，BUSHMAKER T，MORRIS D H，et al. Aerosol and Surface Stability of SARS-CoV-2 as Compared with SARS-CoV-1[J]. N Engl J Med，2020，382（16）：1564-1567.

[33] COVID-19 incubation could be as long as 27 days. [EB/OL].[2020-06-30].https://www.nst.com.my/world/world/2020/02/567972/covid-19-incubation-could-be-long-27-days.

[34] HEYMANN D L, SHINDO N. WHO Scientific and Technical Advisory Group for Infectious Hazards. COVID-19: what is next for public health?[J]. Lancet, 2020, 395 (10224): 542-545.

[35] Position Statement from the National Centre for Infectious Diseases and the Chapter of Infectious Disease Physicians[J/OL]. Academy of Medicine Singapore (2020-05-23) [2020-06-30]. https://www.ams.edu.sg/view-pdf.aspx?file=media%5C5556_fi_331.pdf&ofile=Period+of+Infectivity+Position+Statement+(final)+23-5-20+(logos).pdf.

[36] WU Z, MCGOOGAN J M. Characteristics of and Important Lessons From the Coronavirus Disease 2019 (COVID-19) Outbreak in China: Summary of a Report of 72 314 Cases From the Chinese Center for Disease Control and Prevention[J]. JAMA, 2020.

[37] Report of the WHO-China Joint Mission on Coronavirus Disease 2019 (COVID-19) [R/OL]. (2020-02-24) [2020-06-30]. https://www.who.int/docs/default-source/coronaviruse/who-china-joint-mission-on-covid-19-final-report-1100hr-28feb2020-11mar-update.pdf?sfvrsn=1a13fda0_2&download=true.

[38] WORLD HEALTH ORGANISATION. Coronavirus disease (COVID-2019) situation reports: situation report-162 [R/OL]. (2020-02-23) [2020-06-30].https://www.who.int/docs/default-source/coronaviruse/20200630-covid-19-sitrep-162.pdf?sfvrsn=e00a5466_2.

[39] 李立明. 新型冠状病毒肺炎流行病学特征的最新认识 [J]. 中华流行病学杂志, 2020, 41 (2): 139-144.

[40] 新华网. 武汉核酸"普查"结果公布, 四个焦点问题有了答案 [EB/OL]. [2020-06-03]. http://www.xinhuanet.com/

health/2020/06/03/c_1126066939. htm.

[41] WILDER-SMITH A，CHIEW C J，LEE V J. Can we contain the COVID-19 outbreak with the same measures as for SARS?[J]. Lancet Infect Dis，2020：20.

[42] WORLD HEALTH ORGANISATION. Global Health Security. Consensus document on the epidemiology of severe acute respiratory syndrome （SARS）[R/OL].（2003-11-24）[2020-06-30]. WHO/CDS/CSR/GAR/2003.11. https://www.who.int/csr/sars/en/ WHOconsensus.pdf?ua=1.

[43] YANG Y，LIU M. Epidemiological and clinical features of the 2019 novel coronavirus outbreak in China[J]. medRxiv，2020.

[44] GUAN W，HU Y. Clinical characteristics of 2019 novel coronavirus infection in China-med[J/OL].Rxiv preprint，2020. [2020-02-09] doi:http://dx.DOI.org/10.1101/2020.02.06.20020974.

[45] 上海市中西医结合学会呼吸病专业委员会. 新型冠状病毒肺炎若干热点问题的中西医结合建议 [J/OL]. 上海中医药杂志，2020：1-4[2020-02-24].https://doi.org/10.16305/j.1007-1334.2020.04.001.

[46] 国家卫生健康委员会. 国家卫生健康委员会新闻发布会 [Z]. 北 京，2020-02-04. National Health Commission of the People's Republic of China. National Health Commission Press Conference[Z]. Beijing，2020-02-04.

[47] LU R，ZHAO X，LI J，et al. Genomic characterisation and epidemiology of 2019 novel coronavirus: implications for virus origins and receptor binding[J]. The Lancet，2020，395（10224）：565-574.

[48] 刘茜，王荣帅，屈国强，等 . 新型冠状病毒肺炎死亡尸体系统

解剖大体观察报告 [J]. 法医学杂志，2020，36（1）：21-23.

[49] LUO W，YU H，GOU J，et al. Clinical Pathology of Critical Patient with Novel Coronavirus Pneumonia（COVID-19）[J]. Preprints，2020.

[50] BIAN X W. The COVID-19 Pathology Team. Autopsy of COVID-19 victims in China[J/OL]. National Science Review，nwaa1232020[2020-06-06]. https://doi.org/10.1093/nsr/nwaa123.

[51] 卢明明，袁飞. 2019 新型冠状病毒肺炎（COVID-2019）影像学特征的研究进展 [J]. 武警医学，2020，31（3）：265-268.

[52] 冉桥生，熊瑜，张轩，等. 2019 新型冠状病毒肺炎鉴别诊断：从初筛到确诊 [J/OL]. 检验医学与临床，2020：1-11[2020-06-30]. http://kns.cnki.net/kcms/detail/50.1167.r.20200420.1325.002.html.

[53] 陈志敏，傅君芬，舒强，等. 儿童 2019 冠状病毒病（COVID-19）诊疗指南（第二版）[J]. 浙江大学学报（医学版），2020，49（2）：139-146.

[54] 朱名超，朱娅. 新型冠状病毒肺炎的实验室检查及临床实验室的管理 [J]. 热带医学杂志，2020，20（3）：294-296.

[55] 何超，江虹，谢轶，等. 新型冠状病毒肺炎诊治的实验室检验路径探讨 [J]. 中国呼吸与危重监护杂志，2020，19（2）：125-127.

[56] 匡慧慧，于梅，于帅，等. 新型冠状病毒实验室核酸检测方法及实践 [J]. 中华医院感染学杂志，2020，30（6）：830-833.

[57] 邱峰，王慧君，张子康，等. 新型冠状病毒 SARS-CoV-2 的实验室检测技术 [J]. 南方医科大学学报，2020，40（2）：164-167.

[58] LI Q，GUAN X，WU P，et al. Early Transmission Dynamics in Wuhan, China, of Novel Coronavirus-Infected Pneumonia[J]. N Engl

J Med，2020，382（13）：1199-1207.

[59] WORLD HEALTH ORGANIZATION. Laboratory testing for 2019 novel coronavirus（2019-nCoV）in suspected human cases[J]. 2020.

[60] 钟慧钰，赵珍珍，宋兴勃，等.新型冠状病毒核酸临床检测要点及经验[J].国际检验医学杂志，2020，41（5）：523-526.

[61] 施绍瑞，聂滨，郭渝，等.新型冠状病毒肺炎病例多种生物样本的病毒核酸检测结果[J].华西医学，2020，35（2）：132-136.

[62] 王达，董梁，卿松，等.新型冠状病毒核酸检测中的思维误区[J].中华医院感染学杂志，2020，30（8）：1167-1170.

[63] 许金和，王水良，张胜行，等.新型冠状病毒核酸检测方法[J/OL].国际检验医学杂志，2020：1-19[2020-06-30].http://kns.cnki.net/kcms/detail/50.1176.R.20200303.1428.002.html.

[64] 国家药品监督管理局医疗器械技术审评中心.一文读懂新型冠状病毒的核酸检测[N].中国医药报，2020-02-11.

[65] 鲁彦，居军,李德红.核酸和血清学指标结合，多类型标本联检，提高新型冠状病毒检出率[J].检验医学与临床，2020，17（9）：1161-1163.

[66] 张稳健，吕欣，黄驰，等.胶体金免疫层析法检测新型冠状病毒 IgM/IgG 抗体的临床评价与应用[J/OL].病毒学报，2020：1-7 [2020-04-17]. https://doi.org/10.13242/j.cnki.bingduxue-bao.003676.

[67] 郑培明，崔发财，张福明，等.新型冠状病毒 IgM 和 IgG 抗体不同检测方法在新型冠状病毒感染中的临床应用评价[J].检验医学，2020，35（4）：291-294.

[68] 宁雅婷，侯欣，陆旻雅，等.新型冠状病毒血清特异性抗体检

测技术应用探讨 [J/OL]. 协和医学杂志，2020：1-9[2020-06-30].
http://kns.cnki.net/kcms/detail/11.5882.R.20200305.1652.002.html.

[69] 吴嘉，汪俊军 . 新型冠状病毒实验室检查方法的应用现状及结果解读 [J/OL]. 医学研究生学报，2020：1-5[2020-06-30].http://kns.cnki.net/kcms/detail/32.1574.r.20200408.1119.002.html.

[70] 冯毅，袁连方，郑冲霄，等 . CT 与核酸检测在新型冠状病毒肺炎诊断中的应用 [J/OL]. 广东医学，2020[2020-02-28].https://doi. org/10.13820/j.cnki.gdyx.20200302.

[71] 广东省疾病预防控制中心 . 广东省政府新闻办疫情防控第三十一场新闻发布会 [EB/OL].（2020-02-26）[2020-6-30].http://cdcp.gd.gov.cn/newsdt_list/qwfb/content/post_2909893.html.

[72] 赵莹，吴伟慎，何海艳，等 . 天津市新型冠状病毒肺炎确诊病例治愈出院后核酸阳转情况分析 [J]. 第三军医大学学报，2020，42（9）：879-882.

[73] 李泉，张浩，邓斯予，等 . COVID-19 恢复期病毒核酸检测复阳与阴性患者淋巴细胞亚群及形态学特征比较研究 [J/OL]. 重庆医学：1-6[2020-06-30].http://kns.cnki.net/kcms/detail/50.1097.R.20200402.1901.010.html.

[74] 艾香英，傅晓霞，林路平，等 . 30 例新型冠状病毒核酸复阳返院患者的病例特点 [J/OL]. 中国感染控制杂志，2020：1-6[2020-06-30].http://kns.cnki.net/kcms/detail/43.1390.R.20200615.0817.002.html.

[75] 杨静，董剑，杨春燕，等 . 重庆大足区新型冠状病毒肺炎患者出院后病毒核酸随访结果 [J/OL]. 病毒学报，2020：1-5[2020-06-30].https://doi.org/10.13242/j.cnki.bingduxuebao.003753.

[76] 罗纯，温学良，谭颖，等 . 广州地区新型冠状病毒肺炎出院病例核酸再次阳性的临床特征 [J/OL]. 广东医学，2020：

1–5[2020–06–30].https://doi.org/10.13820/j.cnki.gdyx.20201082.

[77] KUCIRKA L M，LAUER S A，LAEYENDECKER O，et al. Variation in False–Negative Rate of Reverse Transcriptase Polymerase Chain Reaction–Based SARS–CoV–2 Tests by Time Since Exposure [J]. Ann Intern Med，2020：1495.

[78] 刘晓鹏，王红宇，张思森，等.新冠肺炎出院患者核酸"复阳"现象的临床评析 [J]. 河南医学研究，2020，29（9）：1537–1541.

[79] 国家卫生健康委员会.新型冠状病毒无症状感染者的系列问答 [J]. 健康中国观察，2020（5）：95–96.

[80] MICHAEL D. Covid–19：identifying and isolating asymptomatic people helped eliminate virus in Italian village[J]. BMJ，2020：368.

[81] MIZUMOTO K J，KAGAYA K，ZAREBSKI A，et al. Estimating the asymptomatic proportion of coronavirus disease 2019（COVID–19）cases on board the Diamond Princess cruise ship，Yokohama，Japan，2020[J]. Euro Surveill，2020，25：10.

[82] 国务院应对新型冠状病毒感染肺炎疫情联防联控机制.国务院应对新型冠状病毒感染肺炎疫情联防联控机制关于印发新冠病毒无症状感染者管理规范的通知(国办发明电〔2020]13 号)[EB/OL]. [2020–04–06]. http://www.gov.cn/zhengce/content/2020–04/08/content_5500371.htm.

[83] 中国非公立医疗机构协会.关于推荐氢氧气雾化机助力新冠肺炎临床治疗的通知 [EB/OL].[2020–2–15].http://www.cnmia.org/NoticeDetail_69B3504FE9124BF3AA2C4FBA0E3F8234.html.

[84] 倪忠，秦浩，李洁，等.新型冠状病毒肺炎患者经鼻高流量氧疗使用管理专家共识 [J/OL]. 中国呼吸与危重监护杂志，

2020[2020-02-26]. http://kns.cnki.net/kcms/detail/51.1631.r.20-200218.1536.002. html.

[85] 郑瑞强，胡明，李绪言，等.重型新型冠状病毒肺炎呼吸治疗流程专家建议 [J/OL]. 中华重症医学电子杂志，2020[2020-02-09].http://rs.yiigle.com/yufabiao/1180124.html.

[86] 朱运贵，邓紫薇，刘丽华，等.新冠肺炎诊疗方案治疗药物信息汇编（第一版）[J]. 中南药学，2020，18（3）：345-358.

[87] 国家健康卫生委员会.新冠肺炎康复者恢复期血浆临床治疗方案（试行第二版）[EB/OL]. [2020-03-04].http://www.nhc.gov.cn/yzygj/s7658/202003/61d608a7e8bf49fca418a6074c2bf5a2.shtml.

[88] 杜中涛，马新华，赖巍.危重型新型冠状病毒肺炎患者体外生命支持应用时机及模式选择的专家建议 [J]. 中华重症医学电子杂志（网络版），2020，6（1）：12-14.

[89] 张建红，朱立勤，刘子艳，等.托珠单抗在新型冠状病毒治疗中的临床药学指引 [J/OL]. 中国医院药学杂志，2020：1-5[2020-03-26].http://kns.cnki.net/kcms/detail/42.1204.R.20200316.1247.002.html.

[90] 新冠肺炎诊疗方案治疗药物信息汇编（第二版）[J/OL]. 中南药学，2020：1-31[2020-06-30]. http://kns.cnki.net/kcms/detail/43.1408.R.20200423.0902.002.html.

[91] 国家健康卫生委员会.新型冠状病毒肺炎重型、危重型病例诊疗方案（试行第二版）[EB/OL].[2020-2-14].http://www.nhc.gov.cn/yzygj/s7653p/202004/c083f2b0e7eb4036a59be419374ea89a.shtml.

[92] 国家肾病专业医疗质量管理与控制中心.新型冠状病毒肺炎救治中 CRRT 应用的专家意见 [EB/OL]. [2020-02-06].http://www.cnrds.net/Static/file/%E6%96%B0%E5%9E%8B%E5%8

6%A0%E7%8A%B6%E7%97%85%E6%AF%92%E8%82%B
A%E7%82%8E%E6%95%91%E6%B2%BB%E4%B8%ADCR
RT%E5%BA%94%E7%94%A8%E7%9A%84%E4%B8%93–
E5%AE%B6%E6%84%8F%E8%A7%81%2020200206.pdf.

[93] 武汉同济医院新型冠状病毒肺炎救治协作组.重症新型冠状病毒感染肺炎诊疗与管理共识[J].内科急危重症杂志，2020，26（1）：1-5.

[94] 国家感染性疾病临床医学研究中心，传染病诊治国家重点实验室.人工肝血液净化系统应用于重型、危重型新型冠状病毒肺炎治疗的专家共识[J].中华临床感染病杂志，2020，13（1）：1-3.

[95] 中国药学会.冠状病毒SARS-CoV-2感染：医院药学工作指导与防控策略专家共识（2版）[EB/OL].[2020-02-12].http://www.cpa.org.cn/index.php?do=info&cid=75175.

[96] 郑文科，张俊华，杨丰文，等.从湿毒疫论治新型冠状病毒感染的呼吸道疾病[J].中医杂志，2020：1-5.

[97] 喻灿，李旭成，王凌，等.608例门诊和急诊新型冠状病毒肺炎患者中医临床回顾性分析[J].中医杂志，2020：1-3.

[98] 张伯礼.中医药在新冠肺炎疫情防治中发挥了哪些作用[N].学习时报，2020-03-18.

[99] 杨倩，孙勤国，江波，等.中西医结合治疗新型冠状病毒肺炎重症患者的回顾性临床研究[J].中草药，2020，51（8）：2050-2054.

[100] 刘清泉，夏文广，安长青，等.中西医结合治疗新型冠状病毒肺炎作用的思考[J].中医杂志，2020，61（6）：463-464.

[101] 赵丹，吴悠，王明慧，等.霍香正气散治疗新型冠状病毒肺炎以消化道为首发症状患者的探讨[J].世界科学技术：中医药现

代化，2020：1-4.

[102] 杜海涛，王平，马青云，等.藿香正气汤抑制新型冠状病毒复制过程的有效成分及机制初探 [J]. 世界科学技术：中医药现代化，2020：1-7.

[103] LIU Z L，LI X H，GOU C Y，et al. Effect of Jinhua Qinggan granules on novel coronavirus pneumonia in patients[J]. Journal of traditional Chinese medicine，2020，40：3.

[104] 段璨，夏文广，郑婵娟，等.金花清感颗粒治疗新型冠状病毒感染肺炎的临床观察 [J]. 中医杂志，2020：1-5.

[105] 漆国栋，漆伟，江琼，等.连花清瘟结合西医方案对新冠肺炎普通型患者疗效的系统评价 [J]. 中医药临床杂志，2020：1-9.

[106] 陈莉莉，葛广波，荣艳，等.中药在新冠肺炎防治中的应用和研究进展 [J]. 上海中医药大学学报，2020，34（3）：1-8.

[107] 张丽娟，范恒，陈瑞，等.从临床实践谈清肺排毒汤的合理应用 [J]. 中医杂志，2020：1-5.

[108] 王毅，李翔，张俊华，等.基于网络药理学的宣肺败毒汤治疗新型冠状病毒肺炎机制研究 [J]. 中国中药杂志，2020，45（10）：2249-2256.

[109] 潘锋.中医药深度介入新冠肺炎诊疗全过程：访中国工程院院士、中央指导组专家组成员张伯礼教授 [J]. 中国医药导报，2020，17（12）：1-3.

[110] 王汉，宋红新，王敦方，等.基于网络药理学和分子对接探讨宣肺败毒方治疗 COVID-19 抗病毒作用的分子机制 [J]. 海南医学院学报，2020：1-13.

[111] 滕俊，姜云宁，柴欣楼，等.中西医结合治疗新型冠状病毒肺炎研究进展 [J]. 中医学报，2020，35（4）：720-725.

[112] 巴元明，王林群，李伟男，等."肺炎 1 号"治疗新型冠状病

毒肺炎 451 例多中心临床研究 [J]. 世界中医药，2020：1-8.

[113] 沈爱明，张伟，吴卓，等 . 清肺排毒汤治疗新型冠状病毒肺炎的中医理论分析 [J]. 辽宁中医杂志，2020，47（3）：106-108.

[114] 陈灵，程志强，柳芳，等 . 甘露消毒汤治疗 131 例新型冠状病毒肺炎病例分析 [J]. 中国中药杂志，2020，45（10）：2232-2238.

[115] 夏文广，安长青，郑婵娟，等 . 中西医结合治疗新型冠状病毒肺炎 34 例临床研究 [J]. 中医杂志，2020，61（5）：375-382.

[116] 夏露，吴欢，刘平，等 . 中西医结合治疗新型冠状病毒肺炎 100 例疗效及肝损伤情况分析 [J]. 上海中医药杂志，2020：1-6.

[117] 邹本良，李敏，范铁兵，等 . 中医药治疗重型新型冠状病毒肺炎（COVID-19）经验总结及诊疗方案建议 [J]. 中医杂志，2020：1-5.

[118] 石学敏，仝小林，孙国杰，等 . 新型冠状病毒肺炎针灸干预的指导意见（第二版）[J]. 中国针灸，2020，40（5）：462-463.

[119] 蒋鹏飞，李书楠，刘培，等 . 全国各地区新型冠状病毒肺炎中医防治方案分析 [J]. 中医学报，2020，35（4）：709-719.

[120] 王敬芳，涂华，孔文翠，等 . 基于病因病机分析各省市新型冠状病毒肺炎的中医药防治 [J]. 福建中医药，2020，51（2）：4-6.

[121] 解静，高杉，李琳，等 . 新型冠状病毒肺炎的中医病机与辨证诊疗汇总分析 [J]. 天津中医药，2020，37（5）：517-523.

[122] 咸楠星，张哲，李宁，等 . 基于新型冠状病毒肺炎病因与病机传变规律探讨重症患者从心论治 [J]. 中华中医药学刊，2020，38（4）：20-24.

[123] 周灵，刘辉国 . 新型冠状病毒肺炎患者的早期识别和病情评估 [J]. 中华结核和呼吸杂志，2020，43：3.

[124] 吴佳俊，夏黑云，王小华 . 新型冠状病毒肺炎重型患者的细胞因子风暴及药物治疗研究进展 [J/OL]. 医药导报，2020：1-15[2020-07-01]. http://kns.cnki.net/kcms/detail/42.1293. R.20200610.1901.002.html.

[125] AZIZ M，FATIMA R，ASSALY R. Elevated interleukin-6 and severe COVID-19: A meta-analysis[J]. J Med Virol，2020.

[126] HUANG C L，WANG Y M，LI X W，et al. Clinical features of patients infected with 2019 novel coronavirus in Wuhan，China[J]. The Lancet，2020，395（10223）：497-506.

[127] PEDERSEN SAVANNAH F，HO YA-CHI. SARS-CoV-2：a storm is raging[J]. J Clin Invest，2020，130：2202-2205.

[128] 徐亦鸣，吕丹丹，柯越海，等 . 2019 冠状病毒病（COVID-19）患者出凝血功能障碍的研究进展 [J/OL]. 浙江大学学报（医学版），2020：1-10[2020-07-01]. http://kns.cnki.net/kcms/detail/33.1248.r.20200522.1121.010.html.

[129] 梅恒，胡豫 . 新型冠状病毒肺炎（COVID-19）患者出凝血功能障碍病因分析及诊治策略 [J]. 中华血液学杂志，2020（3）：185-191.

[130] WICHMANN D，SPERHAKE J P，LÜTGEHETMANN M，et al. Autopsy Findings and Venous Thromboembolism in Patients With COVID-19[J]. Ann Intern Med，2020.

[131] HENRY BM，VIKSE J，BENOIT S，et al. Hyperinflammation and derangement of renin-angiotensin-aldosterone system in COVID-19: A novel hypothesis for clinically suspected hypercoagulopathy and microvascular immunothrombosis[J]. Clin Chim Acta，2020，507：167-173.

[132] RALI AS，RANKA S，SHAH Z，et al. Mechanisms of Myocardial

Injury in Coronavirus Disease 2019[J]. Card Fail Rev，2020，6：15.

[133] GUO T，FAN Y，CHEN M，et al. Cardiovascular Implications of Fatal Outcomes of Patients With Coronavirus Disease 2019（COVID-19）[J]. JAMA Cardiol，2020.

[134] MO X，JIAN W，SU Z，et al. Abnormal pulmonary function in COVID-19 patients at time of hospital discharge[J]. Eur Respir J，2020，55（6）：2001217.

[135] 詹曦，刘冰，童朝晖. 新型冠状病毒肺炎炎症后肺纤维化的现状与思考 [J]. 中华结核和呼吸杂志，2020：43.

[136] BARTON L M，DUVAL E J，STROBERG E，et al. COVID-19 Autopsies，Oklahoma，USA[J]. Am J Clin Pathol，2020，153（6）：725-733.

[137] MAO L，JIN H，WANG M，et al. Neurologic Manifestations of Hospitalized Patients With Coronavirus Disease 2019 in Wuhan，China[J]. JAMA Neurol，2020，77（6）：1-9.

[138] WANG L，SHEN Y，LI M，et al. Clinical manifestations and evidence of neurological involvement in 2019 novel coronavirus SARS-CoV-2：a systematic review and meta-analysis[J]. J Neurol，2020：1-13.

[139] CHAU T N，LEE K C，YAO H，et al. SARS-associated viral hepatitis caused by a novel coronavirus: report of three cases[J]. Hepatology，2004，39（2）：302-310.

[140] ALSAAD K O，HAJEER A H，AL BALWI M，et al. Histopathology of Middle East respiratory syndrome coronovirus（MERS-CoV）infection-clinicopathological and ultrastructural study[J]. Histopathology，2018，72（3）：516-524.

[141] ZHOU F，YU T，DU R，et al. Clinical course and risk factors

for mortality of adult inpatients with COVID-19 in Wuhan, China: a retrospective cohort study[J]. Lancet, 2020, 395（10229）: 1054-1062.

[142] HUANG Y, ZHOU H, YANG R, et al. Clinical characteristics of 36 non-survivors with COVID-19 in Wuhan, China[J]. medRxiv, 2020.

[143] ZHANG B, ZHOU X, QIU Y, et al. Clinical characteristics of 82 death cases with COVID-19[J]. medRxiv, 2020.

[144] FAN Z, CHEN L, JUN L I, et al. Clinical features of COVID-19 related liver damage[J]. medRxiv, 2020.

[145] AGARWAL A, CHEN A, RAVINDRAN N, et al. Gastrointestinal and Liver Manifestations of COVID-19[J]. J Clin Exp Hepatol, 2020, 10（3）: 263-265.

[146] FANELLI V, FIORENTINO M, CANTALUPPI V, et al. Acute kidney injury in SARS-CoV-2 infected patients[J]. Crit Care, 2020, 24（1）: 155.

[147] GABARRE P, DUMAS G, DUPONT T, et al. Acute kidney injury in critically ill patients with COVID-19[J]. Intensive Care Med, 2020: 1-10.

[148] SELBY N M, FORNI L G, LAING C M, et al. Covid-19 and acute kidney injury in hospital: summary of NICE guidelines[J]. BMJ, 2020: 369.

[149] SU H, YANG M, WAN C, et al. Renal histopathological analysis of 26 postmortem findings of patients with COVID-19 in China[J]. Kidney Int, 2020, 98（1）: 219-227.

[150] PAN X W, XU D, ZHANG H, et al. Identification of a potential mechanism of acute kidney injury during the COVID-19 outbreak: a

study based on single-cell transcriptome analysis[J]. Intensive Care Med, 2020, 46（6）: 1114-1116.

[151] CHENG Y, LUO R, WANG K, et al. Kidney disease is associated with in-hospital death of patients with COVID-19[J]. Kidney Int, 2020, 97（5）: 829-838.

[152] PEI G, ZHANG Z, PENG J, et al. Renal Involvement and Early Prognosis in Patients with COVID-19 Pneumonia[J]. J Am Soc Nephrol, 2020, 31（6）: 1157-1165.

[153] MCCULLOUGH P A, OSTERMANN M, FORNI L G, et al. Serial Urinary Tissue Inhibitor of Metalloproteinase-2 and Insulin-Like Growth Factor-Binding Protein 7 and the Prognosis for Acute Kidney Injury over the Course of Critical Illness[J]. Cardiorenal Med, 2019, 9（6）: 358-369.

[154] WANG Z, XU X. scRNA-seq Profiling of Human Testes Reveals the Presence of the ACE2 Receptor, A Target for SARS-CoV-2 Infection in Spermatogonia, Leydig and Sertoli Cells[J]. Cells, 2020, 9（4）: 920.

[155] SONG C, WANG Y, LI W, et al. Absence of 2019 novel coronavirus in semen and testes of COVID-19 patients[J]. Biol Reprod, 2020, 103（1）: 4-6.

[156] ROGERS J P, CHESNEY E, OLIVER D, et al. Psychiatric and neuropsychiatric presentations associated with severe coronavirus infections: a systematic review and meta-analysis with comparison to the COVID-19 pandemic[J]. Lancet Psychiatry, 2020, 7（7）: 611-627.

[157] HUNTLEY B J F, HUNTLEY E S, DI MASCIO D, et al. Rates of Maternal and Perinatal Mortality and Vertical Transmission in

Pregnancies Complicated by Severe Acute Respiratory Syndrome Coronavirus 2（SARS-Co-V-2）Infection：A Systematic Review[J]. Obstet Gynecol，2020：10.

[158] MILLER J，CANTOR A，ZACHARIAH P，et al. Gastrointestinal symptoms as a major presentation component of a novel multisystem inflammatory syndrome in children（MIS-C）that is related to COVID-19：a single center experience of 44 cases[J]. Gastroenterology，2020，20：34753.

[159] BELHADJER Z，MÉOT M，BAJOLLE F，et al. Acute heart failure in multisystem inflammatory syndrome in children（MIS-C）in the context of global SARS-CoV-2 pandemic [J]. Circulation，2020.

[160] NEW YORK STATE. Governor Cuomo announces state is helping to develop the national criteria for identifying and responding to COVID-related illness in children[EB/OL].（2020-05-09）[2020-06-30]. https://www.governor.ny.gov/news/governor-cuomo-announces-state-helping-develop-national-criteria-identifying-and-responding.

[161] BELOT A，ANTONA D，RENOLLEAU S，et al. SARS-CoV-2-related paediatric inflammatory multisystem syndrome，epidemiological study，France[J]. Euro Surveill，2020，25（22）：10.

[162] TOUBIANA J，POIRAULT C，CORSIA A，et al. Kawasaki-like multisystem inflammatory syndrome in children during the covid-19 pandemic in Paris，France：prospective observational study[J]. BMJ，2020：369.

[163] 魏华民，李杨帆，俞静，等．从中医学角度浅析新型冠状病毒肺炎愈后遗症防控 [J].世界中医药，2020，15（2）：166-171.

[164] 范永升，谢冠群 . 从中医疫病探讨新型冠状病毒肺炎的防治 [J].
浙江中医药大学学报，2020，44（4）：313-315.

[165] 浙江版《新型冠状病毒感染的肺炎预防手册》来了 [EB/
OL].（2020-01-29）[2020-06-30].http://zjnews.china.com.cn/
yuanchuan/2020-01-29/209434.html.

[166] 请传阅！新型冠状病毒肺炎预防指南 [EB/OL].（2020-01-29）
[2020-06-30]. https://mp.weixin.qq.com/s?src=11&timestamp=159
9720525&ver=2575&signature=ClvKXSMtLS9-uAE8qXgvIICtCXX
EHTbpA8PCy0gD67Zki-AWpLNv2Bm4LUhjeYwPp*TX0vjfCJZrej
DcgRn2eStv8G8B3nAxs9MqmPvuSsJ5J4E*kMbEWs1kZyMJLm6w
&new=1.

[167] 王琦，谷晓红，刘清泉 . 新型冠状病毒肺炎中医诊疗手册 [M].
北京：中国中医药出版社，2020：27-29.

[168] 贵州省中医药管理局 . 关于印发贵州省新型冠状病毒肺炎中
医药防治参考方案（第二版）的通知 [EB/OL].（2020-02-
17）[2020-06-30].http://atcm.guizhou.gov.cn/zwgk/xxgkml/jcxxgk/
zcwj_5130534/bmwj/202002/t20200220_50331794.html.

[169] 钟端浪 . 预防新冠肺炎中药处方发布 [N]. 江西日报，2020-02-
22.

[170] 文俊 . 中医药治疗新型肺炎初见成效，名家吕文亮编制居家预
防养护手册 [N]. 湖北日报，2020-01-30.

[171] 杜武勋 . 新型冠状病毒肺炎中医防治手册 [M]. 天津：天津科技
翻译出版有限公司，2020.

[172] 方邦江，齐文升，黄烨 . 新型冠状病毒感染的肺炎中西医结合
防控手册 [M]. 北京：人民卫生出版社，2020.

[173] 史锁芳，刘清泉 . 从"江夏方舱中医模式"探讨中医药在新型
冠状病毒肺炎治疗中的价值 [J]. 江苏中医药，2020，52（4）：

11-14.

[174] 国家卫生健康委医政医管局，国家卫生健康委医疗管理服务指导中心．方舱医院工作手册（第三版）[EB/OL]. （2020-02-22）[2020-07-01]. https://mp.weixin.qq.com/s/va9vs4HuP8wRQM5fALQcrg.

[175] 王彩娟，林材．抗艾滋病药达芦那韦（darunavir）[J]. 世界临床药物，2008（3）：191-192.

[176] 糖皮质激素类药物临床应用指导原则 [J]. 中华内分泌代谢杂志，2012，28（2）：171-202.

[177] BLAISING J，POLYAK S J，PECHEUR E I. Arbidol as a broad-spectrum antiviral: an update[J]. Antiviral Res，2014，107：84-94.

[178] 赵旭，周辛波，钟武，等．抗病毒药物：法匹拉韦 [J]. 临床药物治疗杂志，2015，13（4）：16-20.

[179] AL-BARI M. Targeting endosomal acidification by chloroquine analogs as a promising strategy for the treatment of emerging viral diseases[J]. Pharmacol Res Perspect，2017，5（1）：293.

[180] SONG Y，YAO C，YAO Y，et al. XueBiJing Injection Versus Placebo for Critically Ill Patients With Severe Community-Acquired Pneumonia: A Randomized Controlled Trial[J]. Crit Care Med，2019，4（9）：735-743.

[181] 谢丽华，王瑾茜，蔺晓源，等．醒脑静注射液保护新型冠状病毒致神经系统损害的功效网络分析与机制预测 [J]. 中草药，2020，51（12）：3211-3222.

[182] 陈元堃，曾奥，罗振辉，等．热毒宁注射液治疗新型冠状病毒肺炎的活性成分与潜在作用机制初探 [J]. 广东药科大学学报，2020，36（3）：381-387.

[183] 黄敬文，安丽凤，韩雪，等．基于网络药理学研究疏风解毒

胶囊防治新型冠状病毒肺炎的潜在作用机制 [J]. 海南医学院学报，2020，26（11）：814-819.

[184] 刘源，刘金豹，彭伟. 基于网络药理学探讨化湿败毒方治疗新型冠状病毒肺炎（COVID-19）的作用机制 [J]. 海南医学院学报，2020，26（11）：804-813.

[185] 秦娅蓝，宋玉燕，周璐，等. 热毒宁联合甲泼尼龙治疗重症新型冠状病毒肺炎临床疗效评价 [J]. 中国药业，2020，29（9）：19-22.

[186] 阎博华，蒋志伟，曾洁萍，等. 藿香正气口服液与金蒿解热颗粒联合使用对社区人群预防性干预 COVID-19 的大样本前瞻性临床研究 [J]. 中国中药杂志，2020：1-9.

[187] 韩彦琪，刘耀晨，武琦，等. 基于网络药理学的痰热清胶囊治疗新型冠状病毒肺炎（COVID-19）机制研究 [J]. 中草药，2020，51（11）：2967-2976.

[188] 沈浮，付中应，吴泳蓉，等. 基于网络药理学及高通量分子对接研究金花清感颗粒中结合 SARS-CoV-2 特定靶蛋白的活性化合物干预 COVID-19 的潜在分子机制 [J]. 世界科学技术：中医药现代化，2020：1-10.

[189] 张从玉，张帅，王婉，等. 血必净治疗新型冠状病毒肺炎的临床疗效观察 [J]. 中国医院药学杂志，2020：1-5.

[190] 李旷宇，安薇，夏飞，等. 清肺排毒汤加减方联合抗病毒药物治疗新型冠状病毒肺炎的回顾性研究 [J]. 中草药，2020，51（8）：2046-2049.

[191] 王林，杨志华，张浩然，等. 连花清瘟治疗新型冠状病毒（2019-nCoV）肺炎网络药理学研究与初证 [J]. 中药材，2020（3）：772-778.

[192] 罗乃莹. 化湿败毒颗粒获国家药监局临床试验批件 [J]. 中医药

管理杂志，2020，28（6）：142.

[193] 龚普阳，郭瑜婕，李晓朋，等.基于网络药理学与分子对接技术的金花清感颗粒防治新型冠状病毒肺炎的潜在药效物质研究 [J]. 中草药，2020，51（7）：1685-1693.

[194] 王涛，韩立峰，王跃飞，等.中成药治疗病毒性肺炎研究进展 [J]. 中国中药杂志，2020，45（7）：1509-1514.

[195] 沈浮，付中应，吴泳蓉，等.基于网络药理学及分子对接技术研究疏风解毒胶囊治疗新型冠状病毒肺炎的潜在靶标及机制 [J]. 中医药导报，2020，26（5）：8-15.

[196] 广东省科技厅及广东省卫生健康委.磷酸氯喹治疗新型冠状病毒肺炎的专家共识 [J]. 中华结核和呼吸杂志，2020，3：185-186.

[197] 程德忠，王文菊，李毅，等.51 例新型冠状病毒肺炎患者应用中药连花清瘟疗效分析：多中心回顾性研究 [J]. 天津中医药，2020，37（5）：509-516.

[198] 肖琦，蒋茵婕，吴思思，等.中药疏风解毒胶囊联合阿比多尔治疗轻型新型冠状病毒肺炎的价值分析 [J]. 中国中医急症，2020，29（5）：756-758.

[199] 许冬玉，许玉龙，王至婉，等.基于网络药理学研究清肺排毒汤治疗新型冠状病毒肺炎的作用机制 [J]. 中药药理与临床，2020，36（1）：26-32.

[200] 蔡楠，李云鹃，周桂荣，等.穿心莲内酯类制剂抗新型冠状病毒肺炎的相关理论依据和作用特点 [J]. 中草药，2020，51（5）：1159-1166.

[201] 瞿香坤，郝树立，马景贺，等.疏风解毒胶囊联合阿比多尔治疗新型冠状病毒肺炎的回顾性研究 [J]. 中草药，2020，51（5）：1167-1170.

[202] 邓燕君，刘博文，贺桢翔，等. 基于网络药理学和分子对接法探索藿香正气口服液预防新型冠状病毒肺炎（COVID-19）活性化合物研究 [J]. 中草药，2020，51（5）：1113-1122.

[203] 何清湖，刘应科，孙相如，等. 中医药向新型冠状病毒肺炎亮剑：国家中医药管理局发布"清肺排毒汤"的意义与作用 [J]. 中医杂志，2020：1-4.

[204] 李承羽，张晓雨，刘斯，等. 血必净注射液治疗新型冠状病毒感染的肺炎（COVID-19）证据基础及研究前瞻 [J]. 世界科学技术：中医药现代化，2020，22（2）：242-247.

[205] 薛伯寿，姚魁武，薛燕星."清肺排毒汤"快速有效治疗新型冠状病毒肺炎的中医理论分析 [J]. 中医杂志，2020，61（6）：461-462.

[206] 吕睿冰，王文菊，李欣. 中药连花清瘟治疗新型冠状病毒肺炎疑似病例 63 例临床观察 [J]. 中医杂志，2020：1-5.

[207] 陈军，凌云，席秀红，等. 洛匹那韦利托那韦和阿比多尔用于治疗新型冠状病毒肺炎的有效性研究 [J]. 中华传染病杂志，2020，2：86-87.

[208] ZHOU Q，CHEN V，SHANNON C P，et al. Interferon-alpha2b Treatment for COVID-19[J]. Front Immunol，2020，11：1061.

[209] TAKAHASHI T，UI-TEI K. Mutual Regulation of RNA Silencing and the IFN Response as an Antiviral Defense System in Mammalian Cells[J]. Int J Mol Sci，2020，21：4.

[210] HU K，GUAN W J，BI Y，et al. Efficacy and safety of Lianhuaqingwen capsules, a repurposed Chinese herb, in patients with coronavirus disease 2019：A multicenter, prospective, randomized controlled trial[J]. Phytomedicine，2020：153242.

[211] HUNG I F，LUNG K C，TSO E Y，et al. Triple combination

of interferon beta-1b, lopinavir-ritonavir, and ribavirin in the treatment of patients admitted to hospital with COVID-19: an open-label, randomised, phase 2 trial[J]. Lancet, 2020, 395 (10238): 1695-1704.

[212] TANG W, CAO Z, HAN M, et al. Hydroxychloroquine in patients with mainly mild to moderate coronavirus disease 2019: open label, randomised controlled trial[J]. BMJ, 2020, 369: 1849.

[213] DENG L, LI C, ZENG Q, et al. Arbidol combined with LPV/r versus LPV/r alone against Corona Virus Disease 2019: A retrospective cohort study[J]. J Infect, 2020, 81 (1): 1-5.

[214] RUNFENG L, YUNLONG H, JICHENG H, et al. Lianhuaqingwen exerts anti-viral and anti-inflammatory activity against novel coronavirus (SARS-CoV-2) [J]. Pharmacol Res, 2020, 156: 104761.

[215] WANG M, CAO R, ZHANG L, et al. Remdesivir and chloroquine effectively inhibit the recently emerged novel coronavirus (2019-nCoV) in vitro[J]. Cell Res, 2020, 30 (3): 269-271.

[216] DU Y X, CHEN X P. Favipiravir: Pharmacokinetics and Concerns About Clinical Trials for 2019-nCoV Infection[J]. Clin Pharmacol Ther, 2020.

[217] ZHU Z, LU Z, XU T, et al. Arbidol monotherapy is superior to lopinavir/ritonavir in treating COVID-19[J]. J Infect, 2020, 81(1): 21-23.

[218] HUANG M, TANG T, PANG P, et al. Treating COVID-19 with Chloroquine[J]. J Mol Cell Biol, 2020, 12 (4): 322-325.

[219] CAO B, WANG Y, WEN D, et al. A Trial of Lopinavir-Ritonavir in Adults Hospitalized with Severe Covid-19[J]. N Engl J Med,

2020, 382（19）：1787-1799.

[220] YE X T, LUO Y L, XIA S C, et al. Clinical efficacy of lopinavir/ ritonavir in the treatment of Coronavirus disease 2019[J]. Eur Rev Med Pharmacol Sci, 2020, 24（6）：3390-3396.

[221] LUO P, LIU Y, QIU L, et al. Tocilizumab treatment in COVID-19: A single center experience[J]. J Med Virol, 2020, 92 （7）：814-818.

[222] SARMA P, KAUR H, KUMAR H, et al. Virological and clinical cure in COVID-19 patients treated with hydroxychloroquine：A systematic review and meta-analysis[J]. J Med Virol, 2020, 92（7）: 776-785.

[223] CHOY K T, WONG A Y, KAEWPREEDEE P, et al. Remdesivir, lopinavir, emetine, and homoharringtonine inhibit SARS-CoV-2 replication in vitro[J]. Antiviral Res, 2020, 178：104786.

[224] CAI Q, YANG M, LIU D, et al. Experimental Treatment with Favipiravir for COVID-19：An Open-Label Control Study[J]. Engineering（Beijing）, 2020.

[225] BORBA M, VAL F, SAMPAIO V S, et al. Effect of High vs Low Doses of Chloroquine Diphosphate as Adjunctive Therapy for Patients Hospitalized With Severe Acute Respiratory Syndrome Coronavirus 2（SARS-CoV-2）Infection：A Randomized Clinical Trial[J]. JAMA Netw Open, 2020, 3（4）：208857.

[226] XU X, HAN M, LI T, et al. Effective treatment of severe COVID-19 patients with tocilizumab[J]. Proc Natl Acad Sci U S A, 2020, 117（20）：10970-10975.

[227] WU C, CHEN X, CAI Y, et al. Risk Factors Associated With Acute Respiratory Distress Syndrome and Death in Patients With

Coronavirus Disease 2019 Pneumonia in Wuhan，China[J]. JAMA Intern Med，2020.

[228] WANG Y，JIANG W，HE Q，et al. A retrospective cohort study of methylprednisolone therapy in severe patients with COVID–19 pneumonia[J]. Signal Transduct Target Ther，2020，5（1）：57.

[229] HUANG M，LI M，XIAO F，et al. Preliminary evidence from a multicenter prospective observational study of the safety and efficacy of chloroquine for the treatment of COVID–19[J]. National Science Review，2020.

[230] CHEN C，ZHANG Y，HUANG J，et al. Favipiravir versus Arbidol for COVID–19：A Randomized Clinical Trial[EB/OL].（2020–04–15）[2020–06–30] .https://www.medrxiv.org/content/10.1101/2020.03.17.20037432v4.

[231] BELOUZARD S，CHU V C，WHITTAKER G R. Activation of the SARS coronavirus spike protein via sequential proteolytic cleavage at two distinct sites[J]. Proc Natl Acad Sci U S A，2009，106：5871–5876.

[232] CAO W，LIU X，BAI T，et al. High–dose intravenous immunoglobulin as a therapeutic option for deteriorating patients with Coronavirus Disease 2019[J]. In Open Forum Infectious Diseases，2020.

[233] EYAL N，MARC L，SMITH P G. Human Challenge Studies to Accelerate Coronavirus Vaccine Licensure[J/OL]. J Infect Dis, 2020, 221（11）：1752–1756 [2020–05–11]. http://nrs.harvard.edu/urn–3:HUL.InstRepos:dash.current.terms–ofuse#LAA，2020.

[234] MARKUS H，KLEINE–WEBER H，NADINE K，et al. The novel coronavirus 2019（2019–nCoV）uses the SARS–coronavirus

receptor ACE2 and the cellular protease TMPRSS2 for entry into target cells[J]. J bioRxiv, 2020.

[235] JAQUELINE G J, CLAUDIO S, INGRA C, et al. First report of COVID-19 in South America[J]. Virological, 2020.

[236] JASPER F W C, SHUOFENG Y, KIN-HANG K, et al. A familial cluster of pneumonia associated with the 2019 novel coronavirus indicating person-to-person transmission: a study of a family cluster[J]. Lancet, 2020.

[237] LIU Q, ZHOU Y, YANG Z. The cytokine storm of severe influenza and development of immunomodulatory therapy[J]. Cellular & molecular immunology, 2016, 13（1）: 3-10.

[238] LIN L, LU L, CAO W, et al. Hypothesis for potential pathogenesis of SARS-CoV-2 infection: a review of immune changes in patients with viral pneumonia[J]. Emerging Microbes & Infections, 2020: 1-14.

[239] LI WH, MICHAEL J, MOORE N V, et al. Angiotensin-converting enzyme 2 is a functional receptor for the SARS coronavirus[J]. Nature, 2003, 426: 450-454.

[240] TISONCIK J R, KORTH M J, SIMMONS C P, et al. Into the eye of the cytokine storm[J]. Microbiol Mol Biol Rev, 2012, 76（1）: 16-32.

[241] WALLS A C, TORTORICI M A, SNIJDER J, et al. Tectonic conformational changes of a coronavirus spike glycoprotein promote membrane fusion[J]. Proc Natl Acad Sci U S A, 2017, 114: 11157-11162.

[242] WALLS A C, XIONG X, PARK Y J, et al. Unexpected Receptor Functional Mimicry Elucidates Activation of Coronavirus Fusion[J]. Cell, 2019, 176: 1026-1039.

[243] WHO. Initiates a Clinical Trial for Four Drugs in Fight Against COVID-19[R/OL]. （2020-03-27）[2020-06-30].https://www.accessdata.fda.gov/scripts/opdlisting/oopd/detailedIndex.cfm?cfgridkey=490515.

[244] TANG X L，WU C C，LI X，et al. On the origin andcontinuing evolution of SARS-CoV-2[J/OL]. National Science Review，2020[2020-06-30]. https://doi.org/10.1093/nsr/nwaa036.

[245] 鞠秀丽. 间充质干细胞治疗新型冠状病毒肺炎的潜在机制和研究进展[J/OL]. 山东大学学报（医学版），2020：1-6[2020-03-31]. http://kns.cnki.net/kcms/detail/37.1390.r.20200304.1426.002.html.

[246] 蒙龙，邱峰，贾运涛，等. 基于美国 FDA 不良事件报告系统数据库的利巴韦林和 α 干扰素风险信号挖掘 [J/OL]. 药物不良反应杂志，2020：22[2020-03-24]. http://rs.yiigle.com/yufabiao/1185911. htm. DOI: 10.3760/cma.j.cn114015-20200225-00167.

[247] SHEAHAN T P，SIMS A C，LEIST S R，et al. Comparative therapeutic efficacy of remdesivir and combination lopinavir，ritonavir，and interferon beta against MERS-CoV[J]. Nature Communications，2020，11（1）：1-14.

[248] MOLINA J M，DELAUGERRE C. No Evidence of Rapid Antiviral Clearance or Clinical Benefit with the Combination of Hydroxychloroquine and Azithromycin in Patients with Severe COVID-19 Infection[EB/OL]. （2020-03-30）[2020-06-30]. https://www.ncbi.nlm.nih.gov/pubmed/32240719.

[249] WANG L，WANG Y，YE D，et al. Review of the 2019 novel coronavirus（SARS-CoV-2）based on current evidence[J]. Int J Antimicrob Agents，2020，55（6）：105948.